·中国传统医学独特疗法丛书·

中医天灸疗法大全

ZHONGYI TIANJIU LIAOFA DAQUAN

马玉侠　韩兴军　姜　硕　主编

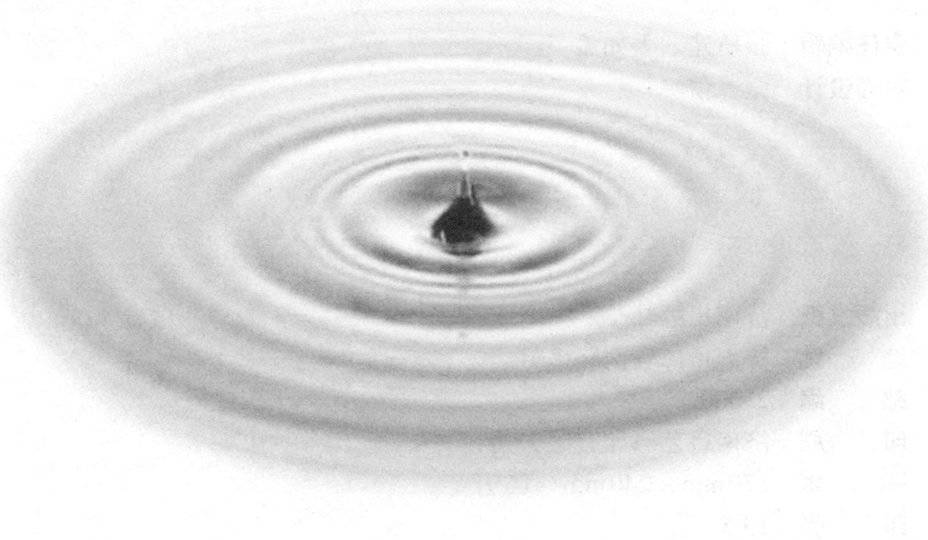

济南出版社

图书在版编目(CIP)数据

中医天灸疗法大全 / 马玉侠，韩兴军，姜硕主编 . —济南：济南出版社，2011.5（2025.5 重印）
ISBN 978-7-5488-0261-7
（中国传统医学独特疗法丛书 / 高树中主编）

Ⅰ . ①中… Ⅱ . ①马… ②韩… ③姜… Ⅲ . ①发泡疗法 Ⅳ . ① R244.9

中国版本图书馆 CIP 数据核字（2011）第 078837 号

责任编辑 张所建 姜如孟
封面设计 张 倩

出版发行 济南出版社
地　　址 济南市二环南路 1 号
邮　　编 250002
印　　刷 济南鲁艺彩印有限公司
开　　本 170 mm × 240 mm 16 开
印　　张 19.5
字　　数 370 千
版　　次 2011 年 5 月第 1 版
印　　次 2025 年 5 月第 4 次印刷
定　　价 69.00 元

《中医天灸疗法大全》编委会

主　审　高树中

主　编　马玉侠　韩兴军　姜　硕

副主编　孙玉国　杜冬青　薛　芳　狄　忠
衣华强

编　委　齐　萍　安　英　徐玉蓉　王　芳
陈　倩　马　红　赵　岩　吕　昆
张明庆　王陆军　王岩红

序

在祖国医学这一伟大的宝库中，蕴藏着现代医学所没有的许许多多独特有效的治疗方法，这也正是中医学的独特优势所在。纵观历代名医，如扁鹊、华佗、张仲景、葛洪、孙思邈、张从正、李时珍、吴师机等莫不重视之。《史记·扁鹊仓公列传》有语："医之所病，病道少。"回首我从医至今，已近六十载，益信此语，以为至理名言。但由于种种历史原因，这些独特的治疗方法一直没能得到应有的继承和发扬，殊为憾事。

1991年夏，山东中医学院高树中硕士以其所著《中医脐疗大全》索序于我，并谈及他有全面系统地整理研究中医学中一些独特疗法的设想，我深以然之，并深为赞许，因为我知道这是一件很有意义的事情，也是一件工作量很大、难度很大的事情。没想到仅时隔二年余，他们十几位青年中医博士、硕士就以《中国传统医学独特疗法丛书》洋洋数百万言的近十本专著示余并即将陆续出版了。

该丛书是医学理论和临床实践相结合的重要研究成果，具有重要的历史价值，各分册大都分别为各治疗方法的第一部专著，填补了各治疗方法研究的空白。该丛书首次对各治疗方法的古今文献进行了全面系统的整理，并在此基础上对各治疗方法的理论进行了开创性的研究，探幽索奥，大胆阐微，新意迭出，发前人所未发，明前贤所未明，非思维深邃、学识渊博之士所不能为。相信该丛书的出版，将使各独特疗法的理论和临床研究提高到一个新的水平，为保持和发扬中医特色，为祖国医学走向世界作出贡献。

吾以为该丛书为巨著也，也可预卜为传世之作也，更感到了他们这些年轻人的志大谋远和蓬勃朝气，不禁喟然叹曰："后生可畏也！"吾垂然老矣，力不从心，然窃思树中诸君，不正亦杏苑之希望乎？爰不计工拙，欣然命笔而为之序。

周凤梧时年83岁

于泉城四乐斋

前　言

中医天灸疗法是祖国医学的一种传统疗法，也是中医外治法的重要组成部分，数千年来为中华民族的繁衍昌盛作出了重要贡献。它以中医辨证论治和经络学说为理论依据，将对皮肤有刺激性的药物贴敷于穴位或患处，使皮肤充血、发疱，通过刺激局部达到治疗全身的目的。天灸疗法起源于古代，在历代的中医文献中有大量的关于天灸疗法的散见记载，并在民间广泛流传。

天灸疗法应用于临床，适应证广，收效快捷，近年来深受广大患者的重视。为推广天灸疗法，我们广泛搜集了10余年来的相关文献资料，在恩师高树中教授10多年前所编写的《中国传统医学独特疗法丛书》(《中医脐疗大全》《中医足心疗法大全》《中医手心疗法大全》等）的基础之上，结合高教授20年来的临床应用经验和体会，系统整理、汇编成《中医天灸疗法大全》一书。

本书分上篇、下篇和附篇3部分。上篇详细介绍了天灸疗法的概念、发展历史、理论基础、作用机理、常用药物及使用方法、常用剂型、适应症及注意事项等。下篇详细介绍了天灸疗法在临床中的具体应用，包括内科、外科、妇科、儿科、皮肤科、五官科等100多种急慢性疾病的中医天灸疗法，每一种疾病都包含中西医概述、天灸疗法和注意事项3部分。所选疗法均注明资料来源，以便读者追本溯源。附篇主要收录了古今文献选摘和主要参考书目。

在本书的编写过程中，高树中教授不断对我们进行悉心指导，并认真审阅了全书，提出了许多宝贵的修改意见。在本书完成之际特向老师深表感谢。同时本书还得到了南京中医药大学刘兵博士，山东中医药大学辛琦硕士、陈晟硕士、刘晓岚硕士、姜茜硕士、于晓晶硕士及针灸推拿学院唐滨师弟、白贝师妹的大力帮助，在此一并表示感谢。

本书在编写时虽然做了很大努力，但由于时间仓促、水平有限，不足之处在所难免，恳请读者提出宝贵意见，使本书不断完善，更好地为广大人民群众的健康服务。

编　者

2009年10月

目 录

上篇 理论篇

下篇 临床篇

附篇　天灸疗法古今文献选摘

上　篇

理论篇

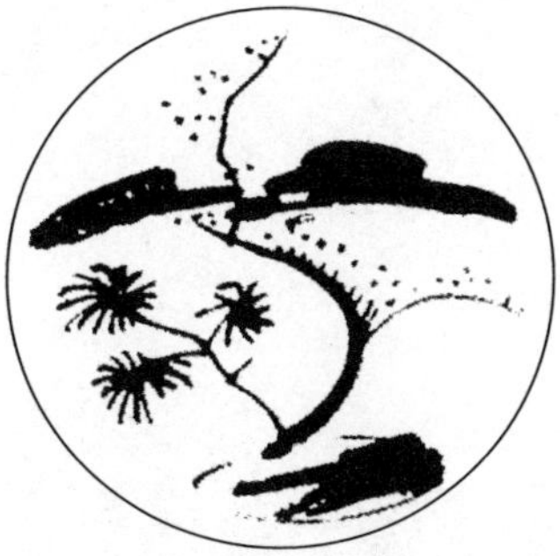

第一章　天灸疗法简介

天灸疗法是祖国医学宝库的重要组成部分，也是中医外治疗法的重要内容，具有悠久的发展历史。“天灸”一词最早见于唐·孙思邈的《千金要方》，该书记载：“用旱莲草椎碎，置手掌上一夫，当两筋中（间使穴）以古文钱压之，系之以故帛，久即起小疱，谓之天灸，尚能愈症。”而晚清外治名医吴师机则在《理瀹骈文》中对天灸进行了更为详尽的论述。天灸疗法以中医辨证论治和经络学说为理论依据，将对皮肤有刺激性的药物贴敷于穴位或患处，使皮肤充血、发疱，通过刺激局部达到治疗全身之目的，临床常用于治疗各种疑难病。

天灸疗法又称发疱灸法、冷灸法、自灸法等，因其可以引起皮肤局部起疱，故称“发疱灸”；又因其相对于火灸、艾灸来讲，不需要热源，又被称作“冷灸”；同时，由于本疗法是利用药物本身对皮肤的刺激性，进而使局部皮肤发热、充血起疱，发生类似瘢痕灸的作用，而达到灸的效果，所以又被称作“自灸”。古代“天灸”一词并非发疱灸的专有称谓：①旧俗以朱水点额或身以去病灾，亦谓天灸。如：南朝梁·宗懔《荆楚岁时记》：“八月十四日民并以朱水点儿头额，名为天灸，以厌疾。”明·徐春甫《古今医统大全》中曰：“八月七日沐，令人聪明，十日以朱贴小儿头上，名曰天灸，以厌疾也。”②一说是指露水灸。《本草纲目·水部第五卷》：“露水，八月朔日收取，摩墨点太阳穴，止头痛；点膏肓穴，治痨瘵，谓之天灸。”③另有天灸指中药名称者。《苏沈良方》：“石龙芮，今有两种，水生者叶光而末圆，地生者其叶毛而末锐。入药用水生者，陆生者亦谓之天灸，取少叶揉臂上，一夜作大疱如火烧，是也。”《本草纲目别名录·本草纲目释名》有“毛茛（毛建草、毛堇、自灸、水茛、天灸、猴蒜）”的记载，石龙芮、毛茛别名都叫作自灸、天灸，与其有发疱作用有关。

天灸疗法的含义有广义和狭义之分。广义的天灸疗法是指利用对皮肤具有一定刺激性的药物捣烂或研末，敷贴相应腧穴或患处，使之发红、充血、发疱，以达到温经散寒、疏经通络、活血通脉、和调脏腑之目的的一种外治疗法。狭义的天灸疗法是指在具有中医特色的“子午流注”时间医学指导下，在特定的时间对特定的腧穴贴敷特殊调配的药物，以治疗某些特定疾病的治疗方法。其中，治疗时间以“三伏天”和“三九天”最为多用。

天灸疗法属于穴位刺激疗法的一种，但是又不同于一般的穴位刺激，例如针刺、灸疗等，它除了有穴位刺激作用之外，还可以通过药物在特定部位的吸收，发挥明显的药物作用。而且由于能够引起发疱，又可以引发一系列更为复杂的神经—体液以及免疫调节机制，因而天灸的临床适应症范围相当广泛，凡内、外、妇、儿、皮肤、五官各科都有其适应病症。由于体疗法一般没有危险性，而且方法简便、疗效确切，又节省药材，省却煎药的麻烦，因此具有很好的临床普适性和发展前景。

天灸疗法同时又是中医灸治疗法中非火热灸法中的主要方法，故现行《刺法灸法学》将其归入灸法。实际上天灸是药物与腧穴结合的一种独特的治疗方法，有自己产生、发展、成熟的过程，已经形成了独立的治疗体系。由于天灸疗法属于有创疗法，存在一定的痛苦性，曾一度被废用，只在民间流传，但是近年来有很多学者对天灸疗法进行了有益的研究和探讨，其中不乏优秀之作，如谭支绍《中医天灸疗法》、赵立岩《实用中医天灸疗法》等著作。

总之，天灸疗法是一种十分古老而独特的方法，至今，临床还在应用该法治疗疾病，且疗效显著。但毕竟该法属于一种轻度皮损伤性疗法。虽然正常天灸的发疱仅涉及表皮层，疱愈后基本不留疤痕，但部分患者接受起来仍有顾虑。因此深入研究天灸疗法的作用机理，充分利用现代高科技手段，尤其是借助透皮吸收制剂的研究，将天灸疗法获取疗效的核心内容挖掘出来，并以此改良天灸方法，把天灸方法变成一种更易被患者接受、疗效确切、使用方便的方法，是我们义不容辞的责任。

第二章　天灸疗法的发展简史

天灸疗法大体可划分为萌芽、发展、兴盛、低迷和复兴等阶段。

一、萌芽（秦汉时期）

从可供研究的文献资料来看，最早的外治疗法产生于人类生产生活实践的过程中。那时自然环境恶劣，人类的生产力还很原始，为了生存不得不与恶劣的自然环境进行艰苦的斗争，为了生存，在寻觅食物、渔猎、部落战争中，经常会发生体表的外伤。开始人们用树叶、草茎、灰土等来涂抹伤口以止血止痛，久而久之，便产生了一些具有治疗作用的简单外用药。这个时候原始的贴敷疗法已经产生，而天灸疗法尚未萌芽。天灸体系形成的萌芽时期是先秦两汉时期。

在这一时期，天灸方法还没有从贴敷疗法中分离出来，人们在长期的医疗实践中逐渐发现不同的药物贴敷在皮肤上会产生不同的刺激效果，一些用于天灸的药物对某些疾病有特殊的治疗作用。《五十二病方》《神农本草经》《伤寒杂病论》等这一时期的医学专著中记载了许多外治方法。

1973 年于湖南长沙马王堆汉墓出土的《五十二病方》，为我国现存最早的古医方。全书共载 300 方，其中外治方达一半以上，记载了包括敷贴热熨、砭刺、刀圭（手术）、洗溻、蒸汽熏或烟熏、角法、割疮法等许多外治方法。书中载药 394 种，其中就有许多具有发疱作用的中药，如斑蝥、雄黄、蜀椒、皂荚、白芥子、半夏、乌头、吴茱萸、巴豆、毛茛、细辛、甘遂、芫花等。书中讲到在下颌部患痈病的人，可以取半夏 1 份研末，再用煎熔的牛油 2 份，醋 6 份，合并放到鼎里，熬成膏后，外敷。因为知道半夏对皮肤有刺激，贴敷时仅在患痈局部的周围涂 1 寸见圆即可。稍后的《黄帝内经》虽只记载了 13 方，也不乏贴敷疗法，其中具有外用发疱效果的中药有蜀椒、生姜、肉桂等。

《神农本草经》是我国现存最早的药物学专著，为我国早期临床用药经验的第一次系统总结，被誉为中药学经典著作。全书分 3 卷，载药 365 种，其中有很多药物具有刺激发疱作用，如书中记载："斑蝥，主恶疮，以其末和醋，涂布于疮疽上，少顷发疱脓出，旋即揭出。"

东汉·张仲景《伤寒杂病论》在继承《内经》和《难经》学术的基础上，创立了外感六经辨证和内伤杂病脏腑辨证的辨证论治体系。该书不仅记载了许多行之有效的内服方，而且介绍了不少外治法，其中就包含有天灸疗法的内容，如《金匮要略方论》用附子治疗头风："头风摩散方，大附子（一枚，炮），盐（等分）。上两味为散，沐了，以方寸比，已摩疾上，令药力行。"附子是对皮肤有刺激性的药物。

在天灸的萌芽时期，人们逐渐认识了一些对皮肤有刺激性的药物，并有意识地加以运用，对于发疱与疗效有了一定的认识，但均只限于经验，并没有上升到理论的层面。而且在这一阶段人们认识的具有发疱作用的药味局限，应用发疱治疗的疾病病种也很单纯，天灸还没有从贴敷疗法中独立出来。

二、发展（晋代及隋唐）

时至晋代和隋唐，中医外治法有了很大的发展。晋代葛洪的《肘后备急方》记载了大量外治急救的方法；南朝陶弘景《本草经集注》、唐代孙思邈《备急千金要方》、王焘《外台秘要》、苏敬《新修本草》都大量记载了贴敷外治法的内容，并记载了很多具有发疱作用的中药。药物贴敷疗法在当时应用得已经相当普遍，明显超过了前代的成就，天灸疗法在这一时期也随之发展成熟，开始逐渐从贴敷疗法中分离出来，成为独特的个体。

晋代著名炼丹家、道家葛洪编纂的《肘后备急方》，是一部非常珍贵的医学资料，书中以灸法为主记载了大量简、便、效、验的治疗方法，其中就包含有天灸疗法的内容，如："治寒热诸症，临发时，捣大附子下筛，以苦酒和之，涂背上。"还载有："治疗、痈、肿毒，以斑蝥一枚，去足 、翅，捻破，复以针画疮上作米字，以之封上，俟发赤起疱即揭去。"同时，该著作还最早记载了交叉取穴法，根据经脉循行左右交叉取穴："治中风口㖞，巴豆七枚，去皮研烂，㖞左涂右手心，㖞右涂左手心。"自此，晋代以药物发疱治疗疾病的方法亦为医家所重视。

至盛唐时期，药物贴敷发疱治病方法有了进一步的发展和关键性的突破，药王孙思邈历经春秋数十载，博取群经，勤求古训，并结合自己的临床经验，编著成《千金要方》和《千金翼方》，反映了唐初医学的发展水平。《千金要方》中，首见"天灸"一词，言："用旱莲草椎碎，置手掌上一夫，当两筋中（间使穴）以古文钱压之，系之以故帛，未久即起小疱，谓之天灸，尚能愈症。"《千金要方》中还记载有治疗头面上风方："松脂石、盐、杏仁、蜜蜡（各一两），熏陆香（二两），蓖麻仁（三两），上六味熟捣作饼，净剃百会上发，贴膏，膏上安纸三日一易。若痒刺，药上不久风定。"另《千金翼方》又有："治瘰疬未溃者，宜天灸，以毛茛鲜者捣泥，缚疬，帛束之。俟发疱弃之。"孙思邈对药物发疱治病颇有发挥，论述精辟，为后世天灸疗法的发展和应用作出了卓越贡献。

王焘的《外台秘要》汇集了初唐及唐以前的医学著作，对医学文献做了大量的整理工作，使前人的理论研究与治疗方药全面系统地结合起来。书中记载"贴顶膏"用于治疗头风闷乱、鼻塞及头旋眼暗诸疾即是运用了天灸疗法，如："蓖麻、杏仁、石盐、芎蒡、松脂、防风，上六味等分，先捣石盐以下四种为末，别捣蓖麻杏仁，相次入讫，即蜡纸裹之，有病者先灸百会三壮讫，刮去黑毛使净，作一帛贴子，裁大于灸处，涂膏以贴上，两日、三日一易之，其疮于后即烂破，脓血出，及帛贴之，似烂柿蒂出者良。"明确指出了天灸疗法导致皮肤发疱、破溃可以对皮肤发生特殊治疗作用。

魏晋隋唐时期是天灸疗法的发展阶段，这一时期，诸多医家开始逐渐认识到发疱灸的特殊治疗作用，并积极地应用于临床，取得了满意的疗效。

三、兴盛（宋金元及明清）

（一）宋金元时期

天灸发展至宋代，其在临床的运用已经相当普遍，治疗领域越来越宽泛，涉及内、外、妇、儿、五官各科。

当时由官方组织编纂的《太平圣惠方》中有"谓治阳黄，面黄，全身俱黄如橘色，宜毛茛草捣烂如泥，缚寸口，俟发疱，挑去黄水，净帛裹护"的明确记载，将天灸疗法应用于"黄疸"的治疗中。同时书中对药物发疱的处理和护理方法，均提出了很精辟的见解和论述。该书还记载了治疗中风、口眼歪斜方："蓖麻子（一两别研），樗根皮（一两为末），栝蒌瓤（一两炒干为末）。上件药，同研令匀。以大麦面饼子，糁药末在上。左患贴右，右患贴左。以慢火熁正。急去之。"与葛洪的《肘后备急方》均体现了天灸法中的左右交叉配穴。

《卫生易简方》为明代胡濙编纂，该书为作者广泛收集各地民间单方、验方编辑而成，主张方宜简易，多数方剂药仅一二味。书中记载了巴豆对皮肤的刺激作用，明确指出了发疱与疗效的关系："治白口疮用巴豆三枚去皮不去油，黄丹半钱，同研如泥，涂叶上如大棋子，贴眉间，须臾四围疮如蚕子，去药大效。"治疗小儿鹅口疮："用巴豆一二粒去壳研烂，入朱砂或黄丹少许，贴在囟上，如四边起小疱，便用温水洗去药，更用菖蒲水洗之甚效。”

《苏沈良方》记载了石龙芮对于皮肤的刺激性：“石龙芮今有两种。水中生者，叶光而末圆；陆生者叶毛而末锐，入药用水生者，陆生者亦谓之天灸。取少叶揉系臂上，一夜作大疱如火烧者是也。”石龙芮又叫天灸草，即是由于它的发疱作用而得名。

宋代的另一部针灸专著《针灸资生经》云：“用旱莲草椎碎，置手掌上一夫，当两筋中（间使穴），以古文钱压之，系之以故帛，未久即起疱，谓之天灸，尚能愈疟。”又一次载述了药物发疱的定义为天灸或自灸。

宋代还发展了两个特殊的天灸穴位神阙、涌泉，作为治疗妇科疾病的常用穴。《卫生家宝产科备要》记载催生方：“蓖麻子三个、巴豆四个研细，入麝香少许，贴脐心上，须臾间便下。”

宋·陈自明的《妇人大全良方》记载有治疗难产方：“黄柏、硫磺（各一钱）、蓖麻子（不拘多少）捣烂，贴左右涌泉穴，胎下即去。”《普及本事方》载：“治妇人生产数日不下，及胞衣死胎不下者用蓖麻子七粒去壳，研如泥，涂足心，才下便急洗去。”并载有成功案例一则：“政和中一乡人内子，产二日不下。予令漫试之，一涂俄顷便下。自后常用极验。”

宋金元时期的医师将贴敷疗法的取穴逐渐发展到循经取穴，这是很大的进步，至宋代天灸的穴位贴敷已经相当普遍，除了以上谈到的神阙穴和涌泉穴以外，胸腹部的背俞穴、腹部的募穴，如肺俞、中脘、章门、气海、关元也成为天灸的常用腧穴。

（二）明清时期

明清时期是天灸疗法发展的鼎盛时期，天灸疗法的使用更为广泛、更为普遍，使用的天灸药物、天灸方剂、天灸腧穴日益丰富，治疗病种继续扩展，形成了较为完整的技术体系。

这一时期出现了迄今为止涵盖内容最为丰富的药学典籍——《本草纲目》，它是几千年来祖国药物学的总结。全书共载药 1 892 种，记载有大量的发疱药物如毛茛：“山人截疟，采叶贴寸口，一夜作疱如火燎，故呼之为天灸。”又砒石“同巴豆、糯米点疣”，斑蝥“治疣痣黑子，斑蝥三枚，人言少许，人糯米炒黄，去米，和蒜一枚，捣烂点之。须臾即疱，三五日脱落”等等。

明·朱棣《普济方》中载有：“目赤肿痛，红眼起星，生移星草，捶烂如泥，贴内关穴，少顷发疱，揭去。”同一时期的其他医学著作和文献，诸如《本草纲目拾遗》《串雅内编》《增广验方新编》等各家医籍上有许多天灸疗法的方剂，其内容丰富多彩，方法多种多样。

《喉舌备要秘旨》载：“巴豆半粒、饭四五粒，共捣烂为饼，如黄豆大，贴在印堂中，待四围起疱，去之即愈。各项舌病皆效。”

《串雅外编》载："治喉痹……独蒜瓣半枚，银朱少许，共捣如泥，摊膏药上，贴眉心印堂穴，如起疱流水无大碍，勿误入目。"

《本草纲目拾遗》载："治痞，透骨草一味贴患处，一炷香或半炷香时，即揭去，皮上起疱即愈。"

《本经逢源》载："治偏头风用红娘子、青娘子各七枚，去翅足炒为末，同葱茎捣涂痛处，周时起疱去之。"

《外治寿世方》记载天灸法治疗哮喘："痰喘上气，南星或白芥子用姜汁调敷足心。"

《杂病治例》记载治疗痢疾："一叶梅外贴极效，起疱便止。"

《寿世保元》记载治疗老人鼻中流涕不干方："独蒜四五个。捣如泥。贴脚心下。用纸贴之。其涕不再发。"治疗牙痛"巴豆（三枚），真川椒（七粒），上先将川椒略焙为末。次入巴豆同研极细。入红米饭些须捣研。为丸如黍米大。每用一丸贴痛处。"治疗酒糟鼻："治糟鼻验方。用硫黄为细末。甚者加草乌。同为末。以酥油调稀。涂患处。如觉痛苦。用栀子煎汤服之。或洗药处。即愈。"

《医学纲目》记载治疗针眼："南星（三钱）生地黄（不拘多少）上一处，研成膏，贴太阳两边，肿自消。"

清代将天灸疗法用于预防和治疗痘疹。如《本草述钩元》载防痘入目的方法："白芥子末。水调涂足心。引毒归下。"《济世神验良方》载治疗出痘中出现喉间紧闭的急症："用巴豆、蓖麻子各一粒，加黄丹少许，研饼贴眉心，一夜即开。若贴起疱，用石菖蒲水洗之。"《奇效简便良方》载治疗痘出稀疏、呕吐不止的急症："白芥子末，酒调敷足心（男左女右）。如指头大一块，敷一二时，吐止即去之，久则恐生泡也。"

晚清外治大家、名医吴师机集历代医家外治方法之大成，并大量搜集民间外治偏方、验方，其本人通过大量的医疗实践系统总结了外治法，撰著《理瀹骈文》一书。该书所载天灸方剂有：膏、丹、丸、散、饼、栓、泥等多种剂型，所收载的天灸验方不胜枚举，治疗内、外妇、儿、五官、皮肤科等疾"效如桴鼓"，极大地丰富了天灸疗法的内容。在这一时期，天灸疗法已经相当成熟。

四、低迷（晚清至近代）

1840年鸦片战争后，外强入侵，中医学也陷入了低谷。北洋政府时期，政府一味推行西洋医学，而无视中国传统医学的存在，"决意废除中医"。1912年，北洋政府以中西医"致难兼采"为由，对中医药进行排斥打压。1929年2月，国民政府召开第一届中央卫生委员会议，通过了西医余云岫等提出的"废止旧医（中医）

以扫除医药卫生之障碍案”，虽然议案在各界中医人的共同努力下并未通过，但是对中医的发展无疑是很大的打击。1933 年 6 月召开的国民党中央政治会议上，汪精卫再次提出废除中医中药，提出“凡属中医不许执业”。

“城门失火，殃及池鱼”，在这样严峻的形势下，中医的发展举步维艰，天灸疗法作为中医学的组成部分，当然也难免受冲击，但是天灸疗法作为一种简、便、效、验的外治方法，由于其具有取材简单，多随手可得(如大蒜等)，且外敷药物节省药材，成本低廉，疗效确切等诸多优势，仍在民间广为流传。

五、复兴（1949 年至今）

新中国成立以来，随着中医政策的贯彻落实和现代科学技术的进步，外治法得到广泛的应用和较快发展。与此同时，我国民族医药中的外治法也得到整理、开发和应用。

天灸疗法在这样一个大的环境中越来越受到学者和专家的重视，其中很多学者开始到民间广泛搜集天灸验方，并对其使用剂型、用药方法等进行改良和规范。其中最具代表性的就是南通市中医院的吴震西教授，针对民间用药多用鲜品、受季节限制且必须现采现用等诸多不便，以及用量大、致皮损面积大、增加患者痛苦且易于发生感染、愈后留有瘢痕等缺点，从诸多发疱药物中筛选了不受季节限制的斑蝥、白芥子两味研成细末，用二甲基亚砜调制成“发疱膏”，便于储存及携带，每次仅取麦粒大一团置于 2 cm × 2 cm 胶布中心，贴于有关穴位，3 h 后揭去，用于治疗哮喘、过敏性鼻炎、牙痛、急性扁桃体炎、痛经、白癜风等疾患。

另有诸多学者对天灸对人体免疫功能的调节、对脂肪代谢的影响以及天灸抗肿瘤、抗衰老、抗骨质疏松等多个领域进行了深入研究，均有新的认识。

随着医学科学技术日新月异的发展，天灸疗法这一传统特色疗法一定能够绽放异彩，为人类的健康事业作出更大的贡献。

第三章 天灸疗法的理论基础

一、辨证论治

天灸疗法属于中医学的组成部分，其应用离不开中医基础理论的指导——“辨证论治”。

辨证论治是中医认识疾病和治疗疾病的基本原则，是中医学对疾病的一种特殊的研究和处理方法。中医辨证方法多样，主要有八纲辨证、脏腑辨证、气血津液辨证、六经辨证、卫气营血辨证、三焦辨证、经络辩证等。天灸的辨证论治主要体现在以下两方面内容。

（一）辨证用药

天灸疗法首先是通过药物对患处或腧穴进行刺激，同时包含有药物的透皮吸收，所以辨证选药是天灸疗法的基础。

天灸疗法属于外治法范畴，遵循外治法用药的基本原则，即运用生、香、猛、温、气味俱厚之品，以保证药效，利于药物的透皮吸收。天灸疗法还要添加对皮肤有刺激性的药物，促使发疱，同时配伍相应的治疗性药物。例如《俞穴敷药疗法》一书介绍治疗哮喘的天灸方：炙白芥子、细辛各 21 g，甘遂、元胡各 12 g，麝香 1 g。其中白芥子、细辛味辛性温，均入肺经，白芥子善降气化痰，细辛善温肺祛痰；甘遂味苦、性寒，入肺、肾、大肠，能泄水逐饮、破积聚。且以上三味药物均具有发疱作用。元胡味苦性温，能活血行气止痛。麝香芳香走窜，通行十二经，既可促进药物的透皮吸收，又可引药入经。诸药配伍，温肺化饮降气平喘之功显著。方中白芥子用炙，是由于炒后药性缓和，其温肺豁痰利气之功更长，且炒后气味芬芳，利于药物的透皮吸收。

（二）辨证取穴

天灸疗法的取穴同针灸配穴处方的原则大同小异，除了运用阿是穴以及循经取穴和远端取穴等以外，同样也要辨证取穴。

临床上好多病症如哮喘、感冒、咳嗽、原发性痛经、黄疸、发热、失眠等均属于全身性疾病，无法依据病位循经取穴，如牙痛取内庭、合谷、下关等，咽喉疼痛取照海、列缺、廉泉等。此时，必须依据病症的性质进行辨证分析，将病症归于某一脏腑或经脉，然后按经选穴。例如哮喘，属于痰饮伏肺、壅阻气道、肺气上逆者加肺俞、中府、丰隆，痰热壅肺者加大椎、曲池、太白等，气虚者加脾俞、足三里、气海，心肾阳虚者加心俞、肾俞、关元、内关，肺肾阴虚者加肾俞、关元、太溪等。

二、经络理论

人体经络是经脉和络脉的总称，是人体联络、运输和传导的体系。经，有路径的含义，经脉贯通上下，沟通内外，是经络系统中的主干；络，有网络的含义，络脉是经脉别出的分支，较经脉细小，纵横交错，遍布全身。经络内属于脏腑，外络于肢节，沟通于脏腑与体表之间，将人体脏腑组织器官联系成为一个有机的整体；并借以行气血，营阴阳，使人体各部的功能活动得以保持协调和相对的平衡。

经络学说是阐述人体经络系统的循行分布、生理功能、病理变化以及脏腑间相互关系的一种理论学说，是中医基础理论的重要组成部分，对于指导中医各科临床实践有重要的指导作用。经络学说的存在使“内病外治”成为可能，人体五脏六腑之间通过经络系统相互连属，人体五官九窍、五体、五声、五液、五情与脏腑之间通过经络系统相互联系，故病生于内者必表现于外，正如《灵枢·本脏》所说：“视其外应，以知其内脏，则知所病矣。”经络系统为天灸疗法提供了理论支撑。天灸疗法通过药物刺激腧穴和经脉，通过经络系统对人体进行调节。

（一）发挥整体调节效应

人体的经络系统“内属于脏腑，外络于肢节”，经络相贯，如环无端，是一个复杂的网状系统，对人体起到运行气血、濡养周身、抗御外邪、调节阴阳、维持机体各部的相对平衡的重要作用。天灸疗法除了药物吸收的作用之外，更主要的是通过经络、腧穴的吸收过程产生整体调节效应。

天灸所采用的药物大都带有较强的刺激性能，辛香走窜，药力猛烈，温热气锐，如斑蝥、白芥子、大蒜等，可强烈刺激皮肤，使局部血管扩张，皮肤充血、起疱，皮肤发生渗出性炎症反应，有人称其为一种“微面积化学性、烧伤性刺激”。同时，由于水疱内的液体需要较长时间才能被吸收，从而维持了对人体腧穴、经络系统的一个较长时间的且效能相对稳定的刺激，这一持续的刺激更有利于人体平衡状态的形成。

（二）指导天灸取穴

腧穴是人体脏腑经络气血输注于体表的部位，而且也是邪气所客之所，根据“腧穴所在，主治所在”理论选取病患局部腧穴或阿是穴。如疔、疮、疖、痈、肿毒，痛点局限而固定的疾患如急性腰扭伤、肱骨外上髁炎等。

“经脉所过，主治所及”，以腧穴归属的经脉确定其主治病证，这是十四经穴主治作用的基本规律。经穴的主治与经脉循行密切相关。如牙痛贴偏历，偏历属于手阳明大肠经的络穴，大肠经循行“入上齿中，还出挟口，交人中”；胁痛贴阳陵泉、日月，二者分属胆的下合穴、募穴，足少阳胆经“从缺盆下腋，循胸过季胁，下合髀厌中”等。

腧穴的相对特异性，腧穴之间在治疗上的差异，说明每个穴位本身有特殊性。临床上，许多穴位除了治疗本经病证、局部病证以外，还具有特殊治疗作用。例如：大椎退热，定喘止喘，内关治疗呕吐、胃脘痛，列缺治疗头项诸疾等。

有人做过这方面的研究：贴敷洋金花（东莨菪碱）防治晕动病。把 102 例病人随机分为两组：一组单贴耳后乳突处；一组根据症候选穴，如乘车船时有眩晕者贴翳风、风池（祛风止眩），胸闷、恶心者贴内关、神阙（调理中焦），面色苍白、心悸冷汗出者贴神门、通里（镇心安神），乘车前 24 小时贴上。其结果是单纯贴耳后乳突组有效率为 60.71% ，辨证选穴组有效率为 89% ，这一结果表明适当取穴对于天灸疗法的影响是巨大的。

（三）储存药效

腧穴对于药效具有存储性。有人实验：将肾上腺素导入皮下，会出现血管痉挛，形成白色斑点，1 ~ 1.5 小时后消失，24 小时后用不含肾上腺素的水导入，皮肤仍会出现白色斑点，20 天内都能看到这种反应。腧穴的这一特性与药物的透皮吸收存在很大关系。

现在普遍认为药物的透皮吸收有两个阶段的渗透过程：一是外用于皮肤的药物进入皮肤组织的过程，二是通过皮肤组织进人血管系统甚至进入淋巴系统的过程。这是一个缓慢而持久的过程，可以保证稳定的血药浓度，加之腧穴对于药物的特殊敏感性，可以长时间保持药物的全身性作用。

（四）经络系统对药物有放大作用

腧穴对于药物有特殊亲和力。有人用钙离子从皮肤透入，可以引起远隔部位的神经兴奋性增高，但是静脉注射氯化钙就没有这种效应。人体 99% 的腧穴是神经和血管密集的区域，从生理上支持了经皮吸收的放大效应。

人体经络系统是运行气血的通路，腧穴可以通过经络系统引导药物到达靶器官，从而使天灸疗法能以低于口服量的小剂量取得高于口服量的疗效。

三、系统论

运用系统论来研究祖国医学，是20世纪80年代以来开辟的一个新的研究领域。山东中医药大学祝世讷教授在这方面进行了开创性的研究工作，一门新的分支学科——系统中医学，正在形成和完善。对其重要意义，著名科学家钱学森曾说："把中医固有理论和现代医学研究用系统论结合起来，那么，在马克思主义哲学的指导下，（中医）一定能实现一次扬弃，搞一次科学革命。"

系统论认为，人是有机的自然系统，是在"自己运动"中自我完成的，人这一系统的有序、稳定的建立、维持和破坏，是系统（人）在内外涨落的推动下"自己运动"的结果和表现。所以，"中医治疗的一个首要特点，是重视和依靠机体的自组织过程的主体性加工，才反映出病、不病、何病；同样，一切外来的治病手段，也要通过机体自组织过程的主体性加工，才反映出效、不效、何效。故治疗的中心环节，应是如何调动、增强机体的自组织能力，通过其主体性和有目的地恢复有序稳定的活动，达到病愈的目的"（祝世讷《中医系统学导论》）。

天灸疗法实际上就是一种外加的人工涨落，主要是通过触发、推动机体的自主性自组织活动而实现的，其本质是推动和促进机体进行自我调节。由于人体是一个有机整体，人体的经络系统"内属于脏腑，外络于肢节"，经络相贯，如环无端，是一个复杂的网状系统，对人体起到运行气血、濡养周身、抗御外邪、调节阴阳、维持机体各部的相对平衡的重要作用，天灸疗法除了药物吸收的作用之外，更主要的是通过经络、腧穴的吸收过程产生整体调节效应。

外来的各种刺激（外加的人工涨落）可以经过经络和神经反射"放大"和"增益"，触发和推动机体的自我调节能力，从而起到治疗全身各种病证的目的。

第四章 天灸疗法的作用机理

天灸疗法是中医防治疾病的重要手段,也是外治法应用较多且颇具特色的内容。由于天灸疗法是从贴敷疗法中分离出来的,故天灸疗法的作用机理就必定兼有贴敷疗法及中医外治法的一般属性,同时又有自己的个性,主要表现在以下几个方面。

一、局部的刺激作用

外治的局部直接作用是其最主要的治疗机制之一,天灸疗法作为外治法的重要组成部分同样不会例外。天灸疗法多选取气、味俱厚,具有较强刺激性的药物,如斑蝥、巴豆、白芥子、细辛、大蒜等,此类药物可强烈刺激皮肤,使局部血管扩张,皮肤充血、起疱,发生渗出性炎症反应,对皮肤神经感受器产生影响。而且由于水疱内的液体需要较长时间才能被吸收,从而维持了一个相对较长的化学、机械刺激作用。这种刺激可使局部血管扩张,促进血液循环,改善周围组织营养,进而起到清热解毒、消炎退肿的作用。

二、药物的药理作用

《理瀹骈文》云:"外治之理即内治之理,外治之药即内治之药。医理药性无二。"故而,天灸疗法也必须在中医辨证论治思想指导下选取相应药物,配伍组方,制成一定的剂型(如膏剂、散剂、酊剂等),贴敷于患处和(或)相应腧穴。

虽然人体皮肤的最外层覆盖着没有生物活性的角质细胞,可以有效阻止人体水分的过度流失,但它并不能阻碍药物的经皮吸收。通过一定的作用面积和作用时间,药物可以透过皮肤达到机体的有效血药浓度,发挥治疗作用。

同时,另有研究证明,皮肤屏障通常在皮肤发生病变或被破坏时变得薄弱,而药物分子的渗透阻力大大下降。天灸疗法就是这样一种对穴区皮肤有较强刺激的方法，经过天灸后，局部皮肤多呈充血、潮红或起小疱，在引起血液循环和新陈代谢加速的同时，由于皮肤破损的存在，更增强了药物分子的渗透性。在此种情况下，天灸药物中的有效成分更加容易被吸收。

三、经络、腧穴的调节和放大效应

天灸药物施治于体表，可能用于某一腧穴、某一经络循行部位 、某一组穴位，也可能是多个阿是穴，除了药物气味随脉而布散全身外，还可以通过对局部经穴的刺激作用，调节经络的气血运行盛衰，而发挥治疗效果。事实上经络系统的调整作用是广泛的。

人体经络系统是一个多层次、多功能、多形态的调控系统，其内属于脏腑，外络于肢节，沟通内外，贯穿上下，将人体的各个脏腑、组织器官与体表联系成一个有机的整体。同时经络能够运行气血，濡养周身，抗御外邪，调节阴阳，维持机体各部的相对平衡。天灸施术于相应腧穴，首先，天灸导致的充血、起疱又可以达到对腧穴本身的刺激作用，进而可以疏通经络，和调气血。再者，药物透过特异腧穴的皮肤，其有效成分通过经脉和脏腑的连属关系，可以直达病变部位，发挥其药理效应。二者结合最终达到祛病抗邪之目的。

另外，经络腧穴对药物效能具有放大作用。有学者报道，穴位对药物有特殊的亲和力，可以增强药物在局部的吸收。所以天灸疗法能以低于口服量的小剂量取得高于口服量的疗效。天灸的疗效是经络腧穴与药物两者共同作用的结果，它们之间相互激发、相互协同，作用叠加，导致生理上的放大作用。

四、类“灸”疗作用

天灸法可以使局部皮肤发热、充血、起疱，而发生类似灸法的作用。大量的临床实践证明，天灸疗法对于各种痹证、痛证等有特殊疗效。《素问·痹论篇》云:“风寒湿三气杂至,合而为痹。其风气胜者为行痹,寒气胜者为痛痹,湿气胜者为著痹也。”又“血得寒则凝”。《素问·举痛论》曰:“痛而闭不通矣。”《证治要诀》云:“痛则不通，通则不痛。”天灸由于其特殊的灸疗作用,可以温经通络、行气化湿、活血祛瘀而定痛。

近年来日本和美国在研究灸疗的作用机理时发现：灸刺激可诱导施灸局部的肌肉产生热休克蛋白。施灸可增加对含有热休克蛋白的纯蛋白衍生物有特异反应的淋巴细胞的数量，故认为施灸部位产生的热休克蛋白是作为一种免疫原而激活了免疫。天灸的类“灸”效应，也可能使施灸局部产生类似的免疫原而激活免疫反应。

五、神经—体液调节作用

腧穴通常是人体神经和血管相对丰富的地方，神经—体液调节在天灸疗法中也发挥了重要作用。天灸疗法的强刺激性可以促使作用部位皮肤上的各种神经末梢进入活动状态，并通过复杂的神经反射机制，反射性地对内脏及病灶组织器官产生调节效应。天灸疗法对局部的刺激产生两方面治疗作用：一是对局部病症的治疗，即施灸的部位就是病变的部位，直达病所，改善局部生理状态，促进组织修复，天灸的刺激可以使皮肤发生渗出性炎症反应，使局部较深组织微循环活跃，促进组织代谢及氧化作用；二是通过局部的刺激治疗全身性疾病，这种理化刺激，作用于体表感受器，通过调节机体的神经体液系统对内在疾病发挥治疗作用。有研究表明，天灸后人体血浆皮质醇会有非常显著的提高，说明天灸能调整丘脑—垂体—肾上腺皮质系统的功能。

六、免疫调节作用

免疫是机体识别和清除外来抗原物质与自身变性物质，以维持机体内环境相对稳定所发生的一系列保护性反应。机体的免疫功能失调就可能导致疾病发生。

随着医学的发展，越来越多的疾病被发现与人体的免疫系统有关，艾滋病（AIDS）、系统性红斑狼疮（SLE）、风湿性关节炎、2 型糖尿病、过敏性鼻炎、哮喘等等免疫性疾病，西医为之束手。

诸多研究已证明，天灸疗法具有调节和增强人体免疫功能的作用。天灸疗法对于诸多免疫系统疾病都有很好的疗效，例如过敏性鼻炎、哮喘、消化性溃疡等等。曾有人用白芥子、大黄、薄荷、冰片等醋调贴膻中、肺俞膏肓，每次 4 ~ 6 小时，治疗小儿上呼吸道感染及支气管炎，观察病案 500 例，总有效率 82%。研究发现，药物刺激穴位后可使巨噬细胞活性增强；通过对显示机体过敏状态的嗜酸粒细胞 IgA、IgG 等指标的观察也发现，机体的过敏状态明显降低，药物刺激穴位后激活皮肤中的某些神经末梢酶类，参与机体的免疫调节，从而提高了免疫力。

另有人对天灸皮疱液进行研究，对皮疱液巨噬细胞吞噬能力，皮疱液中的免疫球蛋白 A、G 的含量和淋巴细胞转化率等的研究表明，天灸后机体非特异性免疫能力增强，血中嗜酸性粒细胞明显减少，说明天灸可降低机体过敏状态。

有人研究治喘贴对卵清蛋白所致实验大鼠哮喘体内嗜酸粒细胞（EOS）凋亡及对白介素5（IL–5）的调节作用。将实验动物随机分为对照组、哮喘模型组、代温灸膏治疗组、治喘贴治疗组。治疗18日，收集支气管肺泡灌洗液（BALF）并采集心脏血,采用流式细胞仪、免疫组织化学（TUNEL）和酶联免疫吸附（ELISA）法，分析血中EOS凋亡和BALF中EOS凋亡数及IL–5含量。结果哮喘大鼠血和BALF中EOS凋亡数和IL–5含量均高于对照组动物（P均<0.01），治喘贴治疗大鼠IL–5和EOS均明显低于哮喘组(P均<0.01)。说明治喘贴能促进哮喘大鼠体内EOS凋亡，并降低IL–5水平，从而改善哮喘模型大鼠的气道变态性炎症反应。

总之，天灸疗法发挥作用的途径是多方面的，也是复杂的，既有局部的刺激作用，又有腧穴、经络、药物的相互协同和放大作用，还有类“灸”疗的作用以及神经—体液和免疫系统的调节作用。总而言之，天灸的疗效是诸多因素共同作用的结果。虽然天灸疗法正处于全面复兴的阶段，但是对于天灸疗法作用机理的研究目前尚属于探索阶段，以上也是笔者在总结前人经验的基础上形成的一家之言，对于该问题学术界尚未达成共识，有待进一步的研究。但是有一点是肯定的，那就是天灸疗法的临床疗效。同时，由于天灸疗法对于人体神经—体液以及免疫系统的特殊调节作用，也许在不久的将来我们可以尝试将天灸疗法应用于一些目前尚未攻克的医学难题中，从而使天灸疗法的治疗病谱乃至整个中医学的治疗病谱得到进一步的拓展。

第五章　天灸疗法的用药特点、常用药物与使用方法

一、天灸疗法的用药特点

（一）多用生、猛、有毒之品

《理瀹骈文》说："膏药攻者易效。补者次之。""又炒用蒸用皆不如生用。勉强凑用。不如竟换用（如银花换忍冬藤，茯苓换车前子之类）。统领健儿。斩关夺门。擒贼歼魁。此兵家之所以制胜也。膏药似之。"

外治法不同于内服中药的一个非常重要的特点即是重用生猛、攻伐甚或有毒之品，天灸疗法亦然。有毒中药是指治疗剂量与中毒剂量比较接近或相当，治疗用时安全度小，易引起中毒反应的中药制剂。毒与药在一定条件下具有相互转化的关系，使用得当可化毒为药，产生惊人的疗效，而外治法具有自己得天独厚的优势，那就是——治在外。一旦发生意外可以随时取走药物，不致继续为害，故外治"无禁制、无窒碍、无牵掣、无沾滞"。

此类药物如鲜旱莲草、鲜石龙芮、生半夏、生马钱子、生南星、生川乌、生草乌、生大黄、蟾酥、甘遂、芫花等。

（二）多用芳香走窜性味的药物，或者生药炒香

芳香透络、气味俱厚之品可以芳香化浊、醒脾透络，而使邪有出路。"土爱暖喜芳香"，以芳香药醒脾乃应其所喜。脾胃为后天之本，脾气健运才能保证人体正常生理功能的运行。

同时芳香之药性多走窜，可以引药入经，又可以促进药物在局部的渗透，增强药效。

此类药物如麝香、冰片、乳香、没药、姜、葱、蒜、白芥子、花椒、薄荷等。

（三）酌选温热类药物

应用温热药物，能兴奋呼吸中枢，加速血液循环，使阳气温通或脱阳得固。同

时通过药物的温通作用，可激发经络之气，能通经活络、理气和血，达到“通则不痛”的目的。适应于痹证、手足麻木及诸酸痛之症。

此类药物如川乌、草乌、附子、肉桂、半夏、吴茱萸、细辛、胡椒、丁香等。

（四）介质的运用

举凡外治法，包括天灸疗法，都需做成一定的剂型，配合一定的介质，以更好地促进药物的透皮吸收。

在剂型制作中，相当一部分的介质在湿润药物、促进药物吸收的同时，还充当了引经药的角色，可以使药物直达病所，力专而效速。具体临床运用中如：病在胸膈以上，可以用白酒或黄酒调药；病在肠胃，属寒者可以用生姜汁调，属热者用黄连浸液调；病在肝胆者，可用食醋调；病在肾经膀胱经，可用盐水调；病在下肢，用牛膝浸液调等。

除合理运用介质引经以外，还可适当依据病变部位添加引经药。引经药的药性特点是善走善行。现代研究认为，配方中引经药具有载体以及受体亲和力的作用，能加强局部的吸收并减弱其他部位的吸收。引经药与西药的寻靶药物有着相似的药理作用，故而不论是在外治还是内治，引经药都应当引起临床医务工作者的足够重视。

此类药物有：白芥子入肺经，细辛入肺、肾经，甘遂入肺经、大肠经，吴茱萸入肝经，蜈蚣入肝经，川芎入肝胆经等。

二、天灸疗法的常用药物

（一）斑蝥

【性味归经】辛、热，有大毒。归肝、胃、肾经。

【功用】破血消癥，攻毒蚀疮，发疱冷灸。

【主治】癥瘕癌肿，积年顽癣，瘰疬，赘疣，痈疽不溃，恶疮死肌。天灸发疱治疗多种疾病。

【用法】天灸适量研末，或浸酒醋，或制油膏，涂敷患处或穴位。不宜大面积使用。

（二）毛茛

【性味归经】辛、温，有毒。

【功用】退黄，定喘，截疟，镇痛。

【主治】治黄疸、疟疾、偏头痛、胃痛、风湿性关节炎、牙痛、淋巴结核等。

（三）白芥子

【性味归经】辛、温。归肺经。

【功用】温肺豁痰，利气散结，通络止痛。

【主治】寒痰喘咳，胸胁胀痛，痰滞经络，关节麻木、疼痛，痰湿流注，阴疽肿毒。

【用法】外用可以不同程度地刺激皮肤发赤甚至起疱。

（四）大蒜

【性味归经】辛、温。归脾、胃、肺经。

【功用】解毒杀虫，行气消肿。

【主治】外用治阴道滴虫、急性阑尾炎、口舌生疮、鼻血、吐血，预防流行性感冒，治肺结核、百日咳、食欲不振、消化不良、细菌性痢疾、肠炎、蛲虫病、钩虫病。

【用法】外敷宜生用，捣烂外敷或切片外擦。

（五）吴茱萸

【性味归经】辛、热，有小毒。归肝、胃、脾、肾经。

【功用】温中散寒，理气止痛。外用引火下行。

【主治】头痛、口疮、脘腹冷痛、痛经、脚气等。

【用法】外用适量。

（六）半夏

【性味归经】辛、温，有毒。归脾、胃、肺经。

【功用】燥湿化痰，降逆止呕，消痞散结。

【主治】痰多咳喘，痰饮眩悸，风痰眩晕，痰厥头痛，呕吐反胃，胸脘痞闷，梅核气症。生用治痈肿痰核。

【用法】外用生品适量捣敷或酒调敷患处。

（七）天南星

【性味归经】苦、辛、温，有毒。归肺、肝脾经。

【功用】燥湿化痰，祛风止痉，散结消肿。

【主治】顽痰咳嗽，风疾眩晕，中风痰壅，半身不遂，癫痫，惊风，破伤风。生用外治痈肿、蛇虫咬伤。

【用法】制南星 3 ~ 9 g。生南星多入丸、散剂，每次 0.3 ~ 1 g。

（八）鸦胆子

【性味归经】大苦、大寒，有毒。

【功用】清热解毒，截疟止痢，腐蚀赘疣。

【主治】治痢疾、久泻、疟疾、痔疮、疔毒、鸡眼。

（九）巴豆

【性味归经】辛、热，有大毒。归胃、大肠经。

【功用】峻泻寒积，逐水消肿，豁痰利咽。外用治恶疮顽癣。

【主治】寒实便结，腹水肢肿，腹满胀痛，乳食停滞，二便不通，喉风，喉痹，恶疮疥癣，疣痣。

【用法】天灸小剂量外用，以皮肤发疱为度，中病即止，不可过量。

（十）胡椒

【性味归经】辛、热。归胃、大肠经。

【功用】温中散寒，健脾开胃。

【主治】用于脘腹疼痛、呕吐泄泻。小剂量能增进食欲，对纳呆、消化不良有治疗作用。

【用法】生用适量外敷。

（十一）其他

如细辛、蓖麻子、生姜、甘遂、威灵仙、花椒、雷公藤、辣椒、石龙芮、苍耳草、葱白、石蒜、水杨梅、禺毛茛、黄瑞香、白花丹等。

三、天灸药物的使用方法

（一）天灸单味药物的使用

临床常用的方法有以下几种：（1）蒜泥灸：将大蒜（以紫皮蒜为优）捣烂如泥，取 3 ~ 5 g 涂敷于穴位上，敷灸时间为 1 ~ 3 h，以局部皮肤发痒、变红起疱为度。如敷灸涌泉穴可治疗咯血、衄血，敷灸合谷穴可治扁桃体炎，敷灸鱼际穴可治喉痹等。（2）斑蝥灸：取斑蝥适量研为细末。使用时先取胶布一块，中间剪一小孔如黄豆大，贴在施灸穴位上，以暴露穴位并保护周围皮肤。将斑蝥粉少许置于孔中，上面再贴胶布固定，以局部发痒、变红、起疱为度，然后去除胶布与药粉；也可用适量斑蝥粉，以甘油调和外敷；或将斑蝥浸于醋或 95% 酒精中，10 天后擦涂患处。适用于牛皮癣、神经性皮炎、关节疼痛、黄疸、胃痛等病症。（3）白芥子灸：将白芥子研末，醋调为糊膏状，取 5 ~ 10 g 敷贴穴位上，用油纸覆盖，胶布固定；或将白芥子末 1 g 放置于 5 cm 直径的圆形胶布中央，直接敷贴在穴位上，敷灸时间为 2 ~ 4 h，以局部充血、潮红或皮肤起疱为度。适用于风寒湿痹痛、肺结核、哮喘、口眼歪斜等病症。（4）其他：如甘遂粉敷贴中极治尿潴留，马钱子粉敷贴颊车、地仓穴治面神经麻痹，吴茱萸粉用醋调后敷贴于涌泉穴治疗高血压、口腔溃疡、小儿水肿等。葱白捣烂敷贴患处治急性乳腺炎。五倍子、何首乌各等份研末，用醋调成膏状，每晚睡前敷于脐中，次日晨取下，治小儿遗尿症。砂仁 30 g，白糖 50 g，明矾 10 g，青背鲫鱼 1 条，混合一起捣烂成膏状，分成 3 份，每次 1 份，分别敷贴于神阙、至阳穴上，盖纱布，以胶布固定，每日换药 1 次，治黄疸的阳黄；若阴黄可用胡椒（每岁 1 粒）、麝香 1 g、雄鲫鱼 1 条，混合捣烂成膏，敷贴神阙、肝俞、脾俞穴等。

（二）天灸药物与辨证药物配合使用

从古到今，天灸方法都是以复方为多，天灸选择的药物除了有对穴位的刺激作用以外，大多还配伍辨证用药，组成复方。例如治疗哮喘的白芥子散：白芥子、延胡索、甘遂、细辛；治疗心绞痛：绛香、檀香、田七、胡椒、冰片、察香；治疗痹症：草乌、没药、乳香、白芥子、威灵仙、巴豆、黄芪、防风、秦皮、肉桂。一方面天灸药物能引起局部皮肤红赤、起疱，皮肤屏障在发生病变或被破坏时变得薄弱而使药物分子的渗透阻力大大下降，增加皮肤的渗透性；另一方面，天灸发疱能使局部毛细血管扩张，血液循环加快，药物吸收后转运也加快，这样可使药物的吸收更加充分。利用天灸疗法良好的促渗透作用，在其中加入对某些疾病有治疗作用的药物，促进其吸收，更好地发挥其药理作用。

（三）天灸成方的使用

随着天灸方法被广泛应用，天灸成方在明清就已经形成，使临床应用更加方便，常见的成方如异功散、水仙膏、克坚膏、普救万全膏等等。现代尚没有比较成熟的成品，随着人们对天灸疗法的认识不断深入，新的产品将会随着科学技术的发展，在更高层次被逐渐开发出来。

四、天灸疗法的发疱方法

天灸疗法常可以分为以下 3 种方法。

（一）直接发疱法

直接使用发疱药物贴敷穴位或患处的方法，使其发疱的方法。本法是临床上最常用的方法。一般选用具有较强刺激性的药物，如斑蝥、白芥子、毛茛、大蒜、巴豆等，捣烂或与基质调成泥、膏、丹、糊、丸、饼、酊等不同剂型，直接着肤，敷贴于人体敏感性较强的穴位或患部的皮肤上，范围较小，一般 2 ~ 3 cm 大小，以胶布或消毒纱布覆盖。本法敷药后，局部皮肤先有灼热感，继之皮肤发赤充血以至起疱。

（二）间接发疱法

间接发疱法又称隔物发疱法。本法源于古代，近代有所改进，"南星醋调摊旧绸上。贴囟门"（《外治寿世方·卷四》）。通过某种物质的分隔，减少药物对穴区皮肤的直接刺激。这种不直接着肤的灸法能缓冲药物对皮肤的强烈刺激。多用于儿童，以及面部等暴露部位。

（三）护肤发赤法

系通过药物作用仅使局部皮肤充血发红，而不发疱。在临床操作时可采用一些刺激性较弱的药物，如旱莲草、吴茱萸等捣烂、揉碎或研末，也可在施灸部位采用隔纸隔物的方法，如在穴位或患处以植物油、麻油等涂一层薄薄的油剂，然后以小剂量贴敷，贴敷时间宜短，当患者自觉皮肤有灼辣感，局部微显发赤时即揭去，勿令发疱。

第六章　天灸疗法的常用剂型

一、酊剂

指由具天灸作用的药材用规定浓度的乙醇浸出或溶解而制得的澄清液体剂型，亦可用流浸膏稀释制成。

酊剂在天灸疗法的应用上有其特有的优势：一方面，由于与穴区皮肤或患处直接接触的是液体，这就大大减低甚至避免了天灸药物在固定上或留置皮肤时给病人带来的不便，且制作简便，易于保存；另一方面，酒本身也是一种药物，有其自身的药性特点，可促进或直接对某些疾病起到治疗作用，还可助行他药之势，一举多得。因此，酊剂在天灸剂型未来的发展道路上，必将占有一席之地。

二、饼剂

指用药材细粉或药材提取物加适宜的赋形剂制成的饼形或类饼形的剂型，用于贴敷穴位。有些天灸药物本身具有黏性，可直接捣烂，捏成饼状。

饼剂应用于天灸疗法的优点是：与皮肤接触面积较大，利于穴位贴敷，同时饼剂制作方便简单，其大小可视贴敷部位灵活掌握。在治疗上，可根据不同疾病的需要采用不同的饼剂，从而使饼剂在功用上有不同的侧重面。

三、膏剂

指采用适宜的基质将药物制成专供外用的半固体或近似固体的一类剂型。天灸所使用的膏剂按基质和形态可分为软膏剂和硬膏剂。

（一）软膏剂

将中药的细粉或经提取浓缩后的浸膏，与适宜的基质一起制成易涂布于皮肤或黏膜上的外用半固体剂型。软膏按制法、基质与药物含量的不同，大体上可分为水膏与油膏两种。

1. 水膏　系指在天灸疗法中，中药细粉以蜂蜜、药汁等水性液体调制而成，易涂布于皮肤或黏膜的外用半固体剂型。按固体粉末所占的比重大小可将水膏分成药膏和糊剂两种，若水膏中所含的固体粉末比重较小，一般称为药膏；若水膏中所含的固体粉末比重较大，具有较高的黏稠度、较大的吸水性及较低的油腻性等物理特性，则称为糊剂。

2. 油膏　系指在天灸疗法中，以动植物油等提取中药或将中药细粉配制成易涂布于皮肤或黏膜的外用半固体剂型。

将两者整体对比，各有特点：水膏使用水溶性基质，一般释放药物较快，可吸收组织渗出液，无油腻性，易涂展和洗除；糊剂更因含有多量的粉末，可在基质中形成较多孔隙，利于皮肤的正常排泄。但水膏由于水的自然蒸发，容易失水干涸；油膏所使用的是油脂性基质，保护及软化作用较强，药物的释放和穿透作用较弱。

（二）硬膏剂

指在天灸疗法中，将药物溶解或混合于黏基质中，摊涂于某些材料上，供贴敷使用的外用剂型。天灸中所使用的硬膏剂多为黑膏药，即指用药材、食用植物油与红丹炼制而成的铅硬膏。清代吴师机在《理瀹骈文》中详述了硬膏剂的制作方法："凡干药一斤用油三斤，鲜药一斤用油一斤，分两起熬枯去渣，再并熬，候油成（油亦老），仍分两起，下丹免火，旺走丹（每净油一斤，用炒丹七两收），再下铅粉炒"，此时仍可加入一药物，"待收后，搅至温温，以一滴试之，不爆，方下。在搅千余遍，令均，愈多愈妙。勿炒珠，炒珠无力，且不粘"。并且最后还阐释了"诸膏皆照此熬法，如油少，酌加二三亦可"及"凡熬膏总以不老不嫩适用最好"的原则。为加强疗效，膏剂或可"临用加沉、麝"。

天灸所使用的硬膏剂在制作时应注意以下问题：①植物油宜用质地纯净、沸点低、熬炼时泡沫少、制成品软化点及黏着适当者，以麻油为最好；②下丹前宜将红丹研磨成干燥细粉，则易聚成颗粒，下丹时易沉于锅底，不易与油充分反应；③药材宜适当切碎。

（三）硬膏与软膏的比较

首先，在天灸膏剂的制作方法上，软膏所使用的药物相对较少，所用药量也较少、较简便；硬膏所使用的药物相对较多，用量较大，制作流程较繁杂。其次，在天灸膏剂的临床应用上，软膏由于制作简单、使用方便，故临床应用较多，但软膏在贮存过程中可冷出现酸败、分立、氧化还原等问题，故不宜长期贮存，最好用时配，即配即用；硬膏由于制作工序较多，且使用时需加温软化，故临床应用较少，但由于它是已经高温氧化反应后较稳定的产物，故可保存较长时间。

四、散剂

指一种或数种药物经粉碎、混合而成的粉末状剂型。天灸时可直接应用于穴位或患处，也可用姜汁等调和使用。

五、生药剂

指采用新鲜的、具有发疱作用的生药，洗净捣烂或切成片状，直接敷贴在穴位或患处，以纱布覆盖，再加胶布固定。上述的分类标准并不十分统一，如生药剂与膏剂、散剂等所指的范畴或有重合，但由于临床上应用较广泛，大家约定俗成，也不必细究。其实天灸的剂型何止上述这 5 种，丸剂、锭剂等也有记载应用，但就天灸而言，丸剂等确有自身的局限因素，临床应用较少，故在此不赘述。然天灸剂型的选择，也不能一味拘泥古法，应尊古而不拘古，法古而不泥古，因人因证，灵活运用，正如《医学入门》中所言："丸药亦可煎汤，汤散亦可作丸，膏药间有可服者，丸、散亦有可外敷贴，存乎人之善悟耳！"

天灸作为使用药物贴敷皮肤使之发疱的一种外治疗法，有其自身效果较好、经验积累较多的药物，同时，也有与这些药物相对应的应用较多的溶剂，如醋（苦酒）、酒、蜂蜜、津等。由于这些溶剂不同，即使所用天灸药物相同，在治疗上也有细微的差别，这很容易理解，这些作为溶剂的药物本身有其各自的药理特性，在用于外治时当然也会有不同的功用，一般包括醋调剂、酒调剂、蜜调剂、水调剂、津调剂、食品剂。

随着新的外用制剂的不断问世，天灸疗法的药用剂型也将会有所更新和增多。

第七章　天灸疗法的适用范围和注意事项

一、天灸疗法的适用范围

天灸疗法应用范围比较广泛，尤其是对一些疑难顽症有独特的治疗作用。根据古今文献和我们临床应用中的体会，天灸疗法适用于内、外、妇、儿、五官等各科疾病的预防、治疗与保健。主要适应症包括以下几个方面：①过敏性疾病、哮喘，反复呼吸道感染，小儿冬季易感冒者；②虚寒性疾病，如关节痛、肾虚引起的腰痛，还有肾虚引起的其他疾病；③免疫功能低下引起的疾病。具体各科病症的天灸疗法将在本书“下篇临床篇”中详述。

二、天灸疗法的注意事项

天灸疗法的注意事项如下：

1. 严格消毒，预防感染。天灸一般都会引起小水疱，容易发生感染。因此，敷药之前，一般应用 75% 的医用酒精按常规消毒穴位或患处皮肤，也可用温开水或其他消毒液洗净穴位皮肤，然后再敷药，以免发生感染。

2. 敷贴后要覆盖固定。天灸所用的药物都有较强的刺激灼热和发疱作用，通常在敷药之后要认真覆盖，束紧固定。方法是医者用消毒纱布或清洁布带覆在敷药之上，外加胶布或橡皮膏贴紧固定，也可用绷带或宽布条束紧固定之，以防药物流失或药物脱落而灼伤附近组织。

3. 药量宜小，时间适宜。天灸药物都有刺激性或毒性，故选取穴位不宜过多，每穴药物用量宜小，敷药面积不宜过大，敷贴时间不宜过长，以免发疱面积过大而引起不良反应。如老年体弱者，严重心脏病、肝脏病患者，孕妇，幼儿等，敷贴药量过大、时间过长，则易发生呕吐、眩晕等不良反应。

4. 间断敷药，疗程宜短。在治疗过程中，要提倡间歇性敷药，每个疗程之间应休息 5 ~ 7 天，以免皮肤损伤过度，引起继发性感染。

5. 水疱的常规处理。以本法敷药之后，局部皮肤出现水疱，这是无菌性炎症的正常现象，也是本法治病的必然结果。水疱出现之后，要注意局部清洁卫生，小的水疱一般不必特殊处理，让其自然吸收，也可用消炎膏或甲紫涂敷之；大的水疱应以消毒过后的针挑破其底部，使黄水流净，然后涂以甲紫药水。破溃的水疱应用普通消炎软膏涂敷，外用无菌纱布包扎，以防止感染。

6. 个别出现皮肤过敏者，可搽抗过敏药膏或去医院处理，并戒食鱼虾、生鸡等易致敏食物。

7. 贴药当晚不洗澡。

8. 注意某些施术禁忌部位和对象。本法施治时，应注意安全和照顾美容，对面部、眼部、阴部、小儿肚脐、阴囊部、会阴部、近心脏部以及重要血管附近等处的穴位，要慎用或禁用。因本法有刺激作用，对孕妇、精神病患者，以及某些对发疱灸有恐惧心理的患者，一般不用发疱疗法，以免引起医疗意外。此外，若本法应用于小儿，应嘱其不宜用手撕掉水疱皮，局部发痒时也不可用手搔抓或拭擦，以免局部污染而发生感染。

虽然正常天灸疗法的发疱仅限于表皮层，泡愈后不留疤痕，但部分患者接受起来仍有顾虑。我们应深入研究天灸的作用机理，充分利用现代高科技手段，尤其是借助透皮吸收制剂研究的启发，将天灸疗法获取疗效的核心内容挖掘出来，并依此改良天灸疗法，把天灸疗法变成一种更易被患者接受、疗效肯定、使用方便的方法，使天灸疗法这朵中医灸疗的古老的奇葩绽放出创新的光芒，为人类的卫生保健事业作出更大贡献。

下篇

临床篇

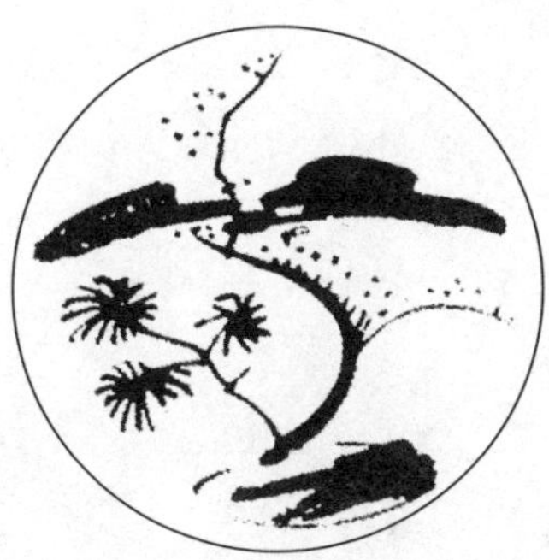

第一章　传染病

一、痢疾

痢疾，古称肠僻、滞下。为急性肠道传染病之一。临床以发热、腹痛、里急后重、大便脓血为主要症状。若感染疫毒，发病急剧，伴突然高热、神昏、惊厥者，为疫毒痢。痢疾初起，先见腹痛，继而下痢，日夜数次至数十次不等。多发于夏秋季节，由湿热之邪，内伤脾胃，致脾失健运，胃失消导，更挟积滞，酝酿肠道而成。

☞ **天灸疗法**

方 1（痢疾膏天灸）

【药物】斑蝥（去头、足、翅）1 个，雄黄 0.6 g，膏药 1 张。

【穴位】神阙穴。

【用法】上 2 味药共研末，将药末撒在膏药中央，贴于神阙穴（肚脐）上，5 ~ 6 h 后局部起疱，按常规处理水疱。

【主治】通治急慢性痢疾。

【资料来源】《中医天灸疗法》。

方 2（寒痢膏天灸法）

【药物】巴豆 3 粒（去壳），绿豆 7 粒，胡椒 10 粒，红枣 1 枚（去核）。

【穴位】神阙、脾俞。

【用法】诸药混合，捣烂如膏，将药膏分为两半，分别贴于神阙、脾俞穴上，外用纱布覆盖，胶布固定。每日贴 1 次，治愈为止。贴药膏后局部灼烧、麻痛，甚至起疱，应极力忍耐，水疱应按常规处理。

【主治】虚寒性痢疾。

【附注】贴药期间忌食生冷、辛辣、肥腻之食物。

【资料来源】《中医天灸疗法》。

方 3（久痢膏天灸法）

【药物】白芥子 12 g，针砂 22.5 g，官桂 3 g，枯矾 3 g，麝香 3 g。

【穴位】神阙、脾俞、止泻穴。

【用法】先将前 4 味药物研末，次把麝香另研为细末，再混合诸药末调匀，过筛瓶贮备用。使用时取药末以凉水调和如蚕豆大，贴覆在以上穴位，用胶布固定。当局部有大热感时，以水润之。如局部起疱，可按常规处理。主治：痢疾日久，大便带白色黏冻，腹痛里急后重，时发时止，完谷不化，纳差、乏力，舌淡，苔腻，脉细弱。

【附注】本法取效快捷，编者累用累效，常贴覆 2 ~ 3 次即痊愈，特提示诸君，大胆用之。

【资料来源】《中医天灸疗法》。

方 4

【药物】吴萸 15 g，黄连 9 g，木香 3 g。

【用法】上药共研为末，用开水调敷脐上。本方适用于赤痢。

【资料来源】《常见病中草药外治法》。

方 5

【药物】大黄 9 g，或甘遂、大戟各 9.5 g。

【用法】上药研为细末，用醋调敷脐部固定。本方适用于中毒性菌痢。

【资料来源】《常见病中草药外治法》。

方 6

【药物】吴萸 6 g（有的加胡椒）。

【用法】研为细末，醋调成膏，敷神阙和双涌泉穴。用于寒湿痢。

【资料来源】《俞穴敷药疗法》。

方 7

【药物】胡椒、绿豆各 2 g（有的加巴豆仁 1 粒）。

【用法】研为细末，用熟大枣肉调成膏，敷神阙穴。

【资料来源】《俞穴敷药疗法》。

方 8

【药物】雄黄、巴豆、朱砂、麝香、蓖麻子各等份（若无麝香，则用冰片代替）。

【用法】先把雄黄、朱砂、麝香研为细末，再和巴豆仁、蓖麻子仁共捣，制成药饼，用蚕豆大一块贴印堂，局部出现红晕时去掉，每日 2 ~ 3 次。

【资料来源】《俞穴敷药疗法》。

方 9

【药物】大蒜。

【用法】捣烂，敷神阙及涌泉穴，局部发赤有刺痛感时去掉。左右两足交替敷。

【资料来源】《俞穴敷药疗法》。

☞ **注意事项**

搞好环境卫生，加强厕所及粪便管理，消灭苍蝇滋生地，发动群众消灭苍蝇。加强饮食卫生及水源管理，尤其对个体饮食摊贩做好卫生监督检查工作。对集体单位及托幼机构的炊事员、保育员应定期检查大便，做细菌培养。加强卫生教育，人人做到饭前便后洗手，不饮生水，不吃变质和腐烂食物，不吃被苍蝇污染的食物。不要暴饮暴食，以免胃肠道抵抗力降低。

二、疟疾

疟疾是经按蚊叮咬而感染疟原虫所引起的虫媒传染病。临床以周期性寒战、发热头痛、出汗和贫血、脾肿大为特征。儿童发病率高，大都于夏秋季节流行。我国经过大规模防治，近年发病率已大为降低。

典型的疟疾多呈周期性发作，表现为间歇性寒热发作。一般在发作时先有明显的寒战，全身发抖，面色苍白，口唇发绀，寒战持续约 10 min 至 2 h；接着体温迅速上升，常达 40 ℃或更高，面色潮红，皮肤干热，烦躁不安；高热持续约 2 ~ 6 h 后，全身大汗淋漓，大汗后体温降至正常或正常以下。经过一段间歇期后，又开始重复上述间歇性定时寒战、高热发作。

☞ **天灸疗法**

方 1（截虐膏天灸法）

【药物】斑蝥 0.3 g，雄黄 0.06 g，普通药膏 1 块。

【穴位】身柱。

【用法】将前 2 味药共研为细末备用。在疟疾发作前 1 ~ 3 h，取药末 0.06 g 放在普通药膏中间，贴在背部身柱穴上，俟局部皮肤起疱即去掉。如疱破，可吸干黄水，涂上紫药水或红汞，外加盖纱布，用橡胶膏固定。每天贴 1 次。上述剂量可用于 3 个病人。

【附注】斑蝥，是含大毒的昆虫类药，使用过程中防止入口、眼、鼻等器官，以免烧灼损伤这些部位。

【资料来源】《中医天灸疗法》。

方 2（截虐饼天灸法）

【药物】巴豆 10 粒（去壳），天南星 5 g，面粉适量。

【穴位】大椎、内关、天庭。

【用法】前 2 味药物混合捣烂如泥，掺入面粉，加水适量，再混合均匀，制成直径约 2.5 cm 大小的圆形小药饼。于发疟前 1 h，取药饼贴在穴位上，以纱布覆盖，用胶布固定，保留 12 h。

【资料来源】《中医天灸疗法》。

方 3（截疟膏天灸法）

【药物】大蒜（去皮）3 枚，桃仁（去皮）6 粒。

【穴位】神门、太渊、内关。

【用法】上药共捣融如泥膏，分为 3 等份，每次各用 1 份，分别贴于神门、太渊、内关穴位上，盖上纱布，胶布固定，俟局部灼辣、起疱即揭去。

【附注】本法贴药时间，一般在发疟前 2 h 进行。局部水疱小者，让其自行消失，不用处理。

【资料来源】《中医天灸疗法》。

方 4（蝥豆膏天灸法）

【药物】斑蝥（去头、足、翅）、巴豆（去壳）各 3 g。

【穴位】至阳穴。

【用法】上药共研为细末，分为 2 份，放在两块膏药中心处，先取一块贴于至阳穴上，保持 2 h，俟局部发赤、起疱即揭去。次日另换贴第二块药膏。

【资料来源】《中医天灸疗法》。

方 5（指天椒天灸法）

【药物】鲜指天椒（朝天椒）。

【穴位】大椎、神阙。

【用法】将鲜指天椒捣烂如泥，摊在纱布垫上如铜钱大，于疟发前 4 ~ 6 h 贴在上穴，外加胶布固定，每次贴 4 ~ 6 h，局部有灼辣、发红、麻痛时即揭去，勿令发疱。每日 1 次，3 ~ 4 次为 1 个疗程。

【资料来源】《中医天灸疗法》。

方 6（毛茛天灸法）

【药物】鲜毛茛叶（或根，或全草）适量。

【穴位】内关（双）。

【用法】将鲜毛茛叶（根或全草）洗净，捣烂如泥状。制成黄豆大，贴敷在一侧内关穴上，外用胶布固定。俟局部皮肤起疱即揭去。每日 1 次，两侧穴位交替使用。

【主治】一日疟、间日疟、三日疟。

【资料来源】《中医天灸疗法》。

方 7（白花丹天灸法）

【穴位】手脉门处。

【用法】将鲜白花丹叶捣烂如泥。于疟发前 2 h 缚在手脉门处。俟皮肤有烧灼、发赤、麻痛感时揭去，移时起一小疱，挑破流出水液，盖上纱布，让其自行消失。

【主治】一日疟或间日疟。

【附注】白花丹，学名一见消，为蓝雪科属植物，又名白雪花。有刺激性和毒性，勿令入目。

【资料来源】《中医天灸疗法》。

方 8（旱莲草天灸法）

【药物】鲜旱莲草适量。

【穴位】太渊。

【用法】将鲜旱莲草捣烂如泥状，取适量，敷贴在太渊穴，男左女右，用古铜钱压定，帛系住，良久起小疱，其疟即止。

【主治】一日疟或间日疟。

【附注】旱莲草是中药名，民间称黑墨草。如无旱莲草，可用马齿苋代之，其效相近。

【资料来源】《中医天灸疗法》。

方 9（疟母膏天灸法）

【药物】独蒜头 1 枚，朴硝 10 g，阿魏 3 g。

【穴位】神阙、梁门、阿是穴（包括顶端）。

【用法】阿魏研末，与独蒜头、朴硝共捣烂，调成稠膏。将药膏摊于 3 块棉垫上，分别贴在神阙、梁门、阿是穴，外以胶布固定。当患者口中有蒜气味时，即揭去药膏。主治久疟不愈，左胁下有包块，形体消瘦，食纳不振。此证古称“疟母”。

【资料来源】《中医天灸疗法》。

方 10（截疟膏）

【药物】草果 3 粒，白胡椒 3 粒，砒霜少许。

【用法】共研细，置药上。贴脉窝及第 7 颈椎棘突和脐上。

【资料来源】《中医验方交流集》。

方 11

【药物】白胡椒 6 粒，胶布（或膏药）1 块。

【用法】将胡椒研碎放胶布中心，于发作前 2 ~ 3 h 贴于大椎穴上，3 日一换。

【资料来源】《常见病中草药外治法》。

方 12

【药物】巴豆霜、雄黄各等量。

【用法】将巴豆剥壳去油制成巴豆霜，研成粉末后，和以雄黄粉，贮于瓶中备用。用时取绿豆大小的药粉放在 1.8 cm^2 的胶布中心，折叠成药膏，在疟疾发作前 5 ~ 6 h

贴于耳廓外上方乳突部位，持续 7 ~ 8 h 即可撕下。该药对皮肤有一定刺激作用，可引起痱子状小疱，一般不需处理。本方对间日疟有效。

【资料来源】《常见病中草药外治法》。

方 13

【药物】胡椒 15 g，辰砂 3 g。

【用法】上药共研为末，面糊为丸如黄豆大，于疟疾发前 2 h，取 1 粒放于膏药上灼热，贴于脐部。本方对一日疟、间日疟、三日疟均有效。

【资料来源】《常见病中草药外治法》。

方 14

【药物】甘遂、甘草各等份。

【用法】上药研细末，过筛，装瓶备用。于发前 3 h，取药粉 0.6 g（小儿 0.45 g）撒于脐内，胶布固定，24 h 后去掉。

【资料来源】《常见病中草药外治法》。

方 15

【药物】大蒜、胡椒、百草霜各等份。

【用法】上药共捣为泥丸，敷于内关穴固定。

【资料来源】《常见病中草药外治法》。

方 16（二甘散）

【药物】甘遂、甘草各等份。

【用法】研为细末，于疟前 3 h 取药末 0.6 g（儿童为 0.4 g），用醋或麻油调成膏，敷神阙或身柱穴。敷前，用鲜姜擦局部，至皮肤发赤再贴药，并用胶布固定。用于温疟。

【资料来源】《俞穴敷药疗法》。

方 17（三生散）

【药物】生半夏、生贝母、生知母各等份。

【用法】研为细末，贴神阙穴。贴药前，局部洗净，再用生姜汁擦几下，然后再贴药。用于温疟。

【资料来源】《俞穴敷药疗法》。

方 18

【药物】阿魏 1 g。

【用法】研为细丸，撒于普通膏药或胶布上，选贴于：①神阙穴；②寸口部；③身柱穴。用于寒疟。

【资料来源】《俞穴敷药疗法》。

方 19

【药物】阿魏 3 g，细辛 2.5 g，干姜 3 g，肉桂 1.5 g，白芥子 6 g，胡椒 3 g。

【用法】研为细末，贴神阙、命门穴。用于寒疟。

【资料来源】《俞穴敷药疗法》。

方 20

【药物】丁香 3 g。

【用法】研为细末，用鲜姜汁调成膏，贴神阙穴。用于寒疟。

【资料来源】《俞穴敷药疗法》。

方 21

【药物】荜拨。

【用法】研为细末，选贴于：①神阙穴；②大椎穴；③手（腕）脉搏处。

【附注】有的加：①细辛；②生姜；③细辛、生川乌；④生姜 60 g。用于寒疟。

【资料来源】《俞穴敷药疗法》。

方 22

【药物】山萘 10 g。

【用法】研为细末，用酒调成膏，选敷于：①手（腕）脉搏处；②神阙。有的加白芷、甘松。

【资料来源】《俞穴敷药疗法》。

方 23［阳和解凝膏（又名阳和膏）］

【药物】鲜牛蒡子根、茎、叶 1 500 g，鲜白凤仙梗 120 g，川芎 30 g，附子、肉桂、大黄、当归、桂枝、草乌、川乌、地龙、僵蚕、赤芍、白芷、白及、乳香、没药各 60 g，续断、防风、荆芥、五灵脂、木香、香橼、陈皮各 30 g，苏合油 120 g，麝香 30 g，菜油 5 000 g。

【用法】熬成膏，贴身柱穴。

【资料来源】《俞穴敷药疗法》。

方 24

【药物】大烟叶 6 g，生姜 3 g，大蒜 6 g。

【用法】先把大烟叶和生姜共研为细末，然后和大蒜共捣在一起，敷内关穴。

【资料来源】《俞穴敷药疗法》。

方 25

【药物】胡椒。

【用法】研为细末，选敷于：①大椎穴；②身柱穴；③陶道穴；④神阙穴；⑤手脉搏处；⑥命门穴。

【资料来源】《俞穴敷药疗法》。

方 26

【药物】巴豆 4 粒，普通膏药 2 张。

【用法】巴豆仁研末，撒于普通膏药上，用白纸盖上（纸上要钻数个小孔），于发疟前 4 h，贴大椎及双内关穴，疟过后 2 h 去掉（也有贴神阙或身柱穴的）。

【资料来源】《俞穴敷药疗法》。

方 27（截疟膏）

【药物】信石 0.3 g。

【用法】研为细末，撒于普通膏药上，于发疟前 4 ~ 8 h，贴背部第 3 胸椎及身柱穴，疟止后去掉。

【资料来源】《俞穴敷药疗法》。

方 28

【药物】斑蝥、白芥子各等份，二甲基亚砜适量。

【用法】上药分别研末，和匀，以 30% 二甲基亚砜调成软膏，取如绿豆大一团，置 2 cm × 2 cm 胶布中心，于疟发作前 4 h 贴大椎和内关穴（双），贴后 3 h 除去膏药。

【附注】用发疱疗法截疟，在民间早已广泛流传，所用药物除斑蝥、白芥子外，还有砒石、大蒜、巴豆等，贴治穴位除常用大椎、内关外，还有贴身柱、印堂、至阳穴及桡动脉处等，只要时间掌握得好，均可取得预期效果。其机制有待阐明。

【资料来源】《中医内病外治》。

☞ **注意事项**

1. 注意饮食卫生。
2. 病发后不能疲劳过度。

三、痄腮（流行性腮腺炎）

痄腮是因感受风温邪毒，壅阻少阳经脉引起的时行疾病。以发热、耳下腮部漫肿疼痛为特征。是由病毒引起的一种急性全身性传染病。好发于冬春两季，以儿童发病者多，重者可有脑膜炎、睾丸炎等合并症。中医认为本病系由风温疫毒从口鼻而入，壅塞少阳经络，郁而不散，结于腮部所致。相当于西医学的流行性腮腺炎。

☞ **临床表现**

初病时可有发热，1 ~ 2 天后，以耳垂为中心漫肿，边缘不清，皮色不红，压之疼痛或有弹性，通常先发于一侧，继发于另一侧。腮腺管口可见红肿，腮腺肿胀约经 4 ~ 5 天开始消退，整个病程约 1 ~ 2 周。

☞ **天灸疗法**

方 1

【药物】吴茱萸子 9 g，虎杖根 4.5 g，梨头草 6 g（没有可换用紫花地丁），胆南星 3 g。

【用法】共研细末，醋调成膏状。敷双足涌泉穴。上隔一层塑料纸，再用纱布、胶布固定。

【资料来源】《新中医》1974 年第 1 期。

方 2（吴贝散）

【药物】吴茱萸 12 g，象贝母、大黄各 9 g，胆南星 3 g。

【用法】研为细末，用醋调成膏状。外敷涌泉穴，患左敷右，患右敷左，双侧患病，左右皆敷，每日换药 1 次。用于腮腺炎。

【资料来源】《新中医》《常见病中草药外治法》。

方 3

【药物】黄连、大黄、吴茱萸各 10 g，胆南星 7 g。

【用法】共研为细末，用醋或水调成膏。晚上临睡前贴涌泉穴，外用纱布固定，翌晨去掉，连用 3 个晚上。

【资料来源】《中医外治法集要》。

方 4

【药物】吴茱萸、天南星、胡黄连各 4 g，大黄 6 g（男孩加川楝子 4 g，女孩加红花 4 g）。

【用法】上药共研为细末，用食醋调成糊状，以不流淌为度。敷双足涌泉穴，外敷薄膜纸，绷带包扎 24 h，一般患者均在 24 ~ 48 h 内治愈。24 h 内需卧床休息，忌食生、冷、酸、甜等刺激性食物，宜温热饮食。包扎松紧适宜，包扎 3 ~ 4 h 后足心有发热感或轻微疼痛为正常现象。若灼热、疼痛明显者需及时解除包扎，以防局部发生水疱。24 h 后，足心有黄染或皮肤皱缩，可用温水清洗，无需特殊处理。用于流行性腮腺炎。

【资料来源】《江苏中医》1999 年第 20 卷第 6 期。

方 5（清热解毒散）

【药物】胡黄连、吴茱萸各等份。

【制法】共研细末，7.5 g 为 1 剂，用醋调成糊状。

【用法】上药敷于双足心（涌泉穴），每次用量可连敷 3 宿。

【资料来源】《中医外治杂志》1999 年第 8 卷第 4 期。

方 6（茱黄膏）

【药物】吴茱萸 、大黄、虎杖、胆南星、蜂蜜各适量。

【制法】取大黄煎煮滤过，滤液浓缩成浓膏状备用。取吴茱萸、虎杖加水煎煮，滤过，滤液浓缩成稠膏状备用。取胆南星粉碎成细粉，过 100 目筛，备用。取蜂蜜文火加热并搅拌，过滤去杂质，炼至呈浅红色。取吴茱萸、虎杖药膏及胆南星药粉加入炼好的热蜜中，搅匀，趁热摊涂于裁好的棉布或油纸上即可。

【用法】取茱黄膏热浴软化，贴敷脚底涌泉穴，用纱布包扎即可。一侧腮腺发炎贴对侧涌泉穴，双侧腮腺发炎贴双侧涌泉穴。每天换药1次。用于流行性腮腺炎。

【资料来源】《军事医学科学院院刊》1995年第19卷第3期。

方7

【药物】吴茱萸15 g，紫花地丁、生大黄各6 g，胆南星5 g。

【制法】上药共研细末，过80目筛备用。

【用法】每晚睡前泡脚洗净揩干，行足底按摩片刻，然后切生姜一片擦足底涌泉至发热。取上药适量，以陈醋调糊敷于两涌泉穴，外盖麝香虎骨膏固定，次晨取下，每次时间最好不少于10 h。用于小儿腮腺炎。

【资料来源】《陕西中医学院学报》2003年第26卷第5期。

方8

【药物】大葱。

【用法】捣烂，炒热，小儿敷百会穴，外加热敷，每次30 ~ 60 min，每日3次。成人于晚上直接敷在鼻梁上，外用胶布固定，次晨去掉，连用5 ~ 6个晚上。适用于急性腮腺炎。

【资料来源】《俞穴敷药疗法》。

方9

【药物】大米适量，斑蝥20 g。

【穴位】肿胀腮腺中心。

【用法】首先取大米适量，浸水后置锅内摊平，再加斑蝥20 g加热，翻炒至大米呈棕黑色时去米留药，凉后研细加炼蜜制成丸，如绿豆大小，同时将丸捏略扁贴敷。取上述药丸置于肿胀腮腺中心处，以纱布敷盖，胶布固定，24 h后去药，可见皮肤有小水疱，用无菌针头将水疱挑破即可。注意局部清洁卫生。

【资料来源】《中医外治杂志》2009年第18卷第3期。

方10

【药物】新鲜蚯蚓数条。

【用法】将蚯蚓洗净，加入等量白糖搅拌，半小时后成糊状，涂纱布上贴敷患处。每4 h换药1次，先用淡盐水洗净，再贴涂药纱布。消肿止痛效果较好。

【资料来源】《常见病中草药外治法》。

方11

【药物】相思子、鸡蛋清各适量。

【用法】将相思子微火炒至黄色，研为细末。用时将药粉加入适量鸡蛋清，调成糊状软膏，涂于塑料布或油纸上面敷贴患处，膏药面积要大于病灶部位，每天换药 1 次。一般敷药 2 ~ 3 次可愈。

【资料来源】《常见病中草药外治法》。

方 12

【药物】胡椒粉 0.5 ~ 1 g，白面 5 ~ 10 g。

【用法】按腺肿大小将胡椒粉和白面粉混合，用温水调成糊状，涂在纱布上，敷于肿处，用胶布固定，每日换药 1 次。敷后局部有灼热感，干燥后有紧迫感，少数病人局部皮肤微红，但无其他不良反应。一般局部疼痛在敷后 2 ~ 5 h 内消失。2 ~ 3 日腺肿可消失。

【资料来源】《常见病中草药外治法》。

方 13（釜底抽薪散）

【药物】吴萸 15 g，大黄、胡连（有的不用胡连而用白蔹）、南星各 6 g。

【穴位】涌泉。

【用法】上药共研为末，每次用 6 g，用醋调成糊状，敷药前以酒精棉球擦净局部，贴双足涌泉穴，敷药后用绷带包扎 24 h 后取下，再换贴新药。连用 3 ~ 4 天可愈。

【资料来源】《俞穴敷药疗法》《常见病中草药外治法》。

方 14（发疱拔毒膏）

【药物】斑蝥、雄黄、白矾各 30 g，蟾酥 10 g。

【用法】上药研末，以少许（0.1 ~ 0.3 g）放黑膏药中心，贴腮肿部位最高处，24 h 后除去。

【资料来源】《中医内病外治》。

☞ **注意事项**

1. 痄腮流行期间，易感儿应少去公共场所，以避免传染。

2. 发现患儿应及时隔离治疗，直至腮肿完全消退。有接触史的易感儿童应留观 3 周。

3. 患儿发热期间应卧床休息，饮食以流质、半流质为主，忌肥腻、辛辣、坚硬及酸性的食物。避免复感外邪。注意口腔清洁。

四、天花

天花又名痘疮，是一种传染性较强的急性发疹性疾病。症状为先发高热，全身起红色丘疹，继而变成疱疹，最后成脓疱。10 天左右结痂，痂脱后留有疤痕，俗称“麻子”。

☞ **临床表现**

主要为严重毒血症状（寒战、高热，乏力，头痛、四肢及腰背部酸痛，体温急剧升高时可出现惊厥、昏迷），皮肤成批依次出现斑疹、丘疹、疱疹、脓疱，最后结痂、脱痂，遗留痘疤。天花来势凶猛，发展迅速，未免疫人群感染后 15 ~ 20 天内致死率高达 30%。败血症、骨髓炎、脑炎、脑膜炎、肺炎、支气管炎、中耳炎、喉炎、失明、流产等并发症，是天花致人死亡的主要原因。

☞ **天灸疗法**

【药物】白芥子 30 g。

【用法】上一味，研为细末，以白开水调为膏状。敷于患儿两脚心，干后再涂。用于天花痘出不快。

【资料来源】《奇治外用方》。

☞ **注意事项**

1. 流行期间避免去公共场所。
2. 接种疫苗是预防本病的有效措施。

五、白喉

白喉属于中医学温病范畴，其病因为瘟疫疠气或疫毒燥热时邪。若素体肺肾阴虚，加之干燥气候的影响，如秋冬久晴不雨，则邪易从口鼻而入，直犯肺胃，酿成阴虚阳热而发病。发病以冬春季节为多见，人群对本病普遍易感，而儿童易感性最高。

本病依据发病部位的不同分为咽白喉、喉白喉、鼻白喉，皮肤、眼结膜、耳、口腔前部、女孩外阴部、新生儿脐带、食管和胃等亦可以发生白喉，但以前三种较为常见，而又以咽白喉最为常见。

☞ **临床表现**

1. 咽白喉：主要表现为咽部疼痛或不适，咽红肿，扁桃体上有片状假膜，呈灰色，周缘充血，假膜不易剥脱，用力擦去周围有渗血，颌下淋巴结肿大、压痛。伴随全身症状，发热、乏力、食欲减退，甚至高热、面色苍白、呼吸困难、脉细速、血压下降、皮肤黏膜出血等。

2. 喉白喉：多为咽白喉向下蔓延所致，原发性少见。主要表现为进行性梗阻症状，有声音嘶哑或失音、呼吸困难、犬吠样咳嗽、呼吸时有蝉鸣音。梗阻严重者吸气有三凹征，并有惊恐不安、大汗淋漓、发绀，甚或昏迷。假膜也可向下延至气管、支气管，形成气管、支气管白喉。

3. 鼻白喉：见于婴幼儿，多与咽白喉、喉白喉同时发生，单纯性鼻白喉很少见。

主要表现为鼻塞、流黏稠的浆液性鼻涕，鼻孔周围皮肤发红糜烂、结痂，经久不愈，鼻中隔前部有假膜，张口呼吸等。

☞ **天灸疗法**

方 1（巴豆朱砂膏天灸法）

【药物】巴豆 1 粒，朱砂 0.3 g。

【穴位】印堂。

【用法】2 味药物共捣烂如膏状，置于胶布中间贴于印堂穴上，6 ~ 8 h 局部皮肤发水疱后取下。水疱按常规处理。

【附注】本方巴豆有大毒，对皮肤有刺激发疱作用，禁止内服。贴印堂穴时宜慎操作，勿令入眼，挑破水疱时不可令疱液入眼。

【资料来源】《中医天灸疗法》。

方 2（大蒜银朱膏天灸法）

【药物】独蒜 1 粒，朱砂少许。

【穴位】印堂。

【用法】将 2 味药共捣如泥，另用膏药 1 张。取药泥置膏药上，贴于印堂穴，外用胶布固定。约在 1 ~ 2 h 后感觉刺痛，即及时除去。如局部起疱流水，按常规处理。

【附注】本法可在药方中加入轻粉少许，捣烂，贴敷于曲池穴，效果更佳。

【资料来源】《中医天灸疗法》。

方 3（巴豆斑蝥丸天灸法）

【药物】巴豆 1 粒（去壳），斑蝥 1 只（去足、翅）。

【穴位】扶突。

【用法】将 2 味药共研，加米饭少许研和做成如绿豆大小药丸，贴在颈部扶突穴处，外以普通膏药盖贴固定。俟 12 ~ 24 h 觉痒时揭去，局部起疱按常规处理。

【附注】本方之药辛温，有大毒，不可内服。其刺激性很强，不可久贴，否则皮肤会被过度烧灼而发大水疱。肾脏病患者禁止使用。

【资料来源】《中医天灸疗法》。

方 4（大蒜膏天灸法）

【药物】大蒜瓣适量。

【穴位】阳溪、印堂、合谷、曲池、经渠、人迎（以上穴位，只选 1 ~ 2 穴），少商（双）。

【用法】捣烂如泥膏状，制成如黄豆大的药丸，贴敷于上述 1 ~ 2 个穴位上，外以纱布覆盖，胶布固定。6 ~ 8 h 局部皮肤灼热、辣痛即去之。局部起疱者，可按常规处理。另针刺少商穴放血。

【资料来源】《中医天灸疗法》。

方 5

【药物】生巴豆 3 粒，熟巴豆 4 粒。

【用法】先将巴豆去壳衣，用文火炒至黄色，与生巴豆共研成粉末，夹在数层可吸收油分的纸内，用力压去油至净为止。每次 0.5 ~ 0.7 分，用喷粉器吹入喉部，观察 2 ~ 3 h，如无呕吐、腹泻或次数不多，而梗阻症状未好转，可再行 2 ~ 3 次。

【资料来源】《常见病中草药外治法》。

方 6

【药物】巴豆（去壳）0.2 g，朱砂 0.5 g。

【穴位】印堂穴、天突穴。

【用法】将上药放入乳钵内磨成膏，用时将该膏放入普通膏药中贴在印堂穴和天突穴。

【资料来源】《常见病中草药外治法》。

方 7

【药物】巴豆、朱砂各 0.3 g。

【穴位】印堂穴。

【用法】分别研细，混合调匀，置于普通膏药上贴印堂，8 h 后去掉。

【资料来源】《俞穴敷药疗法》。

方 8

【药物】大蒜。

【穴位】阳溪穴、印堂穴、合谷穴、曲池穴、经渠穴、人迎穴。

【用法】捣烂，选贴于阳溪穴、印堂穴、合谷穴、曲池穴、经渠穴、人迎穴（以上各穴，只选 1 ~ 2 穴），并刺双少商穴出血。

【资料来源】《俞穴敷药疗法》。

☞ **注意事项**

1. 本病的传染源是病人和带菌者，主要通过呼吸道飞沫传染，亦可经玩具、衣服、用具等间接传播，及时隔离和积极治疗患者、集体儿童机构内的接触者留观 7 天并做咽拭子培养等，可避免疾病的蔓延。

2. 对易感者预防接种白喉类毒素是控制白喉的根本措施。

六、麻疹

麻疹是感受麻疹时邪（麻疹病毒）引起的一种急性出疹性传染病，其特征为发热恶寒，咳嗽咽痛，鼻塞流涕，泪水汪汪，畏光羞明，口腔两颊近臼齿处可见麻疹黏膜斑，周身皮肤按序布发麻粒样大小的红色斑丘疹，皮疹消退时皮肤有糠麸样脱屑和色素沉着斑等。我国南方地区称本病为痧、痧疹，北方地区称为疹子。本病传染性很强，在人口密集而未普种疫苗的地区易发生流行，约 2 ~ 3 年发生一次大流行。6 个月至 5 岁小儿为本病的高发人群。

☞ **临床表现**

典型麻疹可分以下 4 期。

1. 潜伏期：一般为 10 ~ 14 天，亦有短至 1 周左右。在潜伏期内可有轻度体温上升。

2. 前驱期：也称发疹前期，一般为 3 ~ 4 天。这一期的主要表现类似上呼吸道感染症状如发热、咳嗽、流涕、流泪、咽部充血、Koplik 斑（对着下臼齿的颊黏膜上，出现直径约 1.0 mm 灰白色小点，外有红色晕圈），偶见皮肤荨麻疹，部分病例可有一些非特异性症状，如全身不适、食欲减退、精神不振，幼儿常有呕吐、腹泻，软腭、硬腭弓出现红色细小内疹。

3. 出疹期：多在发热后 3 ~ 4 天出现皮疹。体温可突然升高至 40 ~ 40.5 ℃，皮肤水肿，面部浮肿变形。大部分皮疹压之褪色，但亦有出现淤点者。全身有淋巴结肿大和脾肿大，并持续几周，肠系膜淋巴结肿可引起腹痛、腹泻和呕吐。阑尾黏膜的麻疹病理改变可引起阑尾炎症状。疾病极期特别是高热时常有谵妄、激惹及嗜睡状态，多为一过性，热退后消失，与以后中枢神经系统合并症无关。

4. 恢复期：出疹 3 ~ 4 天后皮疹开始消退，消退顺序与出疹时相同；在无合并症发生的情况下，食欲、精神等其他症状也随之好转。疹退后，皮肤留有糠麸状脱屑及棕色色素沉着，7 ~ 10 天痊愈。

☞ **天灸疗法**

方 1

【药物】鲜芫荽 125 g，鲜葱 60 g，紫背浮萍 60 g。

【用法】水煎，乘热将毛巾浸湿，轻轻涂擦皮肤，每天 2 ~ 3 次。或用纱布将药包裹，于皮肤上旋转揉擦，以皮肤微红为度，并注意避受风寒。

【资料来源】《常见病中草药外治法》。

方 2

【药物】信石、雄黄各 15 g，冰片 3 g，斑蝥、白芷、红娘子、山桅子各 30 g，银朱 21 g，轻粉 9 g，巴豆仁（不去油）45 g。

【穴位】太阳（双）、印堂。

【用法】上药共研细末，以蜂蜜调成软膏。每次用黄豆大一粒，分别贴于两太阳穴和印堂穴。贴时先将胶布中间剪一小圆孔，贴在穴位上，然后将药膏放在圆孔中，再用胶布覆于上面。每次贴 4 ~ 6 h，揭下时涂龙胆紫以防感染。

【适应症】本方对麻疹肺炎并发昏迷、抽风有良好效果。

【资料来源】《常见病中草药外治法》。

方 3

【药物】大葱若干。

【穴位】神阙、五心（即手心劳宫穴，足底涌泉穴，肘窝尺泽穴，腘窝委中穴，前胸从天突擦至剑突，后背从大椎擦至腰部）。

【用法】捣烂药物，敷神阙、擦五心，每 2 h 擦 1 次。

【资料来源】《俞穴敷药疗法》。

☞ **注意事项**

1. 病人要卧床休息，房内保持适当的温度和湿度，有畏光症状时房内光线要柔和；给予容易消化的富有营养的食物，补充足量水分；保持皮肤、黏膜清洁。

2. 严密隔离，对接触者隔离检疫 3 周；流行期间托儿所、幼儿园等儿童机构应暂停接送和接收易感儿入所。

3. 病室注意通风换气，充分利用日光或紫外线照射。

4. 应用麻疹活疫苗是预防麻疹最有效的根本办法。

七、顿咳（百日咳）

顿咳是小儿时期时行疠气疫邪引起的肺系时行疾病。以阵发性痉挛性咳嗽，咳后有特殊的吸气性吼声，咯出痰涎而暂停为特征。患者以 5 岁以下小儿为多，年龄愈小则病情愈重。病程较长，可持续 2 ~ 3 个月或以上，无合并症者，一般预后良好。本病相当于西医学的百日咳。为小儿常见的急性呼吸道传染病，一年四季均可发生，以冬春季节多见。

本病初起类似感冒，先见喷嚏，间有微热，咳嗽日轻夜重，第 3 周咳嗽加剧，为痉咳期，故名“百日咳”。

☞ **临床表现**

阵发性痉挛性咳嗽，咳毕有回喉声，舌系带溃疡，兼有微热。咳嗽日渐加重，日轻夜重。在一阵痉咳后伴高声调的吼声，即“鸡鸣”尾声，甚则伴呕吐及面浮、目赤等症状。由于本病病程长，迁延难愈，病前 1 ~ 3 周内有百日咳接触史。

☞ **天灸疗法**

方 1

【药物】大蒜适量。

【穴位】涌泉穴。

【用法】剥去大蒜瓣的薄外衣，捣烂备用。先将患者双脚涂以猪油或凡士林，然后将大蒜泥均匀铺于薄布上，敷双足底涌泉穴部位，外面再加穿一双袜子。每晚临睡前敷上，翌晨即除去。

【资料来源】《常见病中草药外治法》。

方 2

【药物】吴茱萸 10 g，醋适量。

【穴位】涌泉（双侧）。

【用法】将吴茱萸研极细末，用好醋调如粥状，敷于双足涌泉穴（可摊至整个足心），外用纱布包好，48 h 后除掉。

【资料来源】《中医民间灸法绝技》。

方 3（止咳贴膏）

【药物】大戟、芫花、干姜、地肤子各 96 g，洋金花 192 g，甘遂、细辛、白芥子各 96 g，炼麻油 336 g，净松香 1 000 g。

【制法】大戟、芫花、干姜、地肤子、洋金花放入锅内，加水煎熬 3 次，混合过滤，浓缩成膏状，与甘遂、细辛、白芥子研成的细末搅匀晾干，干后再研成细末备用；将炼麻油、净松香混合，熬炼至滴水成珠，待药温降低时掺入以上药末，搅匀，摊成 1 000 张膏药，每张膏药面积约 4 cm × 4 cm。

【用法】将膏药加温，贴于第一、三、五胸椎棘旁两侧，每侧贴 3 张，4 天后揭去，间隔 3 ~ 5 天再贴 1 次，一般贴 1 ~ 3 次。

【资料来源】《中医外治求新》。

☞ **注意事项**

1. 患儿自发病起隔离 40 天。患儿应保证充足的睡眠，保持精神愉快。
2. 饮食宜清淡，富于营养，忌生冷煎炸食物。
3. 保证室内空气流通、阳光充足，避免接触异味、辛辣、烟尘等刺激物。
4. 小婴儿阵咳时要将其抱起，轻拍其背部，以防引起窒息。

八、病毒性肝炎

病毒性肝炎是由多种肝炎病毒引起的以肝脏炎症和坏死病变为主的一组常见传染病。临床以乏力、食欲减退、肝区疼痛、肝肿大、肝功能异常为主要表现，部分病例出现黄疸和发热，常见无症状感染。主要通过粪—口、血液或体液传播。按病原分类，病毒性肝炎分为甲、乙、丙、丁、戊、庚型 6 种。其中甲型和戊型主要表现为急性肝炎；乙、丙、丁型主要表现为慢性肝炎，并可发展为肝硬化和肝细胞癌。

☞ **天灸疗法**

方 1（复方蒜泥敷贴）

【药物】紫皮大蒜 2 ~ 3 瓣，甜瓜蒂、青黛、冰片、茵陈各 20 g。

【用法】大蒜捣泥状，纳余药末调糊，置塑料或玻璃器皿内，倒扣于三角肌上缘，用纱布固定。待局部发疱后（24 h 内）取下复方蒜泥，用消毒针具刺破水疱，排出疱内液体，继用龙胆紫药水涂擦局部，消毒纱布覆盖，3 ~ 5 日结痂。20 日贴敷 1 次，2 ~ 3 次为 1 个疗程。适用于病毒性肝炎。

【资料来源】《外敷中药治百病》。

方 2

【药物】鲜百步草根 50 g，糯米饭一团，白酒适量。

【穴位】神阙。

【用法】先取鲜百步根洗净，捣烂成泥状，填满脐窝，再用糯米饭与白酒调和成稠糊状敷盖其上，最后用纱布包扎固定，每日换 1 次。适用于病毒性肝炎。

【资料来源】《外敷中药治百病》。

方 3

【药物】鲜毛茛根 30 g，食盐 3 g。

【用法】将上药捣烂如泥，贴敷于大陵穴或关元穴，6 ~ 8 h 后将药除去，每周 1 次，每次 1 穴，3 次为 1 个疗程。治疗急性肝炎。

【资料来源】《中西医结合肝胆病学》。

方 4

【药物】姜黄 250 g，蒲黄 250 g，红花 250 g，滑石 125 g，山栀子 420 g，猪肝 500 g（焙干）。

【用法】上药共研为粉，用 15% ~ 20% 酒精调成糊状，敷于肝区约 2 ~ 3 个硬币厚，再用温灸器在药上熨半小时，每日熨 1 次。上药可敷 2 天，20 次为 1 个疗程，依病情休息 10 天后可再进行第二疗程。以上疗法对慢性肝炎、肝硬化亦有效。本病可配合西药综合治疗。

【资料来源】《常见病中草药外治法》。

☞ **注意事项**

1. 注意饮食卫生，食物尤其是海鲜类食品要煮熟、煮透。

2. 舒畅情志，清淡饮食。

3. 密切关注病情变化。

九、尖锐湿疣

尖锐湿疣，是由人乳头瘤病毒所致的皮肤黏膜良性赘生物，目前主要通过性接触传染，少数通过间接接触传染，是我国目前常见的性传播疾病之一，占性传播疾病的第三位，与生殖器癌的发生密切相关。

☞ **临床表现**

1. 潜伏期：约为 1 ~ 8 个月，平均 3 个月。

2. 好发部位：外生殖器及肛门附近的皮肤黏膜浸润区，男性多见于龟头、冠状沟、包皮系带、尿道口及阴茎部，同性恋者好发于肛门及直肠；女性多见于大小阴唇、阴道口、阴道、尿道、宫颈、会阴、阴阜、腹股沟等。生殖器以外的部位，偶尔见于腋窝、脐窝、乳房等处，口淫者可发生于口腔。包皮过长或白带过多的人易受感染或复发。

3. 形态：初起为小而柔软、淡红色、顶端稍尖的赘生物，逐渐增大增多，互相融合形成各种不同的形态，表面凹凸不平，湿润、柔软，呈乳头状、菜花状及鸡冠状，根部多伴有蒂，易发生糜烂、渗液，其间有脓性分泌物淤积，有恶臭。疣体表面呈白色暗灰色或红色，易出血。位于干燥部位的尖锐湿疣较小，呈扁平疣状。宫颈的尖锐湿疣损害一般较小，境界清楚，表面光滑或呈颗粒状、沟回状而无典型的乳头状形态。少数尖锐湿疣因过度增生成为巨型尖锐湿疣。癌样尖锐湿疣与 HPV -6 型病毒有关。此外还有微小无蒂疣、微小的乳头状隆起和外观正常的环状皮肤损害三种亚临床感染。

4. 症状：大多数尖锐湿疣患者无任何自觉症状，仅少部分有瘙痒、灼痛、白带增多。

☞ **天灸疗法**

【**药物**】斑蝥素乳膏（商品名：尤斯洛），是中药斑蝥的提取物。

【**穴位**】疣体。

【**用法**】将乳膏在疣体表面均匀涂抹一薄层，范围超过病变边缘 3 mm，每日 1 次，连用 10 天为 1 个疗程。

【**资料来源**】《湖南中医药导报》2003 年 12 月第 9 卷第 12 期。

☞ **注意事项**

应在医生指导下用药，必要时去正规医院治疗。

十、肺痨（肺结核）

中医指以咳嗽、咯血、潮热、盗汗、身体消瘦为主要特征的传染性、慢性、消耗性疾患。又称痨瘵、尸注、鬼注。相当于西医的肺结核。多因体质虚弱，气血不足，痨虫传染所致。初起病变主要在肺，久之则累及脾肾，甚则传遍五脏。肺痨病因分内外两方面。内因是素体虚弱，或酒色劳倦，起居不慎，耗伤气血津液，导致气血虚弱，阴精耗损。外因是感受病者之气，痨虫乘虚而入，发为肺痨。

☞ **天灸疗法**

方 1（白芥子糊天灸法）

【药物】白芥子 3 ~ 5 g，陈米醋适量。

【穴位】结核穴、肺俞、风门、心俞、肾俞。

【用法】将白芥子研成细末，加米醋调成糊状，适量贴敷上述 3 个穴位，余穴轮流贴敷。贴药 3 h 后局部皮肤烧灼、发红，揭去药物，若局部出现水疱，按常规处理。一般 4 ~ 5 天贴药 1 次，3 个月为 1 个疗程。

【主治】肺结核。

【资料来源】《中医天灸疗法》。

方 2（斑蝥丸天灸法）

【药物】斑蝥（去头、足、翅）2 ~ 3 枚，麝香少许，烧酒适量。

【穴位】结核穴、肺俞、膏肓俞、足三里。

【用法】斑蝥阴干研末，以酒调和制成黄豆大药丸 3 个，临用时加少许麝香于药丸上，贴敷于上述穴位，每次贴 3 穴，贴药后用胶布固定，经 1 ~ 2 h 后，局部灼辣、麻痛即除去。若局部出现水疱，按常规处理。5 天贴药 1 次，余穴轮流使用，3 个月为 1 个疗程。

【资料来源】《中医天灸疗法》。

方 3（抗痨膏天灸法）

【药物】大蒜（红皮或独头的蒜）45 g，雄黄、硫黄、辰砂各 3 g，麝香 1 g，夏天加冰片 3 g。

【穴位】结核穴、肺俞。

【用法】将大蒜捣烂如泥，余药研末与大蒜共调，做成乒乓球大小的药球 1 个，余药膏分成 3 块如杏子大。治疗时用药球揉搓，从长强穴开始循脊柱向上揉搓至肺俞穴为止，反复揉搓 20 min。腰至肺俞之间，揉搓时间 12 ~ 15 min，用力要稍大些。然后，将余下的 3 块如杏子大的药膏，敷贴两侧肺俞穴、结核穴，用绷带包扎，药干后除去，每月 1 次，连续 3 次为 1 个疗程。

【资料来源】《中医天灸疗法》。

方 4

【药物】五灵脂 15 g，白芥子 15 g，白鸽粪 15 g，大蒜 15 g，麝香 0.3 g。

【穴位】肺俞、膏肓俞、百劳。

【用法】上药研细末，加大蒜捣碎成泥，再把米醋融之麝香兑入调匀，贴敷穴位，用橡皮膏固定，每周 1 次，每次 1～2 h。

【资料来源】《民间敷灸疗法》。

方 5

【药物】五灵脂 2 两，白芥子 2 两，生甘草 1 钱。

【穴位】背部沿脊柱穴位（大椎至腰俞）。

【用法】上药研细末，临用前用醋调，贴敷脊背部俞穴。每次贴敷之后，饮鸡汁一碗（取童子鸡 1 只，内脏取去，加百部 5 钱于鸡腹内，用水煮熟，饮取鸡汁）。

【资料来源】《民间敷灸疗法》。

方 6

【药物】大蒜 400～500 g。

【用法】将大蒜除去蒜皮，捣成蒜泥，病人仰卧，胸腹部用枕头垫高，自大椎至腰俞，铺蒜泥，约 2 分厚，2 寸宽，周围用棉皮纸封固，然后大椎至腰俞每一凹陷处，上置黄豆大的艾柱灸之，两端同时着火，连续不断，直到病人自觉口鼻中有酸味时停止。

【资料来源】《民间敷灸疗法》。

方 7（蒜泥敷灸）

【药物】独头蒜 1 头，或加硫磺末 6 g、肉桂末 3 g、冰片 3 g。

【穴位】涌泉。

【用法】将大蒜去皮洗净，捣烂成泥膏状，或加入上药末调匀。敷灸时每次用蒜 10 g，分别贴于涌泉穴，用胶布固定（为防止局部起疱，可先在穴位处涂擦植物油少许），每次敷灸 3～5 h，每天敷灸 1 次，连续灸治 3 天。此法对本病咯血效果较佳。

【资料来源】《中医民间灸法绝技》。

☞ **注意事项**

保持乐观情绪。做到生活有常，饮食有节，富营养，忌辛辣，慎起居，避风寒，戒烟酒，远房事，劳逸适度。要注意锻炼身体，增强身体抗病力，如练习太极拳、气功等。

第二章 内科病症

一、感冒

感冒，俗称“伤风”，是感受风邪或时行病毒，引起鼻塞、流涕喷嚏、头痛、恶寒、发热、全身不适等主要临床表现的病症。本病四时皆可发生，以冬春季节为多。根据症状表现，本病可分为普通感冒和时行感冒。由于感受的病邪不同，本病可表现为风寒、风热、暑湿等证候。

本病相当于西医的急性上呼吸道感染、流行性感冒。

☞ **临床表现**

1. 普通感冒：鼻塞、流涕、喷嚏、头痛、恶寒、发热、全身不适。特点为症状较轻。

2. 时行感冒：先表现为高热、全身酸痛，待热退后，鼻塞、流涕、喷嚏等症状始为明显。特点为起病急、全身症状较重。

☞ **天灸疗法**

方 1（磁性中药贴）

【药物】白芥子、细辛、吴茱萸。

【穴位】涌泉。

【用法】将白芥子、细辛、吴茱萸各等份研细，调制成膏，做成贴片，中心放置磁场 600 Gs 的磁片，外敷单侧涌泉穴，隔日 1 次，两侧交替，总疗程为 12 周。

【资料来源】《实用中医天灸疗法》。

方 2（冰片细辛方）

【药物】冰片 1 g，细辛 1 g，延胡索 200 g，大戟 20 g，白芥子 150 g。

【穴位】肺俞、定喘、膏肓。

【用法】上述药物共研细末，用姜汁调成糊状，均匀地涂在纱布上，用贴膏固定在穴位上，2 ~ 4 h 取下。每年夏天从入伏开始，每伏贴 1 次，连贴 3 次为 1 个疗程。冬季从数九开始贴，每 9 天贴 1 次，连贴 3 次为 1 个疗程。治疗 2 个疗程统计疗效，病情重者可贴 3 个疗程。

【资料来源】《实用中医天灸疗法》。

方 3（椒香祛风膏）

【药物】胡椒 15 g，丁香 9 g，葱白适量。

【穴位】大椎、劳宫（双）。

【用法】前 2 味药研末，入葱白混合捣烂如膏状，取适量敷于大椎穴上，胶布固定。另取药膏适量涂于双侧劳宫穴上，合掌放于两大腿之内侧，夹定，屈膝侧卧，盖被取汗。早晚各 1 次，每次 45 ~ 60 min，连用 2 ~ 3 日，或病愈为止。主治风寒型。

【资料来源】《实用中医天灸疗法》。

方 4（泽兰泥膏）

【药物】水泽兰叶 15 g，黄皮果树叶 15 g，鱼腥草 15 g，生姜 10 g，大蒜 1 g，葱白 10 g。

【穴位】太阳、大椎、涌泉。

【用法】上药鲜用，共捣烂成泥状，分别贴于太阳、大椎、涌泉穴，盖以纱布，胶布固定，每次 4 ~ 6 h，每日换药 1 次，1 ~ 3 日为 1 个疗程。用于预防和治疗流行性感冒。

【资料来源】《实用中医天灸疗法》。

方 5

【药物】白芥子 30 g，元胡 30 g，细辛 15 g，甘遂 15 g，麝香 1.5 g（或用冰片 2 g）等。

【穴位】肺俞、百劳、膏肓等穴。

【用法】以上诸药共研细末备用（麝香或冰片单放），气虚者加人参 10 g、黄芪 30 g；阳虚者加附子 10 g、桂枝 10 g。治疗时取药面适量，用生姜汁调成糊状，于夏三伏中分别涂于肺俞、百劳、膏肓等穴，涂后患者可感到局部麻木痛疼，切勿拭去，待 3 h 后方可去之。每 10 天治疗 1 次，共治疗 3 次。敷涂时配合针刺足三里，灸气海、关元、肾俞等穴；阳虚者隔附子肉桂饼灸。

【资料来源】单方验方。

方 6

【药物】白芥子 30 g。

【穴位】涌泉。

【用法】研细末，用鸡蛋清调拌后外敷贴足心。

【资料来源】《中国民间敷药疗法》。

方 7（感冒糊天灸法）

【药物】白芥子 90 g，薄荷 30 g，鸡蛋 2 个。

【穴位】大椎、神阙、涌泉。

【用法】将前 2 位药研成细末，用鸡蛋清调成糊状，摊于 3 块小胶布中央，分别贴敷在大椎、神阙、涌泉穴上。等 24 h 后局部灼热、麻、痛，随之发红，起小水疱时去掉药物。

【适应症】风寒感冒。

【附注】若局部起水疱，可按常规处理。

【资料来源】《中医天灸疗法》。

方 8（感冒膏天灸法）

【药物】大蒜、生姜、薄荷各等份，细辛少许。

【穴位】大椎、太阳、劳宫。

【用法】诸药共捣融如厚膏状，取药膏如蚕豆大，贴敷于大椎、太阳穴，以纱布覆盖，胶布固定；两手劳宫穴贴药后合掌顿坐或夹于两腿之间，约 30 min，局部有灼烧、发赤，随之微汗出，可除去。

【适应症】风寒感冒。

【附注】贴药后嘱患者啜热粥 1 碗，以助发汗，奏效更捷；局部皮肤起水疱，可按常规处理。

【资料来源】《中医天灸疗法》。

方 9（感冒饼天灸法）

【药物】大蒜、葱白各 15 g，淡豆豉 15 g，连翘 7.5 g，薄荷 5 g。

【穴位】大椎、风池、神阙。

【用法】先将后 3 味药混合研成细末，过筛后与大蒜、葱白共捣融如厚膏状，软坚适度，捏成圆形药饼，直径约 2 cm 大，将药饼贴于取穴上，胶布固定。等局部皮肤灼热、麻痛、发红时揭去。隔日换药贴 1 次，3 次为 1 个疗程。

【适应症】风热感冒。

【附注】贴药后嘱患者啜热粥 1 碗，以助发汗；局部皮肤起水疱可按常规处理。

【资料来源】《中医天灸疗法》。

方 10（流感膏天灸法）

【药物】水泽兰叶、黄果皮树叶、鱼腥草各 15 g，生姜、大蒜、葱白各 10 g。

【穴位】太阳（双）、大椎、涌泉（双）。

【用法】上药均鲜用，共捣烂如泥膏状，分别贴太阳、大椎、涌泉穴，盖以纱布，用胶布固定。贴药后局部灼辣、发红，随之出汗。皮肤起水疱，可按常规处理。

【适应症】流行性感冒。

【附注】贴药后嘱患者喝姜糖水 1 小碗，以助药发汗，取效更捷。

【资料来源】《中医天灸疗法》。

方 11

【药物】白芥子 10 g。

【用法】研为细末，用鸡蛋清调成膏贴双足涌泉穴，局部有烧灼刺痛时去掉。每日敷药 2 ~ 3 次。

【资料来源】《俞穴敷药疗法》。

方 12

【药物】白芥子 10 g。

【用法】上药研为细末，用鸡蛋清调膏。将药膏贴涌泉穴，局部有烧灼刺痛时去掉，每日 2 ~ 3 次。

【资料来源】《实用中医外敷验方精选》。

☞ **注意事项**

感冒的预防措施很重要，采用预防措施后感冒的发病率可降低。葱、姜、大蒜、食醋等食品有良好的预防作用。

二、咳嗽

咳嗽是因邪客肺系，肺失宣肃导致的以咳嗽、咯痰为主要症状的病症。本病有外感、内伤之分。

西医的呼吸道感染、急慢性支气管炎等，凡以咳嗽为主要临床表现者，均可参照本节治疗。

☞ **临床表现**

咳嗽、咯痰是本病的主要临床表现。

☞ **天灸疗法**

方 1

【药物】甘遂 10 g，白芥子 20 g，炮附子 20 g，细辛 10 g。

【穴位】大椎、定喘、大杼、风门、肺俞、膏肓、脾俞、肾俞、膻中、关元、气海、足三里、丰隆、尺泽。

【用法】先用红外线照射背部 15 min 左右，以患者感到背部温热舒适为度。再将以上药物均磨细封存，使用时用鲜生姜汁调匀至膏状。将 5 g 左右的药膏制成 2 分硬币状圆形药饼，置于橡皮膏中央的薄布上，贴于大椎、定喘、大杼、风门、肺俞、膏肓、膻中等穴位处，一般每次取 8 ~ 10 处敷药，贴敷时间以 6 ~ 8 h 为宜，个别皮肤敏感患者有贴敷处痒甚或灼痛，可提前去除药物。入伏第一天贴敷，每伏 1 次，连续治疗 3 年。以上治疗每年从夏至开始，秋分结束，每周 1 次，三伏天治疗后，改为10日1次，每年至少治疗3次，1年为1个疗程，3年后统计疗效。

【资料来源】《河南中医》2008年2月第28卷第2期。

方2

【药物】白芥子10 g，细辛21 g，甘遂12 g，元胡12 g，麝香、姜汁、艾条。

【穴位】百劳、肺俞、膏肓。

【用法】将白芥子10 g、细辛21 g、甘遂12 g、元胡12 g，研细末分3份，每伏用1份。辅助药品：艾条每次2～3条，麝香每次0.2 g，姜汁若干待用。每伏的第一天，患者取坐位，取上述药品1份，用姜汁调和制成6个药饼，将麝香0.2 g分为6份，放于以上穴位处，将药饼贴上，用艾卷灸治，艾灸时艾卷距药饼的距离以患者能忍受为度，时间以背部红润为度。每年进行以上治疗3次（初、中、末伏的第一天）的同时，每次季节交替时，根据患者寒、热、虚实运用苓桂术甘汤、三子养亲汤加五味子、白果汤等方进行调理，春夏秋冬交替时分别注射丙种球蛋白300 mg，1年为1个治疗周期。

【资料来源】《中国民族民间医药》。

方3（咳喘散）

【药物】白芥子、甘遂、细辛、延胡索、洋金花、姜、异丙嗪、樟脑。

【穴位】肺俞（双）、心俞（双）、膈俞（双）。

【用法】先分别提取白芥子、甘遂、细辛、延胡索、洋金花、干姜药，将提取物与异丙嗪、樟脑混合均匀，最后加基质，制成4 cm×6 cm橡皮膏备用，选用肺俞（双）、心俞（双）、膈俞（双），在贴治处先拔罐5 min（不可拔破皮肤或起疱），起罐后再贴膏药。每年夏季三伏天使用，即初伏、二伏、三伏各1次，一般贴4～5 h后取去，连续贴治3年。

【资料来源】《实用中医天灸疗法》。

方4（咳喘停）

【药物】白芥子、甘遂、细辛、薤白、款冬花、麻黄。

【穴位】天突、膻中、大椎、肺俞（双）、定喘（双）、膏肓（双）。

【用法】将白芥子、甘遂、细辛、薤白、款冬花、麻黄等中药配制成药粉，用时以姜汁适量兑入药粉调成膏状即可。每年夏季初伏、中伏、末伏的第一天，给予咳喘停穴位贴敷，每一穴位上施以咳喘停膏适量（约合生药1.5 g），外以麝香壮骨膏固定，4～6 h后除掉。每年3次，连续3年。

【资料来源】《实用中医天灸疗法》。

方5（白芥子方）

【药物】生熟白芥子、细辛、甘遂、洋金花、百部、安息香等。

【穴位】肺俞（双）、脾俞（双）、膈俞（双）。

【用法】上药共研细末，用生姜汁调成糊状备用。每年夏季分别在头、中、末伏的第一天治疗，选肺俞（双）、脾俞（双）、膈俞（双），常规消毒，先针刺，得气后即起针，然后在穴位上贴敷药物，2 ~ 4 h 或发疱后取下药物，清水冲洗。每年为 1 个疗程。

【资料来源】《实用中医天灸疗法》。

方 6（华盖膏）

【药物】安息香、洋金花、甘遂、红花、白芥子等。

【穴位】肺俞、心俞、定喘、脾俞、肾俞、膏肓均取双侧，每次选 3 组穴位。

【用法】上药共研细末，制成散剂，装入瓶中备用，在夏季伏天使用，临用时取出药末少许，加鲜姜汁拌匀搓成圆柱状，切成小圆饼，用量每次每穴 0.5 g。在选好的穴位上用 1 寸 30 号毫针针刺，用补法，针刺 0.5 寸，不留针，针毕，将药饼分置于穴位上，用创可贴固定，一般 4 ~ 6 h。如贴后有烧灼感或疼痛，可提前取下，如贴后感觉甚微，可多贴几小时。每隔 10 日贴 1 次，即初伏、中伏、末伏三伏各贴 1 次，共贴 3 次，一般连贴 3 年，无论发作期或缓解期病人均可应用。

【资料来源】《实用中医天灸疗法》。

方 7（白芥子前胡方）

【药物】白芥子、前胡、川芎、矮地茶（5：1：1：1 的比例）。

【穴位】肺俞、脾俞、肾俞、膏肓。

【用法】白芥子、前胡、川芎、矮地茶以 5：1：1：1 的比例配制，将药物粉碎后用生姜汁调成糊状备用。用 75% 的酒精进行穴位消毒后，将中药糊做成 1 cm × 1 cm 大小的药饼，贴敷在上述穴位上，再用胶布固定。24 h 后取下，在贴药的局部可出现不同程度的红肿、发疱现象，病人应预防感染，出现破溃者可在局部涂以龙胆紫。每 10 天贴 1 次，连续治疗 3 次。

【资料来源】《实用中医天灸疗法》。

方 8（冬病夏治药粉）

【药物】白芥子、延胡索、甘遂、细辛、麝香。

【穴位】双侧肺俞、心俞、膈俞。

【用法】上药共研细末，用姜汁调成糊状，做成直径为 2 cm、厚为 1 cm 大小的药饼，然后用 7 cm × 7 cm 胶布固定在背部穴位上，每次贴药时间为 4 ~ 6 h，使局部皮肤微微发红甚则发疱。贴药期间，如感觉皮肤痒或较疼痛，应提前取下；如背部水疱较大，应用消毒针刺穿水疱，并排干，局部搽龙胆紫即可。治疗期间忌食冷冻及腥物。每年夏天三伏的第一天开始，初伏、中伏、末伏三伏各贴 1 次，3 年为 1 个疗程。

【资料来源】《实用中医天灸疗法》。

方 9（咳喘膏）

【药物】白芥子、延胡索各 10 g，细辛、罂粟壳、皂荚各 8 g，半夏、地龙、丁香、沉香、肉桂各 5 g，黄芪 20 g。

【穴位】定喘（双）、肺俞（双）、膏肓（双）、膻中。

【用法】上药共研细末，用生姜汁、凡士林调成膏状备用，将药膏制成直径约 1 cm 大小的药饼，置于穴位上，用 3 cm × 3 cm 的塑料纸覆盖，外用胶布固定，6 ~ 12 h 取下。初伏、中伏、末伏三伏各贴 1 次，每次间隔 10 天，3 次为 1 个疗程。

【资料来源】《实用中医天灸疗法》。

方 10（二陈平喘膏）

【药物】麻黄、细辛、陈皮、半夏、杏仁、五味子、白芥子、地龙、甘草、干姜等。

【穴位】天突、膻中、大椎、灵台及双侧定喘、肺俞、膈俞。

【用法】上药炮制煎为浸膏，制成膏药，每贴 0.5 g。成人每次 10 贴，分别贴于天突、膻中、大椎、灵台及双侧定喘、肺俞、膈俞穴，儿童酌减。4 ~ 6 天更换 1 次，4 ~ 5 次为 1 个疗程。

【资料来源】《实用中医天灸疗法》。

方 11（慢支贴敷方）

【药物】白芥子 2 g，延胡索 2 g，生甘遂 1 g，生川乌 1 g，牙皂 1 g，桂枝 1 g，公丁香 0.2 g。

【穴位】肺俞、风门、膏肓（双侧）。

【用法】以上中药研成粉末后，用生姜汁加麻油或菜油调成药饼，在药饼中间加丁香粉 0.2 g，隔 10 天外敷 1 次，每次 2 ~ 4 h，局部有烧灼感或蚁走感时去掉，连敷 3 次为 1 个疗程。

【资料来源】《实用中医天灸疗法》。

方 12（斑蝥白芥子方）

【药物】斑蝥与白芥子 1∶1，50% 二甲基亚砜。

【穴位】天突、肺俞（双）、丰隆（双）、大椎、定喘（双）、膻中、身柱、肾俞（双）、足三里（双）。

【用法】上药调成软膏，用时取麦粒大一团，置于 2 cm × 2 cm 大小的胶布中心，固定于有关穴位上。

【资料来源】《实用中医天灸疗法》。

方 13

【药物】玄胡、干姜、丁香各 10 g，生甘遂、细辛各 15 g，白芥子 30 g。

【穴位】肺俞、大椎、风门、天突、膻中等穴。

【用法】将上述药物共研细末，装瓶备用。患者取坐位，暴露所选穴位，局部常规消毒后，取药粉 2 g，用鲜姜汁调和，做成直径约为 1.5 cm、厚约 0.5 cm 的圆饼贴于上述穴位上，用 4 cm × 4 cm 大小胶布固定，于 4 ~ 6 h 后取下即可。

【反应及处理】严密观察用药反应。①天灸后多数患者局部有发红、发热、发痒感，或伴少量小水疱，此属天灸的正常反应，一般不需处理。②如果出现较大水疱，可先用消毒毫针将疱壁刺一针孔，放出疱液，再涂龙胆紫药水。要注意保持局部清洁，避免摩擦，防止感染。③天灸治疗后皮肤可暂有色素沉着，但会消退，且不会留有疤痕，不必顾忌。④治疗期间忌烟、酒、海鲜及生冷辛辣之品等。

【资料来源】《陕西中医》2007 年第 28 卷第 4 期。

方 14

【药物】贝母 50 g，青黛 15 g，大栝楼 1 枚，蜂蜜适量。

【穴位】肺俞、大杼、后溪。

【用法】先将贝母、青黛混合碾为细末，再将大栝楼捣融。放蜂蜜入锅内加热，炼去浮沫，入以上 3 味药，调和如膏。治疗时取药膏分别摊贴在肺俞、大杼、后溪穴位，盖以纱布，胶布固定，1 日 1 换，或 2 日 1 换。

【资料来源】《外敷中药治百病》。

方 15

【药物】白芥子。

【穴位】膻中、大椎、肺俞、涌泉。

【用法】白芥子单味炒黄、炒香，研极细末，过筛，备用。将药末用温水或姜汁调成糊膏，敷于膻中、大椎、肺俞、涌泉等穴之上，盖以箔纸，以纱布、胶布固定。局部有烧灼样痛感时去掉。水疱不要弄破。每日 1 次，7 日为 1 个疗程。

【资料来源】《外敷中药治百病》。

方 16

【药物】白芥子 150 g、甘遂 50 g、细辛 35 g、黄丹 400 g、植物油 500 g（以上熬膏），白芥子 350 g、甘遂 75 g、冰片 75 g（以上研末）。

【穴位】肺俞。

【用法】将药末置双侧肺俞穴上，如蚕豆大（约 0.5 g），再将膏药烘干融后覆盖其上，稍加按压，胶布贴牢。3 日换药 1 次，9 日内换药 3 次，为 1 个疗程。

【资料来源】《外敷中药治百病》。

方 17

【药物】延胡索、北细辛、白芥子各 30 g，甘遂末、丁桂散各 1 ~ 1.5 g，米醋、面粉适量。

【穴位】百劳、肺俞、膏肓等。

【用法】将元胡、细辛、白芥子、甘遂共研末，加姜汁、米醋、面粉制成药饼 6 个，每个直径约 2 ~ 2.5 cm，饼中心用笔杆按 0.8 cm 大小的孔穴，在孔中放 1 ~ 1.5 g 丁桂散（丁香、肉桂等分）以备用。将饼用米醋浸泡过的纱布包裹，置于患者百劳、肺俞、膏肓 3 对穴位上，并加置大小相等的电极板固定（正极放于上述 3 对穴位上，负极置于华盖至膻中穴位处），通直流脉冲电流，强度为 2 ~ 5 mA，或以患者背部觉针跳感为度。每次 20 min，每周 4 次，4 次为 1 个疗程。每个伏天做 1 个疗程。

【资料来源】《外敷中药治百病》。

方 18

【药物】蓖麻子 6 g，闹羊花 6 g，白芥子 3 g，细辛 3 g，甘遂 6 g，明矾 0.6 g，冰片 0.3 g。

【穴位】肺俞、天突。

【用法】上药共研细末，外敷贴肺俞、天突穴。

【资料来源】《中国民间敷药疗法》。

方 19

【药物】白芥子 12 g，延胡 12 g，桂枝 6 g。

【用法】上药研末后外敷贴背心、胸心、足心。

【资料来源】《中国民间敷药疗法》。

方 20

【药物】白芥子 20 g，白芷 12 g，轻粉 0.3 g。

【用法】上药共研细末，调蜜外敷贴背心、膏肓、胸心、中府等穴。

【资料来源】《中国民间敷药疗法》。

方 21（热咳膏天灸法）

【适应症】热咳。

【药物】大蒜 30 g，栀子、桃仁各 12 g，杏仁、胡椒、二丑各 7 粒，鸡苦胆 4 个。

【穴位】肺俞（双）、涌泉（双）。

【用法】上药除鸡苦胆外，其余药物共捣如泥，加鸡苦胆汁调成膏状。分别敷于双侧肺俞、双足涌泉穴，外加纱布覆盖，用胶布固定。局部有烧灼、刺痛感时，应及时去掉药物，以免引赤、发疱过度。隔 3 天 1 次，7 次为 1 个疗程。

【附注】局部皮肤起水疱者，可按常规处理。

【资料来源】《中医天灸疗法》。

方 22（咳喘膏天灸法）

【药物】白芥子、甘遂、延胡索、细辛、沉香、干姜、洋金花各 10 g，非那根 25 mg，樟脑适量。

【穴位】第一组：肺俞、心俞、膈俞。

第二组：大椎、膏肓、灵台、命门、膻中。

【用法】上药共研成细末，装瓶密封备用。使用时取药末用生姜汁调制成“咳喘膏”，贴药膏前先在穴位上拔火罐，然后去药膏敷贴穴位，贴药后用胶布固定。以上两组穴位交替使用。贴后 24 h 局部皮肤烧灼、辣痛、发赤时即去掉药膏，以免起大水疱。每 5 天贴 1 次，3 次为 1 个疗程。

【适应症】虚寒咳嗽，久咳气喘，咳白色稀痰，气息短促，寒则咳甚，舌质淡苔润，脉沉细。

【附注】贴药期间忌食生冷、刺激性食物，不洗冷水澡。局部水疱过大者，按常规处理。

【资料来源】《中医天灸疗法》。

方 23（鱼楼贝膏天灸法）

【药物】鲜鱼腥草 30 g，栝楼（大者）1 枚，贝母 50 g，青黛 15 g，蜂蜜 120 g。

【穴位】肺俞、大杼、后溪。

【用法】先将青黛、贝母研成细末，再把鲜鱼腥草、栝楼（连籽）捣烂（若鱼腥草、栝楼用干品，亦应碾成末）。将蜂蜜入锅内加热，撇去浮沫，加入其余四味药，调成膏，分别摊贴以上取穴。盖以纱布，胶布固定，2 日换药 1 次。

【适应症】久咳，热咳，干咳，虚劳咳嗽。

【附注】贴药后局部皮肤灼辣、发赤，一般发疱不大。局部保持清洁卫生，以防止感染。

【资料来源】《中医天灸疗法》。

方 24（咳喘膏）

【药物】生白芥子、炒白芥子各 250 g，细辛、洋金花、生麻黄、肉桂各 100 g，延胡索 500 g，甘遂、樟脑粉各 60 g。

【用法】共研细末，以生姜汁搅成糊状，搓成莲子大小，置于烘热膏药中备用。主穴大椎、肺俞、天突、胞中、足三里，配穴肾俞、脾俞。每年夏季初伏、中伏、末伏各贴 1 次，连续敷贴 3 年为 1 个疗程。

【资料来源】《中医外治法效方 300 首》。

方 25（加味小青龙）

【药物】麻黄、白芍、半夏、桔梗、杏仁、百部各 10g，桂枝、炙甘草各 6 g，干姜、细辛、五味子各 3 g。

【用法】以上诸药共为细末，装瓶备用，用时取药粉适量，用米酒调成糊状，敷于脐部，外以长、宽各 6 cm 的胶布固定，每日换药 1 次。主治顽固性咳嗽。

【资料来源】《中医外治法效方 300 首》。

方 26（平喘宁嗽散）

【药物】细辛 15 g，麻黄 12 g，紫苏子 15 g，白芥子 15 g，黑白丑 12 g，葶苈子 10 g，半夏 15 g，元胡 9 g。

【穴位】涌泉（双）。

【用法】将上药共研粗末，装瓶密封备用。治疗时取上药适量，姜酊（如无姜酊，可用鲜生姜捣泥代替）调和，以药物成团不散为度，睡前贴敷于双侧涌泉穴，外用纱布或胶布固定，4 ~ 6 h 去除，每日 1 次，7 日为 1 个疗程。发作期可治疗 2 ~ 3 个疗程，每疗程间隔 3 ~ 5 天，次年秋冬之交再贴敷 1 ~ 2 个疗程，以预防复发。用于急慢性支气管炎。

【资料来源】《河南中医》1996 年 16 卷第 3 期。

方 27（止咳散）

【药物】桃仁、杏仁、栀子、白胡椒各 7 枚，糯米 15 粒。

【用法】分别捣碎、混匀，包好待用。治疗时先将双脚浸入热水中浸泡数分钟，擦干、轻揉后将碾碎的药粉放在包药纸上，敷于涌泉穴，用胶布固定。一般晚上贴敷，次日早上拿掉（时间不得少于 12 h），每日 1 次。用于咳嗽。

【资料来源】《安徽中医学院学报》1995 年 14 期第 3 卷。

☞ **注意事项**

1. 本病与气候、饮食、情志有关，故宜注意保暖，忌食辛辣厚味，保持情志舒畅。

2. 戒烟对本病的恢复有重要意义。

三、哮喘

哮喘是由多种细胞特别是肥大细胞、嗜酸性粒细胞和 T 淋巴细胞参与的慢性气道炎症。在易感者中此种炎症可引起反复发作的喘息、气促、胸闷和咳嗽等症状，多在夜间或凌晨发生。此类症状常伴有广泛而多变的呼气流速受限，但可部分地自然缓解或经治疗缓解；此种症状还伴有气道对多种刺激因子反应性增高。

☞ **临床表现**

发作性伴有哮鸣音的呼气性呼吸困难。严重者可被迫采取坐位或呈端坐呼吸，干咳或咯大量白色泡沫痰，甚至出现紫绀等。

☞ **天灸疗法**

方 1（止喘效灵膏）

【药物】1 号方：麻黄 10 g，细辛 10 g，荆芥 10 g，杏仁 10 g，五味子 10 g，延胡索 10 g，甘遂 10 g，白芥子 30 g。

2 号方：鱼腥草 10 g，地龙 10 g，冰片 10 g，葶苈子 10 g，黄芩 10 g，斑蝥 30 g，淫羊藿 10 g，补骨脂 10 g，法半夏 10 g，白芥子 30 g。

【穴位】发作期选肺俞、风门、定喘，缓解期选肺俞、膏肓俞、肾俞。

【用法】肺寒、肺热分别予以1号方、2号方，以上各药分别研末，临用前以老姜汁和蜂蜜混为糊状，切成等大的小方块，用四方形胶布固定在所需穴位。发作期选肺俞、风门、定喘；缓解期选肺俞、膏肓、肾俞。贴药时间：每周1次，每次4～8 h，4周为1个疗程。

【资料来源】《实用中医天灸疗法》。

方2（哮喘饼天灸法）

【药物】白芥子、延胡索各30 g，甘遂、细辛各15 g，麝香1.5 g，生姜汁适量。

【穴位】肺俞、百劳、膏肓。

【用法】将前4味药共研细末。麝香另研末候用。使用时将药末加入鲜姜汁调匀，做成6个药饼备用。于夏季三伏天进行敷贴，初伏、中伏、末伏各贴敷1次。临用前取麝香末0.3 g放在每个药饼中心，然后把药饼贴百劳、肺俞、膏肓，每次3穴，外加胶布固定，约2 h，局部皮肤灼辣、发红而未起水疱时即除去。每伏各贴1次，3年为1个疗程。

【适应症】寒痰喘咳。

【附注】如无麝香，可用公丁香代之。局部皮肤起水疱过大者，可按常规处理。

【资料来源】《中医天灸疗法》。

方3（哮喘膏天灸法）

【药物】白芥子30 g，轻粉6 g，白芷10 g。

【穴位】第一组：肺俞 、心俞、膈俞。

第二组：双侧肺俞、膏肓、百劳。

第三组：大椎、膏肓、肺俞。

【用法】将药物研细末，用蜂蜜调成膏，圆形，直径约3 cm大小，于哮喘发作期贴敷在上述穴位，每次贴1组，3组穴位交替使用。贴药膏后加纱布覆盖，胶布固定，每次贴4～6 h，每隔10天贴1次，3次为1个疗程，连续用2～3个疗程，可连续贴1～3年。

【适应症】哮喘，气促，胸闷，喉间痰声辘辘，无并发症和感染者。

【附注】贴药膏1 h左右，穴位局部出现辣灼感觉，务必忍耐，一般在2～3天内这种症状就会消失。如局部皮肤起水疱，可按常规处理。

【资料来源】《中医天灸疗法》。

方4（哮喘糊天灸法）

【药物】白芥子30 g，甘遂15 g，细辛15 g。

【穴位】大椎、肺俞、膏肓、璇玑、膻中。

【用法】上药共研为细末，放入瓶中密封备用，于哮喘发作期间，以生姜汁调药末成糊状，制成直径 1.5 cm 大的圆形药糊 2 ~ 3 枚，选贴于 2 ~ 3 个穴位上，外以纱布覆盖，胶布固定。持续 30 min 至 1 h，去掉药物。贴药局部有热、麻、痛，皮肤发红，有时起疱。此疗法还经常在夏季初伏、中伏、末伏各进行 1 次。

【资料来源】《中医天灸疗法》。

方 5（毛茛膏天灸法）

【穴位】大椎穴、后颈窝。

【用法】将毛茛叶或根捣烂如泥膏备用。取毛茛泥膏如黄豆大，敷于大椎穴或后颈窝处，外加纱布覆盖，用胶布固定，待 6 ~ 8 h 后，局部皮肤发一小疱，喘止即去药。隔 3 ~ 4 天贴 1 次。

【附注】本法在哮喘急性发作时敷贴取效较快，一般贴药后不久即可减喘；局部小水疱可不需特殊处理，3 ~ 4 天会自行消失；如无鲜毛茛可用干品研末代之。

【资料来源】《中医天灸疗法》。

方 6（白芥子糊天灸法）

【穴位】上背部肩胛间区。

【用法】以清水调成糊状。在哮喘发作期，去药糊适量敷贴于上背部肩胛间区或肺俞、大椎、膻中穴。敷贴后以纱布覆盖，用胶布固定。贴药 30 min 至 1 h。

【附注】本法对哮喘轻度发作者有较好效果。敷贴局部皮肤出现发热、微痛，局部发生小水疱不必特殊处理，3 ~ 4 天自行吸收消失，一般不起大疱。

【资料来源】《中医天灸疗法》。

方 7（斑芥饼天灸法）

【药物】斑蝥（去足、翅）38%，白芥子（炒微黄）22%，生川乌 20%，生花椒 20%。

【穴位】肺俞（双）、风门（双）、大椎、灵台。

【用法】将以上药物按比例称足分量，分别研为细末，再混合搅拌均匀，用鸡蛋清或温水调和，使其软硬适度，制成圆形药饼，直径约 2 cm 大。于每年小暑至处暑（约公历 7 月 7 日 ~ 8 月 23 日），进行贴药治疗。每次取药饼敷贴上述穴位 1 ~ 2 个，7 天贴敷 1 次，连续贴 3 次，3 年为 1 个疗程。在敷贴药饼之前，先取预先制备的、中间剪有空洞的胶布贴在选穴之上，使药饼纳入胶布“洞孔”内固定。贴上药后有芝麻大小的小水疱 3 ~ 5 个，揭开胶布，以消毒银针挑破水疱，流出黄水，涂以龙胆紫药水，防止感染。

【附注】贴药期间忌食生冷、酸辣之品，并避免在阳光下暴晒；睡觉时尽量取侧卧、伏卧姿势，以防止局部摩擦受伤而发生感染。本法在每年小暑至处暑期间贴药，但也不必拘泥，在其他季节或发作期间，也可采用本法贴药治疗。

【资料来源】《中医天灸疗法》。

方 8（三伏三九方）

【药物】夏季三伏：甘遂 15 g，延胡索 10 g，白芥子 30 g，细辛 15 g，干姜 10 g。冬季三九：加沉香 10 g，牙皂 15 g，肉桂 10 g，地龙 15 g，冰片 5 g，清半夏 15 g。

【穴位】天突、膻中、肺俞（双）、膈俞（双）、肾俞，如喘重者加定喘。合并鼻炎的加膏肓，合并有肺心病的加神道穴。

【用法】以上诸药研成粉末，用生姜汁调成糊状，制成直径约 1 cm 大小的药饼备用。取备用药饼，用橡皮膏固定在上穴。

【资料来源】《实用中医天灸疗法》。

方 9（桂枝延胡索方）

【药物】桂枝、延胡索、白芥子、甘遂、生川乌、蜀椒、细辛。

【穴位】肺俞（双侧）、膏肓（双侧）膻中，喘促痰壅加天突，伴外感加风门。

【用法】上药研成粉末，以生姜汁调成糊状，取 5 cm × 5 cm 正方形胶布，将药糊 2 g 置胶布中心，取 0.1 g 麝香置药糊上，正对穴位贴敷 3 ~ 6 h。局部发烧、发痒、出现红晕或稍有发疱即可取下，夏贴三伏，每伏第一天；冬贴三九，每九第一天。全年共贴 6 次，3 年为 1 个疗程。

【资料来源】《实用中医天灸疗法》。

方 10（白芥子斑蝥方）

【药物】炙白芥子 25 g，延胡索 30 g，斑蝥 15 g，甘遂 15 g，细辛 15 g。

【穴位】双侧列缺、定喘、肺俞。

【用法】上药共研为粉末，用生姜汁调匀，做成黄豆大小药粒若干。置药丸 1 粒于 2.5 cm × 2.5 cm 胶布上，交替贴于双侧列缺、定喘、肺俞等穴位处，每次敷贴于 2 ~ 3 h 后嘱家人揭去敷料，每周 2 次，3 个月为 1 个疗程，用 1 ~ 2 个疗程。敷药部位皮肤出现水疱时无需挑破，让其自行吸收。

【资料来源】《实用中医天灸疗法》。

方 11

【药物】麻黄、细辛、白芥子、甘遂、姜汁、麝香。

【穴位】初伏取定喘、膏肓、肺俞，中伏取肺俞、心俞、膈俞，末伏取大杼、肺俞、肾俞、足三里。每组穴位均取双侧。

【用法】麻黄、细辛、白芥子、甘遂等混合研成细末，用鲜姜汁调成稠膏状，压扁成块，每块约 1 cm × 1 cm（约 6 g），将少许麝香末均匀抹在边长 5 cm 的正方形胶布上，将药膏置于穴位，用胶布覆盖、固定。

【资料来源】《医学新知杂志》2009 年第 19 卷第 2 期。

方 12

【药物】白芥子 100 g，甘遂 50 g，细辛 50 g，延胡索 50 g，凡士林膏 50 g，洋金花 50 g，生姜汁 50 g。

【穴位】神阙、定喘、肺俞、肾俞、脾俞。

【用法】除生姜汁外，以上药物共研末，过 120 目筛，用时以鲜姜汁、白酒调成泥膏密封备用。先取脐部，再取定喘、肺俞、肾俞、脾俞，将药泥贴敷摊在其上，用纱布固定，再用医用橡皮胶固定。

【反应及处理】若发现脐部及穴位有红痒,即停止并将药解下,待红痒消除再包。本药贴上后有灼热感,属正常。部分患者有大小不等的水疱,2 ～3 天后可自行吸收。每天 1 次，5 次为 1 个疗程。

【资料来源】《云南中医中药杂志》2005 年第 26 卷第 5 期。

方 13

【药物】白芥子 33%、细辛 15%、元胡 33%、甘遂 15%（以上 4 药共研为细末），加六神丸 2 个（研末），生姜适量（捣烂取汁）。

【穴位】定喘（双）、肺俞（双）、膏肓（双）、膻中。痰多者加丰隆（双），肾虚者加肾俞（双），脾虚体弱者加脾俞（双）及足三里（双）。

【用法】首先将前 4 味药末用生姜汁调和后摊在油纸上，做成直径 4 cm、厚 0.8 cm 的小饼，再将六神丸粉末（每次 2/3 个量）压在药饼中心处，然后将药饼贴在选准的穴位上，用胶布固定。每年冬天一九、二九、三九天，每年夏天初、中、末三伏天各贴 1 次为 1 个疗程。每次贴药 3 ~ 6 h，患者感觉贴药处发热或起水疱时应立即取掉。

【资料来源】《中医外治杂志》2005 年第 14 卷第 6 期。

方 14

【药物】白芥子、细辛、生南星、甘遂、生半夏、元胡、麝香等。

【穴位】肺俞、膏肓、天突、膻中、百劳、心俞、膈俞等穴，一般取 4 ~ 6 个即可。

【用法】时间选择每年的初伏中伏、末伏的第一天中午 11 时至 13 时，一九、二九、三九第一天 10 时至 15 时。敷贴时间因人而异，一般为 0.5 ~ 4 h，以局部充血起疱为佳。取上述 3 ~ 4 味药物共研细末，用生姜汁调成膏状，捏成直径约 1 cm 大小的药饼，用纱布敷贴于相应的穴位上，至局部充血起水疱，并注意保护好创面，无需特殊处理。

【资料来源】《中国中医药杂志》2008 年 3 月第 6 卷第 3 期。

方 15

【药物】甘遂、白芥子、麻黄、细辛各等份，麝香 0.1 g。日常组和三伏组所用药物构成相同。

【穴位】三伏组初伏选用定喘、风门、肺俞，中伏选用大椎、厥阴俞、脾俞，末伏选用大杼、肾俞、膏肓俞。除大椎外，皆双侧取穴。日常组第一次取穴：定喘、风门、肺俞（同初伏），第二次取穴：大椎、厥阴俞、脾俞（同中伏），第三次取穴：大杼、膏肓俞、肾俞（同末伏）。除大椎外，皆双侧取穴。

【用法】将各药按 1∶1 的比例研末，用时以姜汁调成膏状，做成约 1 cm×1 cm 大小的方块状药饼，在其中央挖一小孔加入 0.1 g 麝香，然后用约 3 cm ×3 cm 胶布固定敷贴于所选穴位上，儿童所用药膏及所选穴位均与成人相同，成人贴敷 3～4 h，儿童贴敷 1～2 h。三伏组在三伏天的初伏、中伏、末伏各进行贴药治疗 1 次，贴完 3 次为 1 个疗程。日常组在日常时间进行贴药治疗，隔 10 天 1 次，3 次为 1 个疗程。

【资料来源】《针灸临床杂志》2007 年第 23 卷第 4 期。

方 16

【药物】白芥子 3 g，胡椒 1.5 g，细辛 0.6 g。

【穴位】肺俞。

【用法】共研细末，生姜汁调，敷肺俞穴，每星期 1～2 次（适用于寒型哮喘）。

【资料来源】《外敷中药治百病》。

方 17

【药物】麝香 1～1.5 g，大蒜 30～60 g。

【用法】于农历五月五日正午，让患者伏卧，用肥皂水、盐水分别清洁局部皮肤。先将麝香研为细末，均匀地撒在第 7 颈椎棘突至第 12 胸椎棘突（宽 8 分～1 寸的脊背中线，即督脉的长方形区域），继将大蒜捣烂成泥状，覆盖于麝香上（大蒜的用量视患者年龄、体型及蒜头大小而定）。贴 60～120 min，将麝香和蒜泥取下。局部皮肤即充血，有的有烧灼疼痛感，少数并发水疱（敷 2h，多数不会起疱）。清洁局部，候干，涂以硼酸软膏，覆盖纱布，胶布固定。10～15 天贴 1 次，连贴 2 次。大部分只敷 1 次即效，连贴 3 年巩固疗效。

【附注】1. 肺气肿、心脏病、心功能不全、哮喘合并上呼吸道感染者禁用。
2. 水疱形成后作常规处理，以预防感染。
3. 如需在原处继续治疗，须待皮肤愈合后才能进行。
4. 麝香昂贵，可用人造麝香或冰片代替。

【资料来源】《外敷中药治百病》。

方 18

【药物】炙白芥子 21 g，元胡 21 g，甘遂 12 g，细辛 12 g。

【用法】将上药共研细末，装塑料袋备用。每次用上药 1/3 药面，加生姜汁调成糊状，分别摊在 6 块直径约 5 cm 的油纸或塑料布上，贴敷在肺俞、心俞、膈俞等穴位处，用胶布固定，一般贴 4～6 h。如果贴后局部有烧灼感或疼痛，可提前取下；若温热舒适或微痒，可多贴几小时，待药干燥后再取下。夏季入伏 10 天贴 1 次，即初伏、二伏、三伏各贴 1 次，共贴 3 次，一般连贴 3 年。

【主治】哮喘发作期、缓解期均可使用。

【附注】本法于正午时分，择晴天贴治效佳。贴药后不要过分活动，以免药物移动、脱落。个别病人有时局部起小水疱，一般不做处理，保持干燥可自然吸收。贴药当天禁食生冷、肥甘厚味及辛辣刺激品，1 岁以下小儿不宜贴治。

【资料来源】《外敷中药治百病》。

方 19

【药物】细辛 19%，甘遂 9.5%，白芥子 38.1%，元胡 14. 3%，法半夏 9.5%，沉香 4.8%，桂心 4.8%。

【用法】将诸药研为细末，用姜汁或姜酊调和成药膏备用。取大椎、肺俞和风门、膏肓俞两组穴位，每组穴先隔姜灸（小艾柱）3 壮，灸毕去掉姜片，再将上膏压成药饼，加麝香少许，贴于上穴。成人贴 20 ~ 24 h，儿童贴 10 ~ 12 h，两组穴位交替灸贴。每年于初、中、末伏的最后 3 天内各贴 1 次，连贴 3 年。

【适应症】对各型哮喘尤以属虚寒者效佳。

【附注】先灸后贴，穴位局部易于起疱，当注意处理。

【资料来源】《外敷中药治百病》。

方 20

【药物】细辛、生半夏、甘遂、元胡、肉桂各 5 g，白芥子 10 g。

【用法】将上药研细末调匀，另备麝香 2 g。用时先用姜汁调药成糊状，再加麝香于药面，贴在胸椎第 3、5、7 节左右旁开 1 寸半处及大椎穴，共贴 7 次，每次敷贴 2 h。每年盛夏初伏、中伏、末伏各贴 1 次，可连贴 3 年。

【适应症】寒哮。

【资料来源】《外敷中药治百病》。

方 21

【药物】白芥子、斑蝥各等份。

【用法】将斑蝥、白芥子共研细末。用二甲基亚砜、蒸馏水各 50%，调成油膏状。用时取麦粒大 1 团，置于 2 cm × 2 cm 的胶布中心后，贴在下列穴位上：第 1 组为天突、定喘（双）、肺俞，第 2 组为身柱、肾俞（双）、足三里（双）。痰多者加丰隆（双）。上述 2 组穴位各轮流交换，每周 1 次，4 次为 1 个疗程，必要时休息 1 周后再进行第二疗程。

【资料来源】《外敷中药治百病》。

方 22

【药物】细辛 21 g，甘遂 12 g，白芥子 21 g，延胡索 2 g（1 次敷贴量）。

【用法】上药共研细末，用生姜汁 120 mL，调如糊状，制成药饼 6 只；再用麝香 5 厘，研细后均分 6 份，放在药饼中央。将药饼放在直径约 3 寸的圆形布上，贴在百劳、肺俞、膏肓 3 个穴，两边对称，共 6 个穴上。在伏天敷贴。初伏贴 1 次，中伏贴 1 次，每次敷贴 2 h。

【资料来源】《外敷中药治百病》。

方 23

【药物】生川乌、生草乌各 36 g，当归 12 g，马钱子 48 g，老鹳草 48 g，鲜桑枝、鲜枣枝、鲜桃枝、鲜槐枝、鲜柳枝各 30 g。

【用法】将上药放入铜锅内，将菜油 3 000 g 浸 3 天，熬后去渣。当熬至滴水不散时，将广丹（炒如麦色）1 000 g，徐徐撒入并以桃、柳粗枝 2 根不停地搅匀至滴水成珠为度，再加麝香、没药各 24 g，搅匀冷却后即成膏药。用较薄的牛皮纸和棉布裱成膏药布，裁成 5 cm 见方，将膏药放在布面上，摊成 3 cm 直径的圆形即可。临用时烘软，在膏药中心加入纯净的白信粉 0.2 g，贴于督脉经的身柱穴。一般在春季、深秋、冬季敷贴，成人以 3 昼夜为宜，儿童及少年可酌减。盛夏及初秋气温较高时，应减少 6 ~ 10 h，膏药揭去后，应以局部微红为最理想。一般以敷贴 3 张膏药为 1 个疗程。

【资料来源】《外敷中药治百病》。

方 24

【药物】白芥子 2 份，甘遂、细辛、仙茅各 1 份。

【用法】将上药烘干，共研细末，过筛备用。用时将药末与生姜汁调成糊状，取药适量涂在胶布上。第 1 组选穴：天突、定喘、丰隆。第 2 组选穴：肺俞、中喘。第 3 组选穴：足三里、肾俞、膻中。每年伏天初、中、末伏的头 1 日上午敷药，3 次为 1 个疗程。每次贴敷时间：婴儿 1 ~ 2 h，儿童 3 ~ 4 h，成人 4 ~ 6 h。涂后局部有针刺样烧灼感或蚁走感，将药取下，局部潮红，不久即起小疱，而后融合成大水疱。3 ~ 4 天水疱吸收、结痂。7 ~ 10 天痂盖脱落，不留疤痕。

【资料来源】《外敷中药治百病》。

方 25

【药物】白芷、白芥子、甘遂、半夏各 15 g。

【用法】上药共为细末，等分 3 包。每次用 1 包，用鲜姜汁调成厚糊状，敷于双侧心俞、肺俞、膈俞穴上。每次敷 1 ~ 2 h，微感疼痛即可取下。每隔 10 天敷 1 次，3 次为 1 个疗程。

【适应症】预防哮喘。

【资料来源】《外敷中药治百病》。

方 26

【药物】白芥子 20 g，元胡 20 g，麻黄 20 g，半夏 20 g，莱菔子 10 g，甘遂 10 g，细辛 10 g，五味子 10 g。

【穴位】天突、膻中、肺俞、膈俞、大椎、定喘穴。

【用法】将上药共研极细粉，装瓶备用，上药为 1 人 3 次用药量，利用夏季伏天即头伏、二伏、三伏的第一天，用鲜姜汁调为糊状，摊在 6 cm×6 cm 橡胶布上行穴位贴敷。每次贴 6～10 h。若烧灼疼痛厉害，可提前取下。连贴 3 年。

【资料来源】《外敷中药治百病》。

方 27

【药物】生白芥子末。

【用法】用单味白芥子末，以清水调成糊状，贴敷于第二胸椎与第六胸椎之间，两侧肩胛骨之间的区域 30～60 min，敷贴时局部皮肤发热、微痛，一般不起疱。

【适应症】哮喘发作期。

【资料来源】《外敷中药治百病》。

方 28

【药物】新鲜的毛茛叶。

【用法】取新鲜的毛茛叶 3～5 叶，捣泥，姜汁调匀，做成药饼，贴敷大椎穴使起疱，10 天贴 1 次，3 次为 1 个疗程，还可配合中药治疗。

【资料来源】《外敷中药治百病》。

方 29

【药物】金沸草 50 g，代赭石 50 g，米醋适量。

【穴位】风门、定喘、膻中、上脘。

【用法】上药共研细末，加醋调如糊状，分别涂敷于风门、定喘、膻中、上脘穴，每日 3～5 次。适用于哮喘喉中痰鸣者。

【资料来源】《外敷中药治百病》。

方 30

【药物】生白芥子末 6～9 g。

【穴位】大椎、身柱、膏肓俞、肺俞、天突。

【用法】温水调为糊状，敷于大椎、身柱、膏肓俞、肺俞、天突穴，每穴贴药约 2 cm 见方，0.5 cm 厚，上盖油纸，胶布固定，每次贴 1～2 h，每星期 1～2 次。可连续贴 1～2 个月。适用于肺虚型哮喘。

【资料来源】《外敷中药治百病》。

方 31

【药物】炒白芥子 21 g，元胡 12 g，细辛 21 g，甘遂 12 g。

【穴位】肺俞、心俞、膈俞穴。

【用法】上药共研细末，分3次用，每次用生姜汁把药末调为糊状，摊于3 cm×3 cm的6块油纸上，贴于肺俞、心俞、膈俞穴，胶布固定。

【资料来源】《外敷中药治百病》。

方32

【药物】细辛21 g，甘遂12 g，白芥子21 g，延胡索12 g。

【用法】上药共研为末，用生姜汁调贴百劳、肺俞、膏肓等穴，也可贴于肺俞、肠俞或身柱、天突、膻中，外用胶布固定。贴2～3 h，每10天贴1次，连贴3次。多在暑伏天贴用（或每年初伏、中伏、末伏各贴1次）。

【资料来源】《常见中草药外治法》。

方33

【药物】白芥子60 g，白芷、轻粉各9 g

【用法】共研为末，先用白凤仙花板熬浓汁擦背上至极热，再取上药末蜜调做饼，贴于背部第三胸椎下身柱穴。贴后一般有局部皮肤起水疱，但须连续贴用，以巩固疗效。可采取身柱与大椎穴轮流贴用，这样不致因皮肤起疱而擦破。如轮贴后均起水疱，则停止贴药2～3天，局部涂紫药水，盖以消毒纱布固定。在停药期间，辅以针灸治疗，可取肺俞、风门、太渊、天突等穴，待水疱愈后再敷药饼。以上统治寒、热、虚、实等各型哮喘。

【资料来源】《常见中草药外治法》。

方34

【药物】白芥子15 g，元胡15 g，甘遂20 g，细辛20 g。

【穴位】肺俞、大椎、百劳、膻中。

【用法】上药共研细末，加鲜姜汁调匀成糊状，贴敷于穴位上，用油纸覆盖，橡皮膏固定，每隔3天1次，每次4～6 h。

【资料来源】《民间敷灸疗法》。

方35

【药物】生白芥子。

【用法】将上药研细末，以清水调成糊状，敷贴于上背肩胛区0.5～1 h，对哮喘轻度发作有一定效果。

【资料来源】《民间敷灸疗法》。

方36

【药物】白芥子1两，延胡索1两，甘遂5钱，细辛5钱，麝香5分。

【穴位】大椎、肺俞、膏肓俞。

【用法】上药共研细末，加鲜姜汁调匀成糊状，于三伏天贴于肺俞、百劳、膏肓俞，后用艾卷在每个穴位上灸，至患者喉中感到有药气为度，外敷药物 3 h 后去掉，初伏、中伏、末伏各治 1 次。在夏天三伏天化脓灸，用于哮喘缓解期。

【资料来源】《民间敷灸疗法》。

方 37（芥子泥敷背疗法）

【药物】白芥子。

【穴位】(1) 双侧肺俞；(2) 大椎、身柱、天突、肺俞、膏肓穴；(3) 百劳、膏肓、肺俞、心俞、膈俞穴。

【用法】白芥子研为细末，用蜂蜜或鲜姜汁调成糊状。选贴于以上几组穴位时，最好在晴天，在炎热的中午对选好的俞穴用药外敷，每个药饼约 0.5 cm 大小，贴 1 ~ 2 h。每周贴 1 ~ 2 次，可连贴 1 ~ 2 个月。或从入伏的第一天开始贴药，贴前，用生姜（开水浸软）消毒穴位，每次贴 1 ~ 2 穴，贴 4 ~ 8 h。次日或隔日，再贴剩下的 1 ~ 2 个腧穴。依次把该组的腧穴都贴完为 1 次，共贴 10 次为 1 个疗程，约需 1 个月。

【资料来源】《俞穴敷药疗法》。

方 38（哮喘膏，又名冬病夏治哮喘膏）

【药物】炙白芥子、细辛各 21 g，甘遂、元胡各 12 g，麝香 1 g（若无麝香，可用冰片或樟脑加倍代替）。

【穴位】(1) 肺俞、心俞膈俞穴（即在第 3、5、7 胸椎下，旁开 1.5 寸处）；(2) 双侧肺俞、膏肓、百劳；(3) 大椎、肺俞、膏肓穴。

【用法】上药共研为细末，用鲜姜汁和成 6 个药饼，冰片 2 g 研细，分别放于 6 个药饼上，于哮喘发作期（原用法是三伏天贴，即初伏、中伏、末伏，各伏的第 1 天，共贴 3 次，连贴 3 年），选择风和日暖的日子，从上午 11 时开始贴药，至下午 2 ~ 4 时为止。每次贴 4 ~ 6 h，每隔 10 天贴 1 次，3 次为 1 个疗程。连续用 2 ~ 3 个疗程，可连续贴 1 ~ 3 年。

【资料来源】《俞穴敷药疗法》。

方 39

【药物】白芥子 30 g，轻粉 6 g，白芷 10 g。

【用法】共研为细末，用蜜调成膏。选贴于：①身柱穴；②肺俞穴；③肺俞、天突穴；④ 1 ~ 5 胸稚处。

【资料来源】《俞穴敷药疗法》。

方 40（甘遂生姜膏）

【药物】白芥子、白芷、甘遂各等份。

【用法】研末，鲜姜汁调成膏，敷肺俞、心俞、膈俞穴。每次敷 1 ~ 2 h，10 天敷 1 次，3 次为 1 个疗程。能预防哮喘的发作。

【资料来源】《俞穴敷药疗法》。

方 41

【药物】鲜毛茛、大蒜。

【穴位】身柱。

【用法】贴敷于身柱穴，直至局部皮肤出现水疱。一般贴敷 5～6 h，7～8 天为 1 个疗程。

【资料来源】《中医传统外治疗法丛书》。

方 42（毛茛敷灸）

【药物】鲜毛茛 3～5 叶，天文草（为菊科植物金纽扣的全草）3～5 叶。

【穴位】大椎穴。

【用法】以上药物共捣烂成泥，加少量姜汁，做成药饼，敷贴于大椎穴。2～3 h 后感到有灼热感或微痛感，即除去药饼。局部出现红晕或水疱是正常现象，水疱可用消毒剪刀剪开，涂上龙胆紫或消炎膏，防止局部感染。3 次为 1 个疗程，每贴药间隔 10 天，一般每年只贴 1 个疗程。

【资料来源】《中国民间灸法绝技》。

方 43（白芥子敷灸）

【药物】生白芥子末。

【用法】取生白芥子末适量，用清水或生姜汁调成糊状，贴敷于上背部肩胛间区，每次敷灸 30～60 min，每日或间日 1 次，3 次为 1 个疗程。敷灸时患者局部皮肤红晕、发热、微痛，有时可起疱。适用于哮喘发作期。

【资料来源】《中国民间灸法绝技》。

方 44（发疱膏）

【药物】斑蝥、白芥子各 20 g，分别研成细末，和匀，以 30% 二甲基亚砜调成软膏状，装盒备用。

【穴位】第一组穴：定喘 、肺俞、天突，第二组穴：身柱、膻中、大杼、命门，第三组穴：肾俞、足三里、身柱。发作期用第一组穴和第二组穴交替，缓解期用第一 组穴和第三组穴交替，痰多者加丰隆。7～10 天贴治 1 次，4 次为 1 个疗程，必要时可再贴 1 个疗程。

【用法】用时取麦粒大一团，置于 2 cm ×2 cm 胶布中心，贴于有关穴位上。

【附注】（1）一般贴后 3 h（儿童 2 h）揭去膏药，当时或稍后皮肤即出现水疱，并逐渐增大隆起，通常 2～3 日即逐渐干瘪结痂。水疱尽量避免擦破，如果不慎破了，用紫药水涂搽即可，注意局部清洁，一般不会感染，愈后不留瘢痕。（2）贴药一定要选准穴位，并将药物集中到一点，不要扩散，以免水疱过大，不易吸收、结痂。（3）贴药后不久局部皮肤即有灼热感，水疱增大过程中稍有胀痛感，余无任何不良副作用。(4)疗程中,洗澡时不要擦伤贴药部位。忌食海鲜、生冷和刺激性食物。(5)肺结核、肺心病、高热、咳血患者忌用。

【资料来源】《中医内病外治》。

☞ **注意事项**

1. 本病与气候、饮食、情志有关,故宜注意保暖,忌食辛辣厚味,保持情志舒畅。

2. 戒烟对本病的恢复有重要意义。

四、肺炎

肺炎是指终末气道、肺泡和肺间质的炎症。

☞ **临床表现**

发高热,呼吸十分急促,持久干咳,可能有单边胸痛,深呼吸和咳嗽时胸痛,有少量痰或大量痰,可能含有血丝。幼儿患上肺炎,症状常不明显,可能有轻微咳嗽或完全没有咳嗽。

☞ **天灸疗法**

方 1

【药物】白芥子 3 份,白面 1 份。

【用法】将白芥子炒黄、炒香,研为细末,加白面,用开水调成糊状,敷双侧肺俞、阿是穴(前胸和后背啰音最明显部位)。敷药前局部用热水洗净,盖 1 ~ 2 层油纱布(即将纱布用植物油浸透),然后敷药。待局部发红,或有烧灼感时去掉(一般敷 2 h 以上),每日 1 ~ 2 次,3 ~ 5 天为 1 个疗程。

【资料来源】《外敷中药治百病》。

方 2

【药物】白芥子、青皮、苏子各等量。

【用法】上药炒热,布包敷于病灶在背部体表的投影区,每晚敷 20min(需体温降至正常时施行),7 日为 1 个疗程。

【主治】肺炎迁延不愈者。

【资料来源】《外敷中药治百病》。

☞ **注意事项**

需住院治疗。

五、心绞痛

心绞痛是冠状动脉供血不足，心肌急剧的、暂时缺血与缺氧所引起的以发作性胸痛或胸部不适为主要表现的临床综合征。

☞ **临床表现**

为阵发性的前胸压榨性疼痛感觉，可伴有其他症状，疼痛主要位于胸骨后部，可放射至心前区与左上肢，常发生于劳动或情绪激动时，每次发作 3 ~ 5 min，可数日一次，也可一日数次，休息或用硝酸酯制剂后消失。

☞ **天灸疗法**

方 1（大黄蛰虫膏）

【药物】黄芪、大黄、熟地各 30 g，水蛭、桃仁、杏仁、黄芩各 6 g，蛰虫、干漆各 3 g，白芍 12 g，冰片 5 g，甘草 9 g。

【穴位】内关、膻中、心俞、膈俞、足三里。

【用法】上药研成细末，制膏备用，每次取 4 ~ 5 个穴位，24 h 后取下，用清水洗净，发红或起疱按天灸常规处理。3 日 1 次，连用 6 周为 1 个疗程。

【资料来源】《实用中医天灸疗法》。

方 2（胸痹心痛方）

【药物】栝楼、薤白、白芷、赤芍、川芎、陈皮、青木香、檀香各 2 份，桃仁、红花、乳香、没药、附子、朱砂、冰片各 1 份。

【穴位】主穴膻中、心俞、厥阴俞、巨阙、阴郄、郄门、神阙。

辨证加减：心血瘀阻加膈俞、通里，寒凝心脉加关元、内关，痰浊内阻加中脘、丰隆，心气虚弱加气海、足三里，心肾阴虚加肾俞、三阴俞，心肾阳虚加关元、命门、大赫。

【用法】上药除冰片外共研细末，贮瓶备用。每次取适量加入冰片，用生姜汁调成糊状，每次取蚕豆大药糊，用胶布敷贴穴上。每次敷贴 4 ~ 6 h，每日 1 次，至疼痛缓解改为每周 1 ~ 2 次，连续贴敷 1 个月为 1 个疗程。

【资料来源】《实用中医天灸疗法》。

方 3（硝石雄黄散）

【药物】硝石、雄黄、冰片按 5 ：1 ：1 比例配合。

【穴位】至阳穴。

【用法】上药共研细末，加入基质黄蜡、香油制成膏状。每次取 10 g 贴敷患者的至阳穴（第 7 胸椎棘突下），用胶布固定，间隔 24 h 换 1 次，10 天为 1 个疗程，共治疗 1 个疗程。

【资料来源】《实用中医天灸疗法》。

方4（救心方）

【药物】中成药救心丸。

【穴位】临床初发期或缓解期选神阙穴和耳穴心、交感，临床发作期选至阳穴、内关穴。

【用法】耳穴用半粒药丸，用0.5 cm×0.5 cm胶布固定；体穴用1粒药丸，用2 cm×2 cm胶布固定。根据病程不同时期选穴，选定穴位后，局部消毒，按压片刻，将药丸置于穴位上用胶布固定，贴敷后加压刺激使局部轻度疼痛、红润即可。并嘱病人或家属每天加压刺激穴位5次，每次3 min，2天换药1次，5次为1个疗程。急性发作期可持续按压。持久的穴位刺激作用，药穴合用，可保持药物主要有效成分的吸收，改善血液循环，并通过经脉的作用直达病变部位。

【资料来源】《实用中医天灸疗法》。

方5（白檀香方）

【药物】白檀香、制乳香、川郁金、醋炒延胡索、制没药各12 g，冰片2 g，麝香0.1 g。

【穴位】膻中、内关（双侧）。

【用法】将上药共研细末。再加麝香末，调匀装盒备用。临用时取少许，用二甲基亚砜调成软膏状，置膏药（如伤湿止痛膏）中心贴膻中、内关（双穴）。每日换药1次。

【资料来源】《实用中医天灸疗法》。

方6（麝香方止痛散）

【药物】降香1份，檀香1份，田七1份，冰片1/4份，胡椒1份，麝香1/10份。

【穴位】膻中、内关（双）、心俞（双）。

【用法】将上药研末密封备用。临用时取药末2 g，调酒成药饼分成5小块，贴于膻中、内关（双）、心俞（双）5个穴位上。2天换药1次，5次为1个疗程。

【资料来源】《实用中医天灸疗法》。

方7（心痛1号膏）

【药物】细辛、檀香、毛冬青各10 g，冰片5 g。

【穴位】心前区。

【用法】上药共研细末，装瓶备用。用时取药粉5 g，用食醋调成糊状，置6 cm×6 cm塑料薄膜上，铺成4 cm×4 cm大、约0.4 cm厚的药膏，敷于心前区或胸部痛点，用周林频谱仪（或60 W电灯）照射药膏20 min，再加酒或醋调湿，然后留膏。24 h换1次，有过敏者加热20 min后即去掉药膏，每天治疗1次，5次为1个疗程，疗程间隔2天。一般治疗2～3个疗程，最长为8个疗程。

【资料来源】《实用中医天灸疗法》。

方 8

【药物】细辛 10 g，檀香 10 g，毛冬青 10 g，冰片 5 g。

【用法】取药粉 5 g，用醋调成膏，敷于胸部痛处，痛点不固定者贴心前区，24 h 换药 1 次。

【资料来源】《中医外治杂志》1995 年第 3 期。

方 9（三香斑蝥丸天灸法）

【药物】麝香、檀香、降香、斑蝥（去头、足、翅）各 1 g，三七、胡椒各 0.5 g，冰片 0.3 g。

【穴位】膻中、内关（双）、心俞（双）。

【用法】诸药共研细末，瓶贮密封备用。用时取药末 0.2 g，调白酒成厚泥膏，取绿豆大小药丸。置于约 2 cm^2 的胶布上贴于穴位上，每次 2 ~ 3 个穴位，诸穴轮流使用，贴 24 h 后去掉药物。局部可见绿豆大小水疱，略痒，无明显痛感。水疱 4 ~ 7 天结痂脱落。隔 3 ~ 6 天贴 1 次，3 ~ 5 次为 1 个疗程。

【附注】本法药物辛温有毒性，有较强的刺激皮肤发疱作用，故皮肤过敏者慎用。使用过程中谨防入口、触目，以免引起损伤。肾病患者禁用。一般患者不宜久用及大剂量使用，孕妇禁用。

【资料来源】《中医天灸疗法》。

方 10（三白丹红饼天灸法）

【药物】白芥子 2 分，白芷 1 分，薤白 1 分，丹参 2 分，檀香 1.5 分，红花 1.5 分，细辛 1.5 分，冰片、麝香各 0.1 分。

【穴位】内关、膻中、心俞、食窦、厥阴俞。

【用法】诸药共研细末，瓶贮密封备用。用时取药末 3 g，调白酒成厚泥膏，分成 6 枚，捏成药饼，分别放在 6 cm^2 胶布中央（每块 1 饼），每次贴于内关、膻中、左食窦、心俞、厥阴俞各 1 张。贴 24 h 后去掉药物，5 天贴 1 次，15 次为 1 个疗程。局部可见绿豆大小水疱，挑破流出水液，涂以龙胆紫。

【资料来源】《中医天灸疗法》。

☞ **注意事项**

需住院治疗。

六、胃痛

胃痛，又称胃脘痛，是指胃脘部近心窝处发生的疼痛，俗称“心口痛”。多由饮食不节、胃虚受寒、情志不畅或肝郁气滞引起。中医辨证有食积、气滞、血瘀、寒凝、胃热阴虚、脾胃虚寒等类型。

西医的急慢性胃炎、胃及十二指肠溃疡、胃神经官能症等均可按照本病治疗。

☞ **天灸疗法**

方 1（老生姜方）

【药物】老生姜 60 g，四季葱白 30 g，鸡蛋白 1 个，面粉 20 g。

【穴位】中脘穴。

【用法】先将生姜、葱白共捣烂如泥，再加蛋白、面粉调匀，放在碗内蒸熟备用。临用时将药物从碗内取出，隔纱布 1 层，热敷患者中脘穴，外以厚毛巾覆盖，上加热水袋保温，待疼痛停止，身上有微汗出时去掉。本方适于治疗胃寒作痛吐酸之证。

【资料来源】《实用中医天灸疗法》。

方 2（子午效灵膏）

【药物】白芥子、山桅子各 20 g，白芷、甘遂、川乌、草乌、芦荟、杏仁、桃仁、使君子、草决明、皂角、红花各 10 g，细辛、白胡椒各 5 g，冰片 2 g。

【穴位】中脘、上脘、下脘、神阙、梁门、背部压痛点（多在灵台、至阳穴处）、脾俞、胃俞、肝俞、内关、足三里、手三里。

【用法】上药共研细末，密封干燥处保存。用时取上药适量，用鲜姜汁调成软膏状，摊于方形硬纸上，每块用量小儿约 3 ~ 5 g，成人约 5 ~ 8 g，贴敷于穴位上用胶布固定。48 ~ 72 h 换药，每次取 6 ~ 10 个穴位。

【资料来源】《实用中医天灸疗法》。

方 3

【药物】新鲜毛茛。

【用法】取新鲜毛茛，除去叶茎，留下须根，清水洗净阴干，切碎，并加入红糖少许（约 3%），共捣如泥膏状，随即将药装入输药瓶的橡皮盖内，然后敷贴于胃俞、肾俞穴，待 15 min 后患者即觉局部有蚁行感，进而出现烧灼感，此时即可将药弃去。如局部起水疱，不必刺破，可待其自行吸收。

【资料来源】《外敷中药治百病》。

方 4

【药物】生姜 90 g，面粉 30 g，鸡蛋清 3 个。

【用法】将生姜捣烂和面粉拌匀，加鸡蛋清炒热，敷胃脘部痛处。本方对寒性呕吐、胃脘痛有效。

【资料来源】《常见病中草药外治法》。

方 5

【药物】灶心土、葱白、吴茱萸、薄荷各等量。

【用法】上药和醋炒热，布包熨患部。本方适用于脾胃虚寒痛。

【资料来源】《常见病中草药外治法》。

方 6

【药物】大黄、元明粉、栀子、香附、郁金各 30 g，滑石 60 g，甘草、黄芩各 15 g。

【用法】上药共研为末，姜汁调成糊状，敷胃脘痛处。本方适用于肝气犯胃、饮食积潜等引起的胃痛。

【资料来源】《常见病中草药外治法》。

方 7（毛茛膏天灸法）

【药物】毛茛（鲜品）适量，红糖少许。

【穴位】胃俞、肾俞、梁丘、阿是穴。

【用法】将毛茛洗净捣烂如膏，加红糖少许调匀成泥膏状，如黄豆大 4 枚，分别敷贴在上述穴位上，外加胶布固定。俟局部有烧灼、蚁行感时即去掉。如局部发疱，任其自行吸收。主治胃脘疼痛，包括胃、十二指肠溃疡等引起的疼痛。

【资料来源】《中医天灸疗法》。

方 8（胃痛膏天灸法）

【药物】白芥子、细辛各 12 g，生姜汁适量。

【穴位】中脘、胃俞、脾俞。

【用法】将白芥子、细辛共研末，用生姜汁调成膏状，取适量摊于 15 cm × 15 cm 纱布块上，贴中脘、胃俞、肺俞穴，外用胶布固定。3 天贴 1 次，连用 7 次为 1 个疗程。敷药后局部出现水疱，任其自行吸收，不必特殊处理，3 ~ 5 天消失。主治胃脘隐痛。

【附注】敷药期间，忌食生冷、腐败变质食物，以免影响疗效。

【资料来源】《中医天灸疗法》。

方 9（胃痛糊天灸法）

【药物】吴茱萸 5 份，高良姜、香附、丁香、细辛各 2 份，烧酒适量。

【穴位】中脘、胃俞、脾俞、肝俞、足三里、内关。

【用法】将以上药物共研成细末，取末 10 g 加烧酒炒热，调成稠糊状，分贴穴位。外加胶布固定，每天换药 1 次，每次取 2 个穴位，交替使用。10 次为 1 个疗程，休息 5 天后再行第 2 个疗程。主治胃脘胀痛。

【资料来源】《中医天灸疗法》。

方 10（发疱药丸天灸法）

【药物】任选一种发疱药物，红糖少许。

【穴位】胃俞、肾俞，或加肓门、梁丘、阿是穴。

【用法】取任何一种发疱药物适量，加红糖少许（约药物的 1/10），开水调和，软硬适度，制成若干个如花生仁大的药丸，分贴于穴位上，外加胶布固定。俟局部有蚂蚁行走感时即可去掉药物。如局部发生水疱，可按常规处理。主治胃脘痛，包括急慢性胃炎、胃及十二指肠溃疡等引起的疼痛。

【附注】贴药期间，忌食辛辣、煎炒食物，以免影响皮肤水疱的吸收愈合。

【资料来源】《中医天灸疗法》。

方 11

【药物】生川乌、生草乌各 10 g，白芷、白及各 12 g。

【用法】研为细末，加面粉适量和成药饼，贴胃脘部（下脘至鸠尾之间）。

【资料来源】《俞穴敷药疗法》。

方 12

【药物】细辛 12 g。

【用法】研为细末，用甘油调成膏，摊于 15 cm×15 cm 纱布上，贴胃脘部（以中脘穴为主），3 天换药 1 次，连用 15～30 天。

【资料来源】《俞穴敷药疗法》。

方 13

【药物】鲜毛茛、大蒜、巴豆、芥子、斑蝥等。

【穴位】选任脉经穴敏感处的中心点和足三里、上巨虚、下巨虚、丰隆。

【用法】用鲜毛茛、大蒜、巴豆、芥子、斑蝥等制成的药饼，贴敷于上述穴位，直至局部皮肤出现透亮水疱。一般 7～10 天为 1 个疗程。

【资料来源】《中国传统医学外治疗法全书》。

方 14（安胃膏）

【药物】姜半夏、藿香、生蒲黄、厚朴各 6 g，苏叶 4 g，白术 9 g，生姜汁适量。

【用法】将上药研末，混匀，装瓶备用。用时取上药适量（约 1 g），以鲜生姜捣汁。拌药粉为糊，使稀稠适中，剪一块 4 cm×4 cm 的塑胶纸，将药放于塑胶纸中间，贴敷于脐，并以胶布固定，8 h 后揭掉，每天 1 次，10 次为 1 个疗程。4 岁以下小儿可适当减短贴敷时间，以 4～6 h 为宜。敷后用热水袋热敷效果更佳。

【资料来源】《中医外治法效方 300 首》。

☞ **注意事项**

某些心绞痛发作时疼痛部位与胃痛部位很相近，需注意鉴别，以防延误心脏病医治。

七、呕吐

呕吐是临床常见的一个症状，由气机上逆，胃不和降引起。中医辨证有虚实之分。实证多由外邪、食滞、气郁所致，虚证当辨胃气虚或胃阴虚。

西医中的胃炎、幽门痉挛或梗阻、神经性呕吐等多种疾病，均可出现呕吐症状。

☞ **天灸疗法**

方 1

【**药物**】吴茱萸。

【**用法**】研为细末，用醋或开水调成膏贴涌泉穴。

【**资料来源**】《俞穴敷药疗法》。

方 2

【**药物**】蓖麻子仁。

【**用法**】捣烂，敷涌泉穴。

【**资料来源**】《俞穴敷药疗法》。

方 3（寸口疗法）

【**药物**】生姜切片。

【**用法**】生姜片贴双太渊穴。

【**附注**】本法主要用于预防服药时呕吐。

【**资料来源**】高树中教授临床经验。

方 4（白芍止吐方）

【**药物**】酒炒白芍 9 g，胡椒 1.5 g，葱白 60 g。

【**穴位**】上脘、中脘、建里。

【**用法**】将白芍、胡椒共研为末，葱白与上药共捣成膏，贴在所选穴位上，胶布固定，每次贴敷 6 ~ 12 h，每日换药 1 次。主治寒湿型呕吐。

【**资料来源**】《实用中医天灸疗法》。

方 5（胡椒止吐方）

【**药物**】胡椒 10 g，绿茶 3 g，酒曲 2 个，葱白 20 g。

【**穴位**】中脘、梁门、期门。

【**用法**】将上药捣烂如糊状备用，用时分别摊于 4 块直径 3 cm 的圆形塑料布或油纸上，敷贴于穴位上，以胶布固定，次贴敷 6 ~ 12 h，每日 1 次。主治肝气犯胃所致的呕吐。

【**资料来源**】《实用中医天灸疗法》。

方 6（吴茱萸生姜方）

【**药物**】吴茱萸 30 g，生姜汁适量。

【**穴位**】中脘、梁门、足三里、神阙。

【**用法**】将吴茱萸研末备用。临用时取 3 g 调姜汁贴敷，每次选 1 ~ 2 个穴位，每天换药 1 次，各穴轮换使用。若隔药用艾卷悬灸，效果更佳。适用于肝气犯胃所致的呕吐。

【资料来源】《实用中医天灸疗法》。

方7（胃寒呕吐方）

【药物】大葱20 g，胡椒10 g，枯矾10 g。

【穴位】神阙穴。

【用法】将上药共捣烂，敷于脐部神阙穴上，外以纱布覆盖，胶布固定。每天换药1次。本方胡椒能温暖肠胃、散寒止痛；大葱辛温，可散寒通阳；枯矾擅燥湿止泻。全方功可散寒止呕，适用于胃寒呕吐。

【资料来源】《实用中医天灸疗法》。

方8（生姜止吐方）

【药物】鲜生姜5分厚2片。

【穴位】内关穴。

【用法】将两大片生姜分别敷于两侧内关穴上，上面置水袋热熨或艾灸加热至起疱为止，起疱后按天灸常规处理。

【资料来源】《实用中医天灸疗法》。

方9（生姜半夏泥膏）

【药物】生姜、半夏各等份。

【穴位】神阙穴。

【用法】将上药捣成泥状，炒热，布包敷于神阙穴上。30 min后即可见效。用于治疗胃寒呕吐。

【资料来源】《实用中医天灸疗法》。.

方10（川椒止吐方）

【药物】川椒14粒，生姜适量。

【穴位】神阙穴。

【用法】川椒微炒研细末，用生姜汁调成糊状。敷于神阙穴上，外盖塑料薄膜，胶布固定。每日1次。每日用热水袋敷2次，每次20 ~ 30 min。

【资料来源】《实用中医天灸疗法》。

方11（御寒暖胃膏）

【药物】生姜汁、牛胶、乳香、没药。

【穴位】中脘穴。

【用法】姜汁熬，入牛胶化开，以乳香、没药（研细末）收。用时取膏掺花椒少许贴中脘穴。

【资料来源】《实用中医天灸疗法》。

方12（温中止痛方）

【药物】生附子 15 g，甘遂、甘草各 10 g。

【穴位】神阙穴。

【用法】葱汁熬膏和药，加蟾酥、麝香、鸦片、丁香末摊贴，用时取上药膏适量，贴神阙穴上，有温中、散寒、止痛作用。

【资料来源】《实用中医天灸疗法》。

方 13（附子麝香方）

【药物】附子、巴戟、炮姜、炒茴香各 30 g，党参、白术、当归、吴茱萸、炒白芍、茯苓、良姜、炙甘草各 15 g，木香、丁香各 12 g，沉香 9 g，麝香 1 g。

【穴位】中脘穴。

【用法】上药研末。生姜汁调，加麝香敷中脘。此方主治中虚脏寒之腹痛，临床症见：腹痛绵绵，时作时止，喜温喜按，大便溏薄，兼有神疲、气短、怯寒等症，舌淡苔白，脉象沉细。

【资料来源】《实用中医天灸疗法》。

方 14

【药物】生姜、半夏各等量。

【用法】炒热，布包熨胃脘、脐中及脐下等处。本方适用于胃寒呕吐。

【资料来源】《常见病中草药外治法》。

方 15

【药物】活地龙数条。

【用法】将活地龙捣烂如泥，敷足心涌泉穴，用纱布包扎半小时后可见效。本方适用于肝气犯胃及胃热引起的呕吐。

【资料来源】《常见病中草药外治法》。

方 16（吴茱萸膏天灸法）

【药物】吴茱萸 60 g，陈醋适量。

【穴位】神阙（肚脐）、涌泉（足心）。

【用法】吴茱萸研末，用陈醋调和如膏。取药膏 15 ~ 30 g，分别贴敷于脐窝中央及两足心涌泉穴，外以纱布覆盖，胶布固定。贴药后 1 h 左右，呕吐可能停止。如局部起小水疱，不需特殊处理，令其自行吸收，3 ~ 4 天可消失。主治寒性呕吐。

【资料来源】《中医天灸疗法》。

方 17（蒜黄膏天灸法）

【药物】大蒜 60 g，大黄、丁香、生姜各 30 g。

【穴位】神阙、胃俞、中脘、涌泉（双）。

【用法】先取大黄、丁香研成细末，与大黄、生姜混合并捣烂如厚膏。取药膏 20 ~ 30 g 摊于上述穴位，外加纱布覆盖，用胶布固定。敷至脚心（涌泉穴）发热，鼻有蒜气时即效。每日 1 次，至愈为度。主治胃火炽盛，食后即呕吐。

【资料来源】《中医天灸疗法》。

方 18

【药物】鲜生姜。

【穴位】太渊穴。

【用法】鲜生姜切成厚 0.1 ~ 0.3 cm、直径 1 cm 的姜片。以胶布固定于双侧太渊穴上，使姜片压住桡动脉。5 min 后让患儿口服用药。可以预防服药呕吐及晕车晕船呕吐。

【资料来源】《中国中医药报》第 2590 期。

☞ 注意事项

本病应避免风寒暑湿之邪或秽浊之气的侵袭，避免精神刺激，避免进食腥秽之物，不可暴饮暴食，忌食生冷辛辣、香燥之品。呕吐剧烈者应卧床休息。

八、胁痛

胁痛是以一侧或两侧胁肋部疼痛为主要表现的病证。胁痛是肝胆疾病中的常见症状，西医的肝炎、胆囊炎等以胁痛为症状表现的疾病均可按照本节治疗。

☞ 临床表现

一侧或两侧胁肋部疼痛为本病的主要临床表现。

☞ 天灸疗法

方 1（栀黄散）

【药物】山栀 10 g，生军 10 g，芒硝 10 g，冰片 1 g，乳香 3 g。

【穴位】胆囊区。

【用法】上药共研细末，为 1 次量，加蓖麻油 30 mL、75% 的酒精 10 mL、蜂蜜适量，调为糊状，敷贴于胆囊区，每天换药 1 次，每次可保持 8 ~ 12 h。主治肝胆湿热所致之右胁上腹部疼痛。

【资料来源】《实用中医天灸疗法》。

方 2（温通膏）

【药物】海马、雄黄、肉桂、干姜。

【穴位】胆俞穴、日月穴。

【用法】将海马、雄黄、肉桂、干姜等药物加工为细末，加适量麻油、羊毛脂及氮酮溶液，充分搅拌后备用。将温通膏敷在同侧胆俞和日月穴上，每穴涂药面积为 3 cm × 3 cm，约含生药 5 g，每晚贴敷 8 h，两侧穴位交替使用，2 周为 1 个疗程。

【资料来源】《实用中医天灸疗法》。

方 3

【药物】白芥子 20 g，白芷 10 g，甘遂 10 g，川乌 10 g，草乌 10 g，细辛 5 g，山栀子 20 g，芦荟 10 g，杏仁 10 g，桃仁 10 g，白胡椒 5 g，使君子 10 g，草决明 10 g，皂角 10 g，冰片 2 g，红花 10 g。

【用法】上药共为末，取适量鲜姜汁调成膏状，摊于方型硬纸上，每块小儿约 3 ~ 5 g，成人约 5 ~ 8 g。主穴取肝俞、胆俞，配穴取中脘、上脘、下脘、脐眼、梁门、背部压痛点（多在灵台穴与至阳穴处）、脾俞、胃俞、膈俞、内关、足三里、手三里。以主穴配 6 ~ 10 个配穴，将上药贴穴位上，胶布固定，48 ~ 72 h 后换穴换药。

【资料来源】《中医外治杂志》1995 年第 3 期。

方 4

【药物】发疱药物任选一种。

【穴位】臑会穴、合谷穴、列缺穴、手（腕）脉搏处、内关穴、脐或脐下、身柱穴。

【用法】以上穴位，只取 1 ~ 2 穴，敷贴。

【适应症】传染性肝炎的黄疸型、无黄疸型，慢性肝炎和肝硬化初期而无并发症的。

【资料来源】《俞穴敷药疗法》。

方 5

【药物】桃仁、杏仁各 30g，桅子、桑葚各 15 g。

【穴位】神阙穴。

【用法】共研为细末，加醋适量，调成糊状，贴神阙穴，每 2 天换药 1 次。

【资料来源】《俞穴敷药疗法》。

方 6

【药物】花椒 15 g，元胡 15 g，没药 10 g，苦楝子 60 g，大葱白 20 茎，鱼枕骨 30 g，食醋 60 mL。

【用法】先将花椒、鱼枕骨研成细末，再将苦楝子、葱白捣烂如泥，元胡、没药研成末。用食醋将上述药物和匀调成膏状，敷贴于中脘穴周围处，外用透明薄膜覆盖，然后用胶布加固，外用腹带包好，24 h 换贴 1 次，可连贴 2 ~ 4 次。治疗胆石症致胆绞痛。

【资料来源】《药到病除——独特用药治病绝招》。

方 7（发疱膏治胁痛）

【药物】斑蝥、白芥子各等份，二甲基亚砜适量。

【用法】上药分别研末，和匀，以 30% 二甲基亚砜调成软膏状。用时取如麦粒大一团置膏药中心，贴右胁阿是穴及背部胆俞穴。

【附注】急慢性胆囊炎均以右胁疼痛为临床主要症状，归属中医“胁痛”范畴。发疱膏对本病引起的胁痛有较好疗效，一般一次即愈；如伴有发热、呕吐等全身症状，则宜配合中西药物综合治疗。

【资料来源】《中医内病外治法》。

方8（排石散组方）

【药物】排石散1号（外用方）组成：大黄2份，芒硝1.5份，虎杖、郁金、川芎、枳壳各1份，共粉碎，过40目筛，用白布制成8 cm×6 cm药袋，每袋装药60 g；排石散2号（内服方）组成：大黄2份，姜黄、积壳、香附、柴胡、黄芩、金钱草、海金沙、鸡内金各1份，芒硝、茵陈各1.5份，皂矾、火硝各0.5份。排石散1号（药包），用醋浸透后置有盖容器中隔水蒸煮15 min，取出后稍凉；排石散2号，共粉碎，过60目筛，装0号胶囊备用（每粒装药0.5 g）。

【穴位】中脘、日月（右）、神阙。

【用法】选中脘、日月（右）、神阙3个穴位，每24 h轮流外敷，用敷巾固定，每次敷药需对药包浸醋蒸煮；排石散2号（胶囊），每次服6粒，每日3次。内服、外敷排石散2天后，从第3天开始，每天早晨服药、敷药半小时后进早餐。6天为1个疗程，每疗程之间间隔2天。主治胆石症。

【资料来源】《中医外治法效方300首》。

方9（芥萸糊天灸法）

【药物】白芥子、吴茱萸各等量。

【穴位】章门、京门、期门。

【用法】将二味药混合研为细末，加水适量调如糊状，取适量分别涂于章门、京门、期门穴上，干后再涂，一日数次。主治胁肋疼痛，嗳气不舒。

【资料来源】《中医天灸疗法》。

方10（胁痛散天灸法）

【药物】吴茱萸30 g，金铃子、青皮、延胡索各10 g，龙脑冰片6 g。

【穴位】期门、肝俞、章门。

【用法】诸药共研细末，瓶贮密封备用。使用时，取药末30g加陈醋炒热，分3份，分别摊于3块8 cm^2胶布中间，贴在上述穴位上。敷药后6～8 h，局部热灼、辣痛时揭去药物，以防久贴灼伤发疱过大。主治嗳气频作，脘痛连胁，脉沉弦，胁肋疼痛。

【资料来源】《中医天灸疗法》。

方11（胁痛膏天灸法）

【药物】斑蝥（去足、头、腿）1～3个，三棱、莪术、延胡索、大黄各10 g。

【穴位】肝俞、期门、章门、阿是穴（痛处）。

【用法】诸药共研细末，取3～5 g，与面粉适量（1.5～2 g）混合调匀，用黄酒适量调如膏，每次取如绿豆大，敷贴于 1 ~ 2 个穴位，以纱布覆盖，胶布固定。贴 24 h 后去掉药物，局部可见绿豆大小水疱，挑破流出水液，3 ~ 5 天自愈。各穴轮流使用，3 ~ 5 天贴 1 次，3 ~ 5 次为 1 个疗程。主治胁肋刺痛，痛有定处，胁肋下有症块，舌质紫暗，或成紫斑，脉沉涩。

【附注】斑蝥辛温有毒，对肾脏有强烈刺激作用，肾病患者禁用。一般患者不宜久用及大剂量使用，孕妇禁用。

【资料来源】《中医天灸疗法》。

方 12（斑雄丸天灸法）

【药物】斑蝥 12.5 g，雄黄 2 g。

【穴位】阿是穴（痛处）、肝俞、期门、京门。

【用法】诸药共研细末，加蜂蜜适量做成绿豆大小药丸。置于 2 cm^2 的胶布上贴于穴位上，每次 1 ~ 2 个穴位，诸穴轮流使用，贴 24 h 后去掉药物，局部可见绿豆大小水疱，不必挑破流出水液，涂以龙胆紫，任其自行结痂。隔 3 ~ 6 天贴 1 次，3 ~ 5 次为 1 个疗程。主治右胁痛（肝区痛），各种肝脏疾病引起的疼痛都可使用。

【附注】斑蝥辛温有毒，对肾脏有强烈刺激作用，肾病患者禁用。一般患者不宜久用及大剂量使用，孕妇禁用。

【资料来源】《中医天灸疗法》。

方 13

【药物】白胡椒末 3 g，肉桂末 2 g，葱白泥 3 g。

【用法】混合后敷于背部痛点处。

【资料来源】《中医传统医学外治疗法丛书》。

☞ 注意事项

胁痛是临床上常见的某些疾病的伴随症状，所以在治疗胁痛的同时，一定要查明病因，并针对病因采取相应的措施。

九、黄疸

黄疸是感受湿热疫毒，肝胆气机受阻，疏泄失常，胆汁外溢所致，以目黄、身黄、尿黄为主要表现的常见肝胆病证。其中黄色鲜明，伴有发热、口渴、苔黄腻者为阳黄；黄色晦暗或如烟熏，伴有神疲畏寒、苔白腻、脉濡缓等为阴黄。

西医的病毒性肝炎、肝硬化、胆囊炎等以黄疸为主要表现者，均可参照本节辨证论治。

☞ **临床表现**

目黄、身黄、尿黄为本病的主要临床表现。

☞ **天灸疗法**

方 1

【**药物**】毛茛茎根 10 ~ 20 g。

【**用法**】将鲜毛茛茎根洗净，捣烂，取 10 ~ 20 g 贴于右手桡动脉处，用纱布包好，6 ~ 12 h 取去，皮肤即发生水疱。如水疱过大，将液体抽去。一般只敷贴 1 次。

【**附注**】毛茛贴敷治疗黄疸，在民间广泛流传。退黄效果明显，平均为 3.5 天，其他症状也相继好转。

【**资料来源**】《中医内病外治》。

方 2（麝香膏）

【**药物**】麝香 0.9 ~ 1.5 g，胡椒 27 粒（小儿 1 岁 1 粒），雄鲫鱼 1 条（取背肉 2 块）。

【**用法**】共捣烂如泥，备用。取药泥适量，分贴敷神阙、肝俞（双）、脾俞（双）等穴，外盖纱布，以胶布固定。每日换药 1 次。主治寒湿黄疸。通常用药 2 ~ 3 日即见效。

【**资料来源**】《外敷中药治百病》。

方 3

【**药物**】新鲜毛茛 50 g，食盐 5 g。

【**用法**】把毛茛洗净，加食盐 5 g 捣烂。将捣好的药物敷于脐下或臀部，局部起疱后，将药渣取下，在局部用生理盐水洗净，所起疱用消毒针头轻轻挑破，让疱内黄水流畅，最后用消毒纱布包扎好。

【**资料来源**】《外敷中药治百病》。

方 4（金仙散，见《理瀹骈文》）

【**药物**】白术 5 g，黄芩 10 g，茵陈 15 g。

【**用法**】将上药共研细末，装塑料袋备用。每次用上药 1/3 药面，分别摊在 6 块直径约 5 cm 的金仙膏的油纸上，敷贴在心口、脐上、天枢等穴位处，用胶布固定，一般贴 24 h，隔日 1 次，10 次为 1 个疗程，休息 3 ~ 5 日。若病未愈，继续下次疗程。主治阳黄证。

【**资料来源**】《外敷中药治百病》。

方 5（扣草泥天灸法）

【**药物**】鲜自扣草适量。

【**穴位**】经渠穴。

【**用法**】将自扣草洗净捣烂如泥状。取药泥敷于经渠穴上，待起疱时去掉，将水疱挑破，流去黄水。涂以紫药水，以防感染。主治面、目、全身发黄，黄色鲜明，小便黄赤，大便秘结，舌苔腻黄，脉弦数。

【附注】自扣草，又名小回回蒜。

【资料来源】《中医天灸疗法》。

☞ **注意事项**

黄疸是临床上常见的某些疾病的伴随症状，所以在退黄的同时，一定要查明病因，并针对病因采取相应的措施。

十、眩晕

眩晕，又称“头眩”“冒眩”“风眩”等。眩是指眼花或眼前发黑，晕是指头晕甚或感觉自身或外界景物旋转。二者常同时并见，故统称为“眩晕”。轻者闭目即止；重者如坐车船，旋转不定，不能站立，或伴有恶心呕吐、汗出，甚则昏倒等症状。眩晕是临床常见症状，可见于西医的多种疾病，如梅尼埃综合征、高血压病、低血压、脑动脉硬化、椎—基底动脉供血不足、贫血、神经衰弱等。

眩晕的基本病理变化不外虚实两端。虚者为髓海不足，或气血亏虚，清窍失养；实者为风、火、痰、瘀扰乱清空。病位在于头窍，其病变脏腑与肝、脾、肾三脏有关。

☞ **临床表现**

轻者以头晕目眩、视物旋转为主要表现，闭目少顷即可复常；重者两眼昏花缭乱，视物不明，难以站立，昏昏欲倒，甚则跌扑。可伴有恶心呕吐、眼球震颤、耳鸣耳聋、汗出、面色苍白等症状。

☞ **天灸疗法**

方 1（降压天灸膏）

【药物】甘遂、延胡索、细辛、黄芩、吴茱萸、蜈蚣、白芥子。

【穴位】丰隆 、足三里、曲池、中脘、关元、肾俞、肝俞、膈俞。

【用法】取上述药物共研细末，贮玻璃瓶中备用。用时取药末少许以生姜汁调成糊状，敷于所取穴位上，每次选 2 ~ 4 穴。药物贴敷时间为 4 ~ 24 h，以局部皮肤有蚁行感或痒感、灼感为度。部分患者穴位皮肤会引起水疱，小者可让其自行消散，大者可用消毒敷料固定以防感染。每日 1 次，1 个月为 1 个疗程。

【资料来源】《中医实用天灸疗法》。

方 2（吴茱萸降压贴）

【药物】吴茱萸 60 g。

【穴位】涌泉穴。

【用法】吴茱萸 60 g 研末，用米醋、鸡蛋清调糊，每晚睡前敷贴双涌泉穴，次晨取下，此后每晚复行如法。

【资料来源】《中医实用天灸疗法》。

方 3（吴茱萸降压散）

【药物】吴茱萸、川芎各等份。

【穴位】神阙穴。

【用法】吴茱萸、川芎敷贴于神阙穴，用麝香止痛膏固定，3 天换敷 1 次。

【资料来源】《中医实用天灸疗法》。

方 4（附子贴）

【药物】附子、川芎、三棱。

【穴位】神阙穴。

【用法】附子、川芎、三棱敷贴于神阙穴，用桑皮纸和橡皮膏固定，每周敷贴 2 次，10 次为 1 个疗程。

【资料来源】《中医实用天灸疗法》。

方 5（平肝降压贴）

【药物】钩藤、菊花、白蒺藜、川芎、冰片。

【穴位】神阙穴。

【用法】平肝降压贴片，药用钩藤、菊花、白蒺藜、川芎、冰片，用 75% 酒精调糊贴于神阙穴。

【资料来源】《中医实用天灸疗法》。

方 6（胡椒降压膏）

【药物】桃仁 20 g，杏仁 24 g，夏枯草 20 g，水蛭 6 g。

【穴位】涌泉。

【用法】上述药分为 6 天量，用醋调成糊状，每晚睡前敷贴涌泉穴，次晨取下，此后每晚复行如法。

【资料来源】《中医实用天灸疗法》。

方 7

【药物】吴茱萸。

【穴位】涌泉穴。

【用法】吴茱萸 10 g，研末用醋调糊，用纱布包后敷涌泉穴，胶布固定，24 h 更换 1 次，双侧穴位同用，10 次为 1 个疗程，隔 1 周进行下一个疗程，4 个疗程观察疗效。

【资料来源】《河北中医》2004 年 10 月第 26 卷第 10 期。

方 8

【药物】吴茱萸适量。

【用法】吴茱萸碾细末，过 120 目筛，备用。取吴萸粉 5 g，用食醋调敷涌泉穴，男左女右，纱布固定。每日 1 次，5 次为 1 个疗程。原来使用的降压药不予加减。每日测血压 3 次，记录治疗前后收缩压和舒张压最高值。主治肾性高血压。

【资料来源】《中医外治法效方 300 首》。

方 9

【药物】吴茱萸 18 ~ 30 g。

【用法】上药研成粉末，用醋调敷两足心涌泉穴，最好在睡前敷，可用布包裹，敷药时间为每次 12 ~ 24 h。敷后病人血压下降，自觉症状减轻。可续敷数次。本方对阴虚阳亢型有效。

【资料来源】《常见病中草药外治法》。

方 10

【药物】吴茱萸 。

【用法】研为细末，用醋或凡士林调成软膏，于晚上敷双涌泉穴，次日除去，连贴 10 ~ 15 次。或用成药吴茱萸降压膏，外贴。

【适应症】缓进型高血压 1、2 期。

【资料来源】《俞穴敷药疗法》。

方 11（白芥子饼天灸法）

【药物】白芥子 30 g。

【穴位】百会、翳风。恶心或呕吐者加内关、足三里，痰多加丰隆。

【用法】将白芥子研为细末，取药末 3 g，调白酒适量，做成药饼 2 ~ 3 个，分别贴于百会、翳风穴。如恶心、呕吐，加贴敷内关、足三里，痰多加贴敷丰隆。贴药后胶布覆盖固定。3 天贴药 1 次，贴敷药饼后局部有麻痛感，坚持 1 ~ 2 h 即可消失，局部起疱者可挑破，涂以龙胆紫。主治眩晕。

【附注】本法也可以用白酒调和药末，炒热，敷贴涌泉穴，男贴左，女贴右。

方 12（磁饼天灸法）

【药物】肉桂、吴茱萸、磁石各等量，蜂蜜适量。

【穴位】涌泉、太冲、足三里。

【用法】将前 3 药研末，取 5 g 左右，以蜂蜜适量调药末成厚膏，软硬适度，制成小圆形药饼，贴于涌泉穴；阳亢者加太冲穴，阴阳不足者加足三里穴。每日贴 2 次，轮流使用。每天于临睡前换药 1 次，贴药后用胶布固定，艾卷悬灸 20 min。主治头目眩晕。

【资料来源】《中医天灸疗法》。

方 13（降压糊天灸法）

【药物】吴茱萸 60 g，槐花 30 g，珍珠母 20 g，米醋适量。

【穴位】神阙、涌泉。

【用法】先将3药研为细末，过筛瓶贮，密封备用。用时取药末30 g，用米醋调成糊，分为3份，分别贴于神阙穴和双侧涌泉穴，盖以纱布，胶布固定。贴药后再以艾卷悬灸15～20 min，以促进发疱。12 h后取下贴药。3～4天贴1次，10次为1个疗程。主治原发性高血压。

【资料来源】《中医天灸疗法》。

方14（饼天灸法）

【药物】吴茱萸、磁石、肉桂各30 g，蜂蜜适量。

【穴位】涌泉、太冲、神阙。

【用法】前3味药共研为细末，密封保存。使用时每次取药30 g，调蜂蜜使之软硬适度，制成药饼3个，分别贴于神阙、涌泉、太冲穴上，外加胶布固定。再以艾卷点燃悬灸30 min，以促进发疱，提高疗效。12 h后取下，隔3～5天贴1次，10次为1个疗程。主治高血压。

【资料来源】《中医天灸疗法》。

方15

【药物】川牛膝100 g，川芎100 g，吴茱萸50 g，牛黄5 g，蓖麻仁50 g。

【用法】将上药研细末，前4味药混匀装瓶，蓖麻仁另装备用。先将药末用食醋调成糊状，与蓖麻仁糊同摊在油纸或纱布敷料上，做成直径5 cm、厚度0.5 cm的小饼，然后将药饼贴在双涌泉穴上，胶布固定，每天1次，10次为1个疗程。疗程间隔3～4天，共治疗3个疗程。用于高血压病。

【资料来源】《农家顾问》2002年第3期。

方16

【药物】吴萸15 g，桃仁、杏仁各12 g，肉桂6g，胡椒7粒，糯米20 g。

【用法】上药共捣烂，加1个鸡蛋清调成糊状，分3次用。每晚临睡前敷贴于脚心（涌泉穴），次日晨除去。每天1次，每次敷一侧脚，交替敷药。6次为1个疗程。治疗期间每隔3天测血压1次，以观察血压变化。敷药处如皮肤出现青紫，属正常现象。用于高血压病。

【资料来源】《农村新技术》2002年第12期。

方17

【药物】槐花、珍珠母、吴茱萸各50 g。

【用法】将3味药研成细药末，过筛装入瓶内，密封保存。每次取药末15 ～20 g，加米醋适量调成糊状。分为3份，取1份贴神阙穴，另2份分别贴涂左右足底的涌泉穴，外盖纱布，胶布固定。贴药后再以艾条点燃，于穴位上悬灸15～20 min，每天1次，10次为1个疗程。用于高血压病。

【资料来源】《科技与生活》。

方 18（贴必灵）

【药物】肉桂、牛膝、桑寄生、天麻、灵芝等适量。

【用法】上药共研细末，醋调成膏。每晚濯足后贴双足涌泉穴上，外敷纱布，胶布固定，24 h 更换 1 次，1 个月为 1 个疗程，最多使用 3 个疗程。用于高血压病。

【资料来源】《陕西中医》1997 年第 11 期 18 卷。

方 19

【药物】吴茱萸 100 g，龙胆草 60 g，土硫磺 20 g，朱砂 15 g，明矾 30 g。

【用法】将上药共研细末，每次用上药适量，加米醋调成糊状。贴敷于双侧涌泉穴，覆盖纱布，胶布固定，2 日一换，1 个月为 1 个疗程。用于高血压病。

【资料来源】《农家顾问》2002 年第 3 期、《农村新技术》2003 年第 2 期、《农村天地》2004 年第 10 期。

方 20（降压散）

【药物】白芥子、花椒、桃仁、红花、火麻仁、生大黄各等份。

【用法】共研细末，装瓶备用，阴虚阳亢型用醋调，其余用姜汁调。每晚睡前用温水洗脚后，再用降压散 20 g，做成药饼，敷双足涌泉穴，早晨起床即去除，每天 1 次。用于高血压病。

【资料来源】《甘肃中医》1994 年第 7 卷第 4 期。

方 21

【药物】白胡椒 7 粒，杏仁 4 粒，桃仁 60 g，栀子 30 g。

【用法】均研为细末，用鸡蛋清调匀，捏成饼状。晚上 7 点将药饼贴敷涌泉穴。男贴左，女贴右。用纱布包好，翌日清晨将药饼剥去，若见到足底有青色，说明血压有降低。轻症连续用 2 次，重症连续用 3 次，即可获效。用于高血压病。

【资料来源】《国医论坛》1998 年第 13 卷第 4 期。

☞ **注意事项**

1. 积极参加体育锻炼。体质差者可提高身体素质；体胖者可增强气血运行，加速排泄水湿痰饮。

2. 饮食宜素净和容易消化。不宜饮酒、浓茶、咖啡和食用韭菜、辣椒、大蒜等刺激性食物。

3. 冬瓜、萝卜、芋艿、慈菇、海蜇、泥鳅、地栗、赤小豆等具有化痰结、利水湿的作用，可以选作辅助治疗。

4. 不要过多饮水，也不要吃公鸡、羊头、猪头、鲨鱼等发物。

5. 发作期宜卧床休息，防止起立跌倒受伤。减少头部转动。

6. 卧室光线宜昏暗，环境要安静。

7. 保持心情舒畅，防止七情（喜、怒、忧、思、悲、恐、惊）过度。

十一、失眠

失眠又称“目不瞑”“不得眠”“不得卧”，是以经常不能获得正常睡眠为特征的一类病证，主要表现为睡眠时间、深度的不足，轻者入睡困难或寐而不酣，时寐时醒，或醒后不能再寐，重则彻夜不寐，常影响人们的正常工作、生活、学习和健康。常见于西医学中的神经官能症、更年期综合征、慢性疲劳综合征等疾病中。

中医学认为，本病的病位在心。凡思虑忧愁，操劳太过，损伤心脾，气血虚弱，心神失养；或房劳伤肾，肾阴亏耗，阴虚火旺，心肾不交；或脾胃不和，湿盛生痰，痰郁生热，痰热上扰心神；或抑郁恼怒，肝火上扰，心神不宁等，均可导致失眠。

☞ **临床表现**

轻者入睡困难或寐而易醒，醒后不寐；重者彻夜难眠。常伴有头痛、头昏、心悸、健忘、多梦等症。

☞ **天灸疗法**

方 1（吴茱萸方）

【药物】吴茱萸 9 g，米醋适量。

【穴位】涌泉穴。

【用法】吴茱萸研成细末，米醋调成糊状，敷于两足涌泉穴，盖以纱布，胶布固定，每日 1 次。适用于心肾不交型。

【资料来源】《中医实用天灸疗法》。

方 2（吴桂散）

【药物】吴茱萸、肉桂各等份。

【穴位】涌泉、神门、三阴交。

【用法】上药共研细末，装瓶备用。临睡前取药粉 10 g，调酒炒热敷于两足涌泉穴，两侧穴位交替使用。每天换药 1 次，左右交替。

【资料来源】《中医实用天灸疗法》。

方 3（半星散）

【药物】生半夏 2 g，生南星 2 g，黄连 2 g，大黄 1 g，竹沥水适量。

【穴位】神阙。

【用法】上药前 4 味共研细末备用。用竹沥水调敷于神阙，盖以纱布，外用胶布固定。每晚睡前敷药 1 次，次晨除去。

【资料来源】《中医实用天灸疗法》。

方 4

【药物】吴茱萸。

【穴位】涌泉。

【用法】将适量吴茱萸研末，用米醋调成糊状，敷两足心（涌泉穴），盖以纱布固定，每晚 1 次，次日早晨取下，3 日为 1 个疗程。

【资料来源】《宁夏医科大学学报》。

方 5

【药物】鲜葱白 50 g，鲜生姜 15 g。

【用法】共捣烂如泥。每晚睡前用热水泡脚 10 ~ 15 min，外敷足心，范围约 4 cm × 4 cm，厚 1 ~ 2 mm，用麝香止痛膏固定。次日起床时除去，每晚 1 次，2 周为 1 个疗程，疗程间休息 7 日。一般治疗 1 ~ 3 个疗程。用于失眠。

【资料来源】《中国民间疗法》2000 年第 8 卷第 7 期。

☞ **注意事项**

注意保持心情舒畅。

十二、周围性面神经麻痹

面瘫是以口、眼向一侧歪斜为主要表现的病症，又称为“口僻”，俗称“吊线风”“歪嘴风”。本病可发生于任何年龄，多见于冬季和夏季。发病急速，以一侧面部发病为多。手、足阳经均上头面部，当病邪阻滞面部经络，尤其是手太阳和足阳明经筋功能失调时，可导致面瘫。本病相当于西医学的周围性面神经麻痹，最常见于贝尔麻痹。

中医学认为，劳作过度，机体正气不足，脉络空虚，卫外不固，风寒或风热乘虚入中面部经络，致气血痹阻，经筋功能失调，筋肉失于约束，出现口僻。

☞ **临床表现**

以口眼歪斜为主要特点，常在睡眠醒来时发现一侧面部板滞、麻木、瘫痪，额纹消失，眼裂变大，露睛流泪，鼻唇沟变浅，口角下垂歪向健侧，病侧不能皱眉、蹙额、闭目、露齿、鼓颊；部分患者初起时有耳后疼痛，还可出现患侧舌前 2/3 味觉减退或消失、听觉过敏等症。病程迁延日久，可因瘫痪肌肉出现挛缩，口角反牵向患侧，甚则出现面肌痉挛，形成“倒错”现象。

☞ **天灸疗法**

方 1（复方马钱子散）

【药物】马钱子、细辛、冰片。

【穴位】下关（患侧）。

【用法】将马钱子、细辛、冰片，按 2∶1∶1 研碎为末，过 120 目筛制成。取复方马钱子散适量，以蜂蜜调成糊状，取约黄豆大小置于直径 1.5 cm 的胶布上，将药物连同胶布一起贴敷于患侧下关穴处，每次敷贴 4～6 h，每日 1 次，10 次为 1 个疗程。

【资料来源】《中医实用天灸疗法》。

方 2（面瘫膏）

【药物】僵蚕 10 g，白胡椒 10 g，蓖麻仁 15 g，麝香 0.25 g。

【穴位】患侧翳风、听会、下关、迎香、地仓、颊车。

【用法】将僵蚕、白胡椒等药粉碎后，与蓖麻仁捣烂成泥，麝香混合搅拌成膏，密封备用。然后每穴放置药膏如黄豆大，以橡皮膏固定。1 个疗程后每天换药 1 次，7 天 1 个疗程。

【资料来源】《中医实用天灸疗法》。

方 3（秘方九味丸）

【药物】川牛膝、麻黄、乳香、没药、全蝎、僵蚕、苍术、甘草各 60 g，马钱子 960 g（马钱子铁锅煮沸后，去皮晾干，锉为细末）为一料。

【穴位】主穴：第一组选阳白、攒竹，第二组选承泣、四白，第三组选地仓、颊车、下关。配穴：合谷、风池、太冲。

【用法】将上述药共研细末，装瓶密封备用。将防过敏医用胶布剪成 5 分硬币大小，取秘方九味丸 2 g，以白酒调成稠糊状，均匀地涂于胶布中央，敷贴相应的穴位。选穴时如眉、额不对称者，以第一组穴位为主；眼睑不能闭合，下眼睑外翻下垂者，选第二组穴位；鼓腮、示齿困难者，以第三组穴位为主。如以上三种情况皆有者，则在每一组中选穴，再配以太冲、合谷。每次宜贴敷 4～5 穴，每隔 2 日换药或根据病情变更穴位。一般 2 周即愈。

【资料来源】《中医天灸疗法》。

方 4（加味松香膏）

【药物】生马钱子 5 份，蓖麻子仁 3 份，木鳖子仁 2 份。

【穴位】眼睑闭合受限者，取头维、太阳；口眼歪斜者，贴敷下关、地仓、颊车。

【用法】将后两味药捣成泥状，与马钱子粉拌匀备用。每 100 g 凡士林加松香 30 g，加热使松香熔化，离火待温时，每 100 g 松香加入调匀的三子药粉 50 g，充分拌匀，再每 100 g 三子膏兑入冰片 10 g、樟脑 10 g 调匀即成“加味松香膏”，装瓶备用。用时取药膏均匀地摊于棉布上，厚如 1 分硬币，贴敷患侧穴位，外用胶布固定。每 3 天换药 1 次，7 天为 1 个疗程。一般 2 个疗程即痊愈。

【资料来源】《中医天灸疗法》。

方 5

【药物】大巴豆 3 枚，大斑蝥 3 个，鲜生姜 6 g。

【穴位】下关穴（患侧）。

【用法】大巴豆 3 枚去壳，大斑蝥 3 个去足翅，鲜生姜 6 g 去皮，共捣成泥，均匀摊在 4 cm×5 cm 大小 6～8 层纱布上，药膏面积 2.5 cm×2.5 cm，以患侧下关穴为中心外敷后胶布固定。待 3～4 h 后去掉纱布及药膏，此时可出现水疱。按无菌操作方法，用注射器沿水疱下缘抽吸出液体，防止感染。观察 2～3 周，若不愈，可按上述方法重复 1 次，最多重复 2 次。

【资料来源】《新疆中医药》2005 年第 23 卷第 1 期（总第 95 期）。

方 6

【药物】白芥子 100 g。

【用法】取白芥子 100 g，捣碎，加适量白开水调匀，平摊在纱布上，待药温度接近于体温时，将药敷于患面颊部，用绷带固定，然后注意保温，2 h 后取下，切不可超过时间。只用药 1 次。

【附注】自发病之日起，禁食生冷食物，避免风吹，不用冷水漱口、洗脸，注意局部保温。

【资料来源】《四川中医》2003 年第 21 卷第 10 期。

方 7

【药物】巴豆。

【穴位】阳白、太阳、地仓、颊车、颧髎穴。

【用法】选取优质巴豆 6 个，去皮去壳，用时碾末备用。在患侧面部选取阳白、太阳、地仓、颊车、颧髎穴，用棉签蘸胡麻香油外涂穴位皮肤，将适量巴豆粉末放在涂抹香油的穴位上，然后用 3 cm×2 cm 的医用白胶布外敷，并将胶布四周按压与皮肤紧密接触，以防药粉外漏。贴完后即刻计算时间，一般贴敷 2 h 后让患者自行取下。上法 6 天治疗 1 次，5 次为 1 个疗程，观察疗效。

【反应及处理】若皮肤敏感，以贴药部位有灼热感即刻拿下。取下巴豆后，贴药部位的皮肤一般都会见发红、脱皮，严重者则可见局部皮肤红肿、起水疱的症状，一般不需处理，1 周左右症状可自行消退；若水疱较大，用无菌注射器将疱内液抽出，油纱覆盖患处，使其自然愈合。

【资料来源】《四川中医》2007 年第 25 卷第 6 期。

方 8

【药物】巴豆 10 个，斑蝥 5 只，生姜 50 g。

【用法】将以上药物碾碎后贴敷于患侧面部 8 h，外用敷料固定。待形成水疱后，用无菌注射器将泡内液抽出，以油纱覆盖患处，使其自然愈合。

【资料来源】《江苏中医药》2004年第25卷第2期。

方9

【药物】巴豆6～8粒，大蒜3瓣。

【穴位】太阳穴。

【用法】先取胶布一块，中间剪一直径1～1.5 cm的圆孔，贴于太阳穴，使穴位暴露；取巴豆6～8粒，去壳，大蒜3瓣，捣碎成糊状，将其敷于圆孔处，上面再贴一胶布固定即可。6～8 h后揭除胶布，可见皮肤起水疱，此时用无菌注射器抽吸泡内液体，外敷京万红软膏。隔日观察皮肤，换药1次。

【资料来源】《华北国防医药》2003年10月第15卷第5期。

方10

【药物】斑蝥、姜汁。

【穴位】一般取阳白、太阳、承泣、下关、地仓、颊车、牵正、翳风、人中穴。

【用法】患者平卧消毒，用毫针得气后接电疗机疏密波，强度以患者能忍受为度，不宜过大，留针30 min，每周5天。外敷药：斑蝥6 g研碎，加入生姜汁10 mL中混匀后，分别于阳白、下关、地仓、牵正穴常规消毒后取药外敷，外加纱布固定。每次选取1穴，次日去除纱布，一般每周2次，14个月为1个疗程。

【资料来源】《陕西中医》2008年第29卷第4期。

方11

【药物】斑蝥粉0.2 g。

【用法】将斑蝥粉用清水调成膏，然后贴在病侧太阳穴处，局部发疱后刺破揩干出液，间隔2～3天再贴，直至痊愈。

【资料来源】《外敷中药治百病》。

方12

【药物】斑蝥、红娘子。

【用法】斑蝥、红娘子各1 g，去头、足，加葱头5 g，共捣烂如泥状，用1 cm×1 cm大小膏药，将少许泥状药置于小膏药中心，贴于翳风穴部位。8～12 h观察出现水疱，用消毒针刺破水疱，消毒包扎。

【资料来源】《中国传统医学外治法丛书》。

方13

【药物】马钱子粉。

【用法】将马钱子粉2分散于药膏上，贴于患侧太阳、牵正、下关、颊车等处，每次贴2个穴位，隔天更换1次。

【资料来源】《中国传统医学外治法丛书》。

方14

【药物】芥子泥。

【用法】芥子泥做饼如铜钱大小，敷患侧颊车、翳风穴。

【资料来源】《中国传统医学外治法丛书》。

方 15

【药物】白芥子。

【用法】研为细末，用蜂蜜调成膏，贴患侧太阳、下关、地仓穴。局部有烧灼感时去掉。每日 2 次，直至病愈。

【资料来源】《俞穴敷药疗法》。

方 16（蓖麻子膏）

【药物】蓖麻子仁 30 g，冰片 2 g（冬天加干姜、附子各 3 g）。

【用法】共捣如泥，或再加醋调成糊膏，选贴于：（1）患侧的面部；（2）太阳。（3）太阳、下关、听宫、颊车、地仓、牵正、合谷、劳宫穴，一次只贴 2 ~ 3 个穴位，每日换药 1 次，各穴轮流使用，直至贴完为 1 个疗程，连用 3 ~ 5 个疗程；（4）患侧的劳宫穴；（5）塞鼻孔。

【资料来源】《俞穴敷药疗法》。

方 17（三子膏天灸法）

【药物】白芥子 15 g，蓖麻子仁 15 g，生附子 10 g（冬季加干姜 3 g）。

【穴位】（1）患侧的面部。（2）太阳、下关、听宫、颊车、地仓、牵正、合谷、劳宫穴。

【用法】诸药共捣烂如泥，加醋适量调成糊膏。取药膏如蚕豆大小，置于 8 cm^2 胶布中间，贴于上述穴位。一次只贴 2 ~ 3 个穴位，每日换药 1 次，各穴轮流使用，直至贴完全部穴位为 1 个疗程，连贴 3 ~ 5 个疗程。贴药后局部出现灼热、辣痛时去药膏。主治口眼歪斜。

【附注】本法药物辛温有毒性，有较强的刺激皮肤发疱作用，故皮肤过敏者慎用。使用过程中谨防入口、触目，以免引起损伤。

【资料来源】《中医天灸疗法》。

方 18

【药物】生白芥子、斑蝥各等份。

【用法】上药分别研细末，和匀，以 30% 二甲基亚砜调成软膏，每次取麦粒大一团，置 2 cm × 2 cm 胶布中心，贴于患侧太阳穴，3 h 后揭去。若无效，1 周后再贴 1 次。

【附注】发疱疗法治疗面瘫，中医期刊屡有报道。贴治穴位除太阳穴外，还有颊车、牵正穴及风池、翳风、地仓、承浆、下关、瞳子髎等穴。以太阳穴较好，其他以选择不妨碍面容美观的穴位为宜。本病初起疗效较好，病程越长，疗效越差。

【资料来源】《中医内病外治》。

方 19

【药物】熟附子、制川乌各 90 g，乳香 60 g。

【用法】上药共研细末，过 80 目筛，混合均匀，分成 8 ~ 10 包。临用前每包加生姜末 3 g，放人药面内，用开水调成糊状。敷药前，嘱患者用热姜片擦患处全充血为好，再将上述糊状药敷患处（上至太阳穴，下至地仓穴），宽约 3 cm，用纱布敷盖，胶布固定。然后外用热水袋热熨片刻，并注意保暖，禁冷风吹。每日 1 次，10 天为 1 个疗程，连续 1 ~ 2 个疗程。主治面神经炎。

【资料来源】《中医外治法效方 300 首》。

方 20

【药物】没药、乳香、铅丹各 9 g，儿茶、血竭各 6 g，黄精 120 g，郁李仁 100 g（去壳），麝香 1 g（另包）。

【用法】将前 5 味药焙干，研成粉末；黄精放入温水中浸泡 24 h 后，连同郁李仁碾成膏状，再调入药末备用。用 4 ~ 5 层纱布块，其大小似患侧面颊，将所制成的药膏摊敷于纱布上，厚度约 0.4 cm，最后将麝香的 1/2 撒于药膏上，贴敷患侧面部，胶布固定，每天换药 1 次。

【资料来源】《中医外治法效方 300 首》。

方 21

【药物】白附子、僵蚕、白花蛇各 10 g，全蝎、蜈蚣各 6 g。

【用法】上药研为细末备用。根据患者病情轻重、病程长短、病变部位，按经络走行取穴 10 ~ 15 个。局部用 75% 酒精消毒，用手术刀片于取穴处轻划 1 cm 小口，将粉剂约 0.5 g 敷于其上，再用如 5 分硬币大胶布覆盖其上即可。每 3 天做 1 次治疗，为 1 个疗程，一般患者 4 ~ 6 个疗程痊愈。

【资料来源】《中医外治法效方 300 首》。

方 22

【药物】穿山甲、血竭、天南星各 30 g，全蝎 10 g，地龙、防风各 15 g，乳香、僵蚕、没药各 12 g，白附子、马钱子各 6 g，蜈蚣 6 条。

【用法】上述药物共研细末，贮瓶备用。用时取适量药末，用生姜汁调和成膏，做成饼，直径 1.5 cm，厚 0.5 cm，置放在纱布上。将太阳、下关、翳风、颊车、地仓等穴用生理盐水擦净，把药饼依次贴敷在以上穴位（患侧），胶布固定，1 周更换 1 次，2 次为 1 个疗程。

【资料来源】《中医外治法效方 300 首》。

方 23

【用法】取去皮的巴豆仁，男 12 g，女 10 g，捣碎，做成手心大小的药饼敷于患侧手心处 3 天，每 12 h 翻药饼 1 次，不出门避风 3 天。

【出处】《内蒙古中医药》1999 年第 18 期。

方 24

【药物】蓖麻子仁 30g，巴豆 10 g，麝香 0.3 g。

【用法】共捣如膏状敷手心，再以搪瓷缸盛热水熨之。每日 1 次，每次 15 ~ 30 min。

【疗效】有人用本法已治愈 100 余例病人。病程最短的 3 天，最长的 14 年；疗程最短的 3 天，最长的 35 天。

【备注】本疗法对偏头痛、神经牙痛等也有显著疗效。

【资料来源】《民间疗法》。

☞ **注意事项**

1. 多食新鲜果蔬、粗粮，如豆类制品、南瓜、玉米、洋葱、山楂、海带、大枣、苦瓜、丝瓜、冬瓜、黄瓜、甜瓜、香蕉，另外多食瘦肉。

2. 忌生冷、油腻、刺激性食物，不易消化的食物，热性补药，热性食物，烟、酒，羊肉、狗肉，带鱼，辣椒。

3. 适当活动，加强身体锻炼，常听轻快音乐，心情平和。

4. 应注意功能性锻炼，如抬眉，双眼紧闭，鼓气，张大嘴，努嘴，示齿耸鼻。可以湿热毛巾热敷，每晚 3 ~ 4 次，勿用冷水洗脸。遇风、雨寒冷时，注意头面部保暖。

十三、胃肠出血

由口中吐出咖啡色液体或由肛门排出柏油状黑色大便，即是胃肠出血。

☞ **天灸疗法**

方 1

【药物】大生蒜 4 份，玄明粉 1 份。

【用法】上药混合后捣烂。取 90 g，用 4 层纱布裹，贴敷涌泉穴缚定，待 4 ~ 5 h 后去掉。每日更换 1 次，至血止停。每次贴药前，在足心应先涂上一层凡士林，以防足底起疱。用于胃肠出血。

【资料来源】《双足与保健》1996 年第 1 期。

方 2

【药物】大葱 30 g。

【用法】大葱捣烂成泥，敷双足涌泉穴，以布包扎，每次 3 ~ 4 h，每日或隔日 1 次。主治胃热出血。

【资料来源】《外敷中药治百病》。

☞ **注意事项**

生活规律，保持心情舒畅。饮食规律，选择易消化的食物。必要时住院治疗。

十四、肠易激综合征

肠易激综合征属中医“腹痛”“腹泻”等范畴，是一种常见的胃肠道功能紊乱性疾病，其特征为持续或间歇发作的腹痛、腹胀、排便习惯改变和大便性状异常。情志、饮食、寒热、劳倦等因素均可诱发或加重本病。

☞ **天灸疗法**

方 1

【药物】白芷、石榴皮、胡椒三味，按 6 ：3 ：1 比例调配。研粉备用。

【用法】每次取 2 g 贴脐，隔日 1 次，4 周为 1 个疗程。

【资料来源】《现代中西医结合杂志》2006 年第 21 卷第 1 期。

方 2

【药物】肉桂 50 g，丁香 50 g，吴茱萸 50 g，乌梅 100 g，胡椒 40 g，补骨脂 100 g，乳香 100 g，没药 100 g。

【用法】上药为末。取适量，用姜汁调匀外敷脐部，胶布固定，3 周为 1 个疗程。适于脾胃虚寒型。

【资料来源】《中医外治杂志》2006 年第 24 卷第 1 期。

☞ **注意事项**

保持情绪舒畅，饮食起居规律。

十五、面痛

面痛是以眼和面颊部出现放射性、烧灼样抽掣疼痛为主症的疾病，又称“面风痛”“面颊痛”。本病相当于西医学的三叉神经痛。

面痛多发于 40 岁以上，女性多见。中医学认为，本病多由外感风邪、情志不调、外伤等因素导致面部经络气血痹阻，经脉不通，产生面痛。

☞ **临床表现**

面部疼痛突然发作，呈闪电样、刀割样、针刺样、火灼样剧烈疼痛。伴面部潮红，流泪、流涎、流涕，面部肌肉抽搐。常因说话、吞咽、刷牙、洗脸、冷刺激、情绪变化等诱发。持续数秒到数分钟，发作次数不定，间歇期无症状。

☞ **天灸疗法**

方 1（蟾酥冰片方）

【药物】蟾酥、冰片、细辛、斑蝥比例为 3 ：3 ：3 ：1。

【穴位】太阳、下关、颊车、阿是穴。

【用法】三叉神经第一支疼痛取太阳穴，第二支疼痛取下关穴，第三支疼痛取颊车穴；如扳机点（即按压时能引起疼痛发作或者能缓解症状的敏感部位）明显的，可同时于该点施灸。将上药 0.3 ~ 0.5 g 酒调，敷于穴位表面，外以胶布固定。一般要求对病史较长、病情较重或年龄偏高、皮肤松弛者，用药量可稍重，反之酌减。

【资料来源】《中医实用天灸疗法》。

方 2（姜葱方）

【药物】老葱白 1 个，生姜 1 个。

【穴位】阿是穴。

【用法】将葱、姜捣成泥，敷于面颊或疼痛明显处，用纱布固定，一般用药 4 h 后疼痛可缓解。每 2 日换药 1 次，纱布固次，3 ~ 5 天疼痛可消失。

【资料来源】《中医实用天灸疗法》。

方 3（三虫散）

【药物】全虫 21 个，地龙 6 条，蝼蛄 3 个，五倍子 15 g，生南星 10 g，生半夏、白附子各 30 g，木香 9 g。

【穴位】太阳穴。

【用法】上药研细末备用。每次取药末适量，加上一半的面粉，用酒调成 2 个药饼，敷太阳穴。每日 1 次，每次 20 ~ 30 min，7 天为 1 个疗程。适用于三叉神经痛，痛有定处，如针刺样，夜间尤甚者。

【资料来源】《中医实用天灸疗法》。

方 4（二乌散）

【药物】川乌 1.2 g，草乌 12 g，川椒、生麻黄、生南星各 15 g，片姜黄 30 g。

【穴位】阿是穴。

【用法】上药共研细末，浸泡于少量酒精中，2 日后取涂患处。疼痛发作时随时涂抹，缓解后每日 3 次。适用于面痛遇寒而发，疼痛剧烈，痛有定处。

【资料来源】《中医实用天灸疗法》。

方 5（白乌膏）

【药物】川芎、生川乌、生草乌、白芷各 15 g。

【穴位】疼痛局部。

【用法】将上药用醋调成膏，以胶布固定，摊在纱布块上，贴在患处，可以加热。每天换药 1 次。一般 1 ~ 2 天疼痛可减轻，适用于发作频繁、疼痛剧烈者。

【资料来源】《中医实用天灸疗法》。

方6（马钱子散）

【药物】马前子、川草乌、乳香、没药各等份。

【穴位】太阳、下关、颊车或阿是穴。

【用法】上药共研细末，贮瓶备用。用时每取适量（约40 g），以黄酒或醋调匀成膏状，贴敷太阳、下关、颊车或阿是穴。外以纱布盖上，胶布固定。每天换药1次。

方7（龙蝎散）

【药物】地龙、全蝎、白附子、细辛、生南星、生半夏、路路通各等份。

【穴位】太阳、颊车。

【用法】上述药共研细末，贮瓶备用。用时每取30 ~ 60 g，用黄酒调匀成膏状，贴敷太阳、颊车穴上，外以纱布盖上，胶布固定，每天换药1次。

【资料来源】《中医实用天灸疗法》。

方8（止痛散）

【药物】方①：白附子3 g，葱白15 g；方②：白芷15 g，细辛3 g。

【穴位】太阳穴。

【用法】方①白附子研细，与葱白捣成泥状，备用；方②两味研细备用。方①每取黄豆大1粒，摊在小圆形纸上，贴在同侧太阳穴上。约1 h脱下。方②炒热做饼趁热贴患处，用布扎，每日3次。

【附注】①患处应保暖；②平时避免刺激敏感点；③饮食宜清淡，忌烟酒。

【资料来源】《中医实用天灸疗法》。

方9（乌头南星散）

【药物】生乌头、生南星、生白附子各等份。

【穴位】阿是穴，患病神经走向的腧穴。

【用法】上述药共研细末，每30 g药粉用大葱50 g、鲜生姜15 g捣如泥，贴阿是穴和患病神经走向有关的腧穴，每日1次，每次4 ~ 8 h。适用于寒瘀阻滞型三叉神经痛。

【资料来源】《中医实用天灸疗法》。

方10

【药物】斑蝥（去头、足、翅）1 ~ 2 g，蜂蜜适量。

【穴位】三叉神经第一支（眼支）取攒竹、阳白、太阳、三间。

第二支（上颌支）取四白、巨髎、颧髎、内庭。

第三支（下颌支）取下关、颊车、合谷。

【用法】斑蝥研细末，瓶贮密封备用。用时取药末0.3 ~ 0.4 g，调蜂蜜成厚泥膏。取绿豆大小药丸3 ~ 4枚贴于穴位上，每次2个穴位，诸穴轮流使用，贴24 h后去掉药物，局部可见绿豆大小水疱，不必挑破流出水液，涂以龙胆紫，任其自行结痂。隔 3 ~ 6 天贴 1 次，治愈为度。主治三叉神经痛，证见面颊或上或下阵发性闪电样剧烈疼痛。

【附注】斑蝥辛温有毒，不可误入口、眼中，防止沾染穴位临近皮肤。

【资料来源】《中医天灸疗法》。

方 11

【药物】巴豆（去壳）、朱砂、细辛各 1 g，冰片 0.3 g。

【穴位】太阳、百会、阿是穴。

【用法】诸药共研细末，瓶贮密封备用。取 8 cm^2 胶布 3 块，把 0.6 g 药末放在胶布中央，敷贴在太阳、百会、阿是穴上，8 h 即可除去。局部发水疱，可挑破，涂以龙胆紫。

【资料来源】《中医天灸疗法》。

方 12

【药物】鲜毛茛、大蒜。

【用法】选上关穴，用鲜毛茛、大蒜等研末制成药饼，贴敷在穴位上，直至透亮水疱出现。一般 7 ~ 10 天为 1 个疗程。

【资料来源】《中医传统医学外治疗法丛书》。

方 13

【药物】红矾 15 g、荜拨 10 g，白芥子 5 g，共研细末。

【用法】另取干红辣椒 3 个、透骨草 15 g，分别用 75% 酒精 50 mL 浸泡 4 h，将以上清液合在一起，并与药末调成糊状。用时取约豆粒大敷于太阳、颊车、下关、地仓、迎香穴处，每日 1 次，敷药后以局部引起充血为度。

【资料来源】《中医传统医学外治疗法丛书》。

方 14

【药物】吴茱萸 5 g。

【用法】吴茱萸研成细末，加面粉少许，用水调成糊状。敷于足底涌泉穴。用于三叉神经痛。

【资料来源】《中国针灸》1997 年第 5 期。

☞ **注意事项**

1. 面痛是一种顽固性难治病症，临床上要鼓励患者树立战胜疾病的信心，坚持治疗。

2. 对继发性面痛要查明原因，采取适当措施，根除原发病。

十六、消渴（糖尿病）

消渴是以多饮、多食、多尿、乏力、消瘦或尿有甜味为主要临床表现的一种疾病。本病以阴虚为本，燥热为标。燥热在肺，肺燥伤津，则口渴多饮；热郁于胃，消灼胃液，则消谷善饥；虚火在肾，肾虚精亏，封藏失职，则尿多稠浑。燥热盛则阴愈虚，阴愈虚则燥热更甚，形成恶性循环。如病久不愈，阴损及阳，则可见气阴两伤、阴阳俱虚之候。

根据消渴病的临床特征，其主要是指西医学的糖尿病。

☞ 临床表现

消渴起病缓慢，病程漫长。本病以多尿、多饮、多食，倦怠乏力、形体消瘦，或尿有甜味为证候特征。但患者“三多”症状的显著程度有较大的差别。消渴病的多尿，表现为排尿次数增多，尿量增加。有的患者是因夜尿增多而发现本病。与多尿同时出现的是多饮，喝水量及次数明显增多。多食易饥，食量超出常人，但患者常感疲乏无力，日久则形体消瘦。但现代的消渴病患者，有的则在较长时间内表现为形体肥胖。

☞ 天灸疗法

【药物】五味子 15 g，元胡 15 g，白芷 15 g，细辛 10 g，附子 10 g，牛膝 15 g，肉桂 10 g。

【用法】共研末，分别装入 2 个小布包中。将小布包紧贴在双脚涌泉穴（足底中，足趾跖屈时凹陷处），2 周为 1 个疗程，1 年治疗 4 ~ 5 个疗程。用于治疗糖尿病及其并发症。

【资料来源】《中国民间疗法》2002 年第 10 卷第 4 期。

☞ 注意事项

1. 消渴病患者的皮肤极易并发感染，在运用外治法治疗过程中应注意严格消毒。

2. 本病治疗过程中，注意生活调摄具有十分重要的意义。尤其是节制饮食，具有基础治疗的重要作用。在保证机体合理需要的情况下，应限制粮食、油脂的摄入，忌食糖类，饮食宜以适量米、麦、杂粮，配以蔬菜、豆类、瘦肉、鸡蛋等，定时定量进食。

3. 消渴病患病过程中易出现各种并发症，应及时发现并对症处理。

十七、阳痿

阳痿是指成年男子性交时，由于阴茎萎软不举，或举而不坚，或坚而不久，无法进行正常性生活的病证。但对发热、过度劳累、情绪反常等因素造成的一时性阴茎勃起功能障碍，不能视为病态。常见于西医学的男子性功能障碍及某些慢性虚弱疾病之中。

本病的发生多因房事不节，手淫过度；或过于劳累、疲惫；或异常兴奋、激动；或高度紧张，惊恐伤肾；或命门火衰，宗筋不振；或嗜食肥甘，湿热下注，宗筋弛缓而致。与肾、肝、心、脾的功能失调密切相关。

☞ **临床表现**

性生活时阴茎不能勃起，或勃而不坚、临房早泄，随之萎软无力；或虽能性交，但不能泄精而自行萎软。

☞ **天灸疗法**

方 1（凤仙花子丸）

【药物】凤仙花子 15 g，蟾酥 3 g，麝香 0.3 g，葱白适量。

【穴位】神阙、曲骨穴。

【用法】凤仙花子研为细末，蟾酥、麝香调匀，再研一遍，加大葱适量捣为丸，如黄豆大，阴干。临睡前，用药丸 2 粒，白酒化开，涂于神阙、曲骨穴，外用胶布固定。每晚 1 次，直至病愈。

【资料来源】《中医实用天灸疗法》。

方 2（椒蒜膏）

【药物】白胡椒 3 g，大蒜 1 个，食盐 3 g。

【穴位】神阙、关元。

【用法】上药共捣烂备用，敷于穴上，敷 1 h 为度，每日 1 次。

【资料来源】《中医实用天灸疗法》。

方 3（益肾附子膏）

【药物】大附子、木香、吴茱萸、蛇床子、桂心各等份。

【穴位】神阙、曲骨穴。

【用法】上药共研细末，每用半匙药末，生姜汁制成膏，贴在穴上，自晚至明，每日 1 次，10 次为 1 疗程。

【资料来源】《中医实用天灸疗法》。

方 4（温阳川椒膏）

【药物】方 1：红参、鹿衔草、柏子仁、远志、肉桂、鹿角霜、川椒各等份。方

2：狗鞭、枸杞，用70%酒精约500 mL浸泡20天，密封备用，简称枸杞液。

【穴位】神阙、关元。

【用法】将上药碾细，用枸杞液调匀药物如泥，敷穴上，上盖麝香壮骨膏加以固定。每日1次，7次为1个疗程。局部充血，水肿或起疱，待局部愈后，疗程顺延。

【资料来源】《中医实用天灸疗法》。

方5（椒附散）

【药物】白胡椒3 g，制附片6 g，明雄黄6 g，白酒适量。

【穴位】神阙穴。

【用法】先将上药研成细末，后将大曲酒加热倒入，调和做成小药饼备用。将药饼敷于神阙穴，外加绷带固定。用炒食盐500 g或用热水袋加热。待腹内感觉温暖时，可去盐或热水袋。等脐部有痒感或灼痛时，方可去掉药饼。

【资料来源】《中医实用天灸疗法》。

方6（起痿散）

【药物】淫羊藿、蛇床子、皂荚、马钱子、肉苁蓉、黑附片、丁香各100 g。

【用法】取上述药物水煎2次，再浓缩成膏，阴凉干燥，研为细末，过100目筛，用白酒将药末调为干糊状备用。取药糊2 g敷于命门穴处，外用胶布覆盖，每日换药1次，15天为1个疗程。治疗期间禁房事、烟酒，调摄精神。

【资料来源】《中医外治法效方300首》。

方7（壮阳灵）

【药物】肉苁蓉20 g，仙灵脾、菟丝子、赤芍、巴戟天各15 g，阳起石、水蛭、韭子、制附子各10 g，制马钱子8 g，蜈蚣5条，麝香2 g，冰片、肉桂各6 g。

【用法】将上药烘干，研极细末，瓶贮备用，取药粉适量、食醋适量，调膏做成5分硬币大，0.5 cm厚圆饼，贴脐部，盖塑料薄膜与敷料，用胶布固定，每贴72 h，隔天复贴，直至痊愈。另外根据病因不同，配合心理治疗、性行为治疗及中药内服等。

【资料来源】《中医外治法效方300首》。

☞ **注意事项**

1. 节制性欲，切忌房事过频、手淫过度。宜清心寡欲，摒除杂念，怡情养心。
2. 忌过食醇酒肥甘。
3. 为巩固疗效，阳痿好转时，应停止一段时间性生活，以免症状反复。

十八、腹泻

腹泻，又称泄泻，为临床常见的肠道疾病，一年四季均可发生，以夏秋季尤为多见。多因饮食不节、过食生冷油腻或感受风寒湿邪，以致脾胃运化功能失常而发生。急性者失治不愈，可转成慢性。中医辨证属寒湿、湿热、食滞型者多为急性，辨证属肝郁、脾虚、肾虚型者多为慢性。临床常虚实夹杂，寒热兼见。急性者较易治疗，慢性者常迁延难愈。

本病相当于西医的急慢性肠炎。

☞ **临床表现**

排便次数增多，粪便稀薄，甚至如水样为本病的主要临床表现。

☞ **天灸疗法**

方 1

【药物】肉桂、吴茱萸、延胡索、白芥子、肉豆蔻、姜汁、麝香。

【穴位】1 组:脾俞、肾俞、中脘、足三里;2 组:关元俞、大肠俞、天枢、神阙、关元。

【用法】将中药等份研成粉末，用姜汁将药粉调成干糊，置于 4 cm×6 cm 胶膏中心，临用时加上少许麝香，从夏季三伏天的初伏日起，每 5 天贴 1 次，两组穴交替使用，10 次为 1 个疗程。根据患者耐受程度，每次贴 2～6 h。1 个疗程后观察疗效。

【资料来源】经验方。

方 2（止泻膏天灸法）

【药物】白芥子 12 g，干姜 12 g，红皮大蒜 3 个，生姜、蒜白各适量，香油或豆油 500 mL，漳丹 240 g。

【穴位】神阙（肚脐）、脾俞、胃俞、止泻穴。

【用法】以上药物除漳丹外，均放入油内浸泡 1 日，再倾入锅内文火熬至药焦，过滤去渣后再徐徐放入漳丹，文火熬至滴水成珠时，离火冷却即成膏，备用。治疗时取药膏摊于 4 cm×9 cm 硬皮纸上，贴上述穴位，数次即愈。贴药膏后局部可出现烧灼、辣痛感，甚至起小水疱，不妨碍治疗，应极力忍耐。主治寒性泄泻，大便清稀，每日泻下数次至十余次，腹痛肠鸣，手足厥冷，舌淡、苔白润，脉沉迟。

【附注】换药时局部水疱不需处理，任其自行吸收消失。大水疱可按常规处理。

【资料来源】《中医天灸疗法》。

方 3（泄泻膏天灸法）

【药物】大蒜 2～4 片，马齿苋 10～15 g，吴茱萸 10 g，猪胆汁（1～2 个猪胆汁量）。

【穴位】神阙（肚脐）、大肠俞。

【用法】除猪胆汁外，诸药混合捣烂，加入适量猪胆汁调和捣至融烂如膏状。取膏药如蚕豆大，摊在 3 cm×9 cm 胶布中间，分别贴于穴位上，每日换药 1 次，至泻止为度。主治热性或湿热泄泻。

【资料来源】《中医天灸疗法》。

方 4

【药物】吴茱萸 12 g，胡椒 9 g，肉桂 9 g，目鳖仁 6 个，丁香 6 g。

【穴位】神阙（肚脐）、脾俞、大肠俞。

【用法】诸药共研末，以生姜汁调和成膏，制成直径约 2.5 cm 的圆形药饼，分别贴在以上穴位上，外加胶布固定。约 24 h 后局部出现烧灼、麻痛感即除去。主治虚泻。

【附注】使用本法期间，忌食生冷、厚味、油腻食物。局部应保持清洁，局部发痒时，勿用手抓搔，以免污染而发生感染。

【资料来源】《中医天灸疗法》。

方 5（久泻丸天灸法）

【药物】巴豆（去壳）3 个，母丁香 12 枚，土木鳖 3 个，麝香 0.3 g。

【穴位】神阙、脾俞、止泻穴、命门。

【用法】先将前三味药研成细末，再将麝香与药末研成细末，取药用水调和成豌豆大的药丸，分别贴置于上述穴位，再用胶布固定。24 h 后局部有烧灼、麻痛感时即去药。主治泄泻日久。

【资料来源】《中医天灸疗法》。

方 6

【药物】胡椒、大蒜各适量。

【用法】上药共捣成饼状敷脐部固定，适用于寒性泄泻。

【资料来源】《常见病中草药外治法》。

方 7

【药物】车前子、肉桂各等份。

【用法】共研为末，放脐中以胶布固定之，适用于寒性泄泻。

【资料来源】《常见病中草药外治法》。

方 8

【药物】艾绒 30 g，酒一小杯。

【用法】用酒炒艾绒做成饼状敷脐上，适用于寒性泄泻。

【资料来源】《常见病中草药外治法》。

方 9

【药物】甘草、滑石各等量。

【用法】上药共研为末，以车前草捣汁调药末放脐中固定。本方适用于热泻。

【资料来源】《常见病中草药外治法》。

方 10

【药物】大葱 500 g。

【用法】将大葱切成 3 cm 长，用布包好置脐下关元穴，在葱包上面加热熨半小时，每天 1 ~ 2 次。本方适用于脾肾虚泄泻。

【资料来源】《常见病中草药外治法》。

方 11

【药物】胡椒 9 g，麝香暖脐膏 1 张。

【用法】胡椒研为细末，填满肚脐，外敷麝香暖脐膏。或用鲜姜汁调成膏，敷神阙穴。

【适应症】肠炎和小儿消化不良所引起的腹泻。

【资料来源】《俞穴敷药疗法》。

方 12

【药物】丁香 2 g，硫磺 2 g，胡椒 1.5 g，绿豆 5 g。

【用法】研为细末，用开水和成药饼，贴神阙穴。

【资料来源】《俞穴敷药疗法》。

方 13（温脾膏）

【药物】丁香、肉桂各等份。

【用法】研为细末，加在暖脐膏上，贴神阙穴。俞穴除神阙穴外，有的又加贴长强穴。

【资料来源】《俞穴敷药疗法》。

方 14

【药物】巴豆仁 1 ~ 2 粒，熟大枣肉 1 枚（或黄蜡 6 g）。

【用法】共捣如泥，贴神阙穴。

【资料来源】《俞穴敷药疗法》。

方 15

【药物】炮姜（或生姜）3 g，黄丹 2 g，大葱 9 g。

【用法】炮姜研末，加黄丹和大葱，共捣如泥，贴神阙穴。

方 16

【药物】大蒜（有的加朱砂适量）。

【用法】捣烂，用 2 层油类纱布包裹，压成饼状，贴神阙和涌泉穴。

【资料来源】《俞穴敷药疗法》。

方 17（止泻散）

【药物】苍术、吴茱萸各 15 g，丁香 3 g，胡椒 3 g。

【用法】上药共研为细末，用麻油调成膏，贴神阙穴。

【资料来源】《俞穴敷药疗法》。

方 18（复方五倍子散）

【药物】炒五倍子 6 g，干姜 6 g（鲜姜加倍），吴茱萸 3 g，丁香 3 g。

【用法】研为细末，用75%酒精或60度白酒调成糊膏，贴神阙穴。每日换药2次，连用3～4天。

【资料来源】《俞穴敷药疗法》。

方19

【药物】苍耳全草（待籽实壮满时，叶不要枯黄或掉落）。

【用法】苍耳草若干斤，开水煮2～3次，去渣澄清，然后浓缩成稠膏，贴囟门和神阙穴。

【资料来源】《俞穴敷药疗法》。

方20（巴豆大枣方）

【药物】巴豆仁2粒（去油），熟大枣1枚。

【用法】巴豆仁去油、大枣去核后共捣烂，用油纱布或纱布包裹，压成饼状，敷神阙、涌泉穴。每日1次，每次2～3 h，待局部发疱后发挥作用。主治寒湿泄泻。

【资料来源】《胃肠病外治独特新疗法》。

方21

【药物】大蒜20 g，朱砂0.3 g。

【用法】捣烂压成饼状，贴肚脐、涌泉穴。

【资料来源】《中国民间敷药疗法》。

方22

【药物】大蒜12 g。

【用法】捣烂，调拌鸡蛋清，外敷贴涌泉穴。

【资料来源】《中国民间敷药疗法》。

方23（益肠散）

【药物】肉桂、丁香各50 g，五倍子15 g，川连10 g。

【用法】以上为一料，共研细末，每次取药末10 g，用陈醋调成糊状，摊于布上，敷于脐部，每天1次，第2天换药，用完一料为1个疗程。主治慢性结肠炎。

【资料来源】《中医外治法效方300首》。

方24（愈溃理肠散）

【药物】生黄芪15 g，乌梅、白及、白芷各10 g，白头翁30 g，公丁香、冰片各5 g，黄连、肉桂各3 g，麝香0.5 g。

【用法】上药共研细末，制成散剂备用。每次5～6 g，用米醋调成稠糊状，敷于神阙穴，以伤湿止痛膏覆盖固定，3天换药1次，1个月为1个疗程，2个疗程后评定疗效。主治溃疡性结肠炎。

【资料来源】《中医外治法效方300首》。

方 25

【药物】吴茱萸 1 份，白芥子 2 份。

【用法】将上药研细末，醋调硬糊状。每次取药膏 3 g（小儿酌减），用胶布将药膏敷于涌泉穴（男左女右），24 h 后揭去。皮肤起疱或脱皮，是邪气外达之佳兆，约经 2 ~ 3 天，等疱消皮复后再做第 2 次治疗。4 次为 1 个疗程，必要时再做第 2 个疗程。用于泄泻。

【资料来源】《陕西中医》1996 年第 17 卷第 1 期。

方 26

【药物】四季葱根茎适量。

【用法】上药捣烂，用芭蕉叶包好埋入热火灰下，待半熟后取出，热敷涌泉穴。用于急性胃肠炎出现抽搐症状者。

【资料来源】《农村百事通》2003 年第 16 期。

☞ **注意事项**

平时要养成良好的卫生习惯，不饮生水，少食生冷瓜果；居处应冷暖适宜；并可结合食疗健脾益胃。

十九、癫痫

癫痫是大脑神经元突发性异常放电导致短暂的大脑功能障碍的一种慢性疾病。而癫痫发作是指脑神经元异常和过度超同步化放电所造成的临床现象，其特征是突然和一过性症状，由于异常放电的神经元在大脑中的部位不同而有多种多样的表现，可以是运动、感觉、精神或自主神经的伴有或不伴有意识或警觉程度的变化。

☞ **临床表现**

1. 全身强直一阵挛发作（大发作）：突然意识丧失，继之先强直后阵挛性痉挛。常伴尖叫、面色青紫、尿失禁、舌咬伤、口吐白沫或血沫、瞳孔散大。持续数十秒或数分钟后痉挛发作自然停止，进入昏睡状态。醒后有短时间的头昏、烦躁、疲乏，对发作过程不能回忆。若发作持续不断，一直处于昏迷状态者称大发作持续状态，常危及生命。

2. 失神发作（小发作）：突发性精神活动中断，意识丧失，可伴肌阵挛或自动症。一次发作数秒至十余秒。脑电图出现 3 次 / 秒棘慢或尖慢波综合。

3. 单纯部分性发作：某一局部或一侧肢体的强直阵挛性发作，或感觉异常发作，历时短暂，意识清楚。若发作范围沿运动区扩及其他肢体或全身，可伴意识丧失，称杰克森发作。发作后患肢可有暂时性瘫痪，称 Todd 麻痹。

4. 复杂部分性发作（精神运动性发作）：精神感觉性、精神运动性及混合性发作。多有不同程度的意识障碍及明显的思维、知觉、情感和精神运动障碍。可有神游症、夜游症等自动症表现。有时在幻觉、妄想的支配下可发生伤人、自伤等暴力行为。

5. 植物神经性发作（间脑性）：可有头痛型、腹痛型、肢痛型、晕厥型或心血管性发作。无明确病因者为原发性癫痫，继发于颅内肿瘤、外伤、感染、寄生虫病、脑血管病、全身代谢病等者为继发性癫痫。

☞ **天灸疗法**

方 1

【药物】吴茱萸适量。

【用法】上药研细末。放于双侧涌泉、肚脐后，外贴止喘膏固定，每数日或数周更换 1 次，或于洗澡及洗脚后更换，连续贴敷至症状基本消失后 1 个月。若局部有痒痛反应或生疮疹，可暂时停用，待恢复后再贴。用于癫痫。

【资料来源】《实用单方验方大全》。

方 2

【药物】吴茱萸 2 g，罂粟壳 1 g，补骨脂 1 g，黄连 1 g，冰片 0.5 g，薤白 2 g。

【用法】将前五味药共研末，另取薤白洗净捣成泥，用醋适量与上药共调成药饼。将患者脐部洗净揩干，药饼贴于脐上，外覆纱布，胶布固定。每日换药 1 次，4 周为 1 个疗程。

【资料来源】《中国民间疗法》1995 年第 5 期。

二十、腹胀

腹胀是主观上感到腹部一部分或全腹部胀满，或客观检查发现腹部或全腹部膨隆。腹胀是常见消化系统症状，常见于胃肠胀气、各种原因所致的腹水、腹腔肿瘤等。

☞ **临床表现**

腹部一部分或全腹部胀满为本病的主要临床表现。

☞ **天灸疗法**

方 1

【药物】大蒜 10 g。

【用法】将大蒜捣烂，用 2 ~ 4 层油纱布包裹，敷在中脘穴上，待局部皮肤发红、起疱、有灼烧感时去掉（一般保持 2 h），洗净蒜汁，每日 1 次。主治胃肠功能紊乱所致的肠胀气。

【资料来源】《外敷中药治百病》。

方 2

【药物】吴茱萸，生姜。

【穴位】脐部（神阙穴）。

【用法】洗净并擦干患者脐部（神阙穴），将吴茱萸研成粉末状，每次取 3 g 左右，用食醋 5 mL 调成糊状，并加热至 40℃，填满神阙穴，按压铺平；将生姜切成直径 2.5 cm、厚度 0.5 cm 的薄片，按压在吴茱萸外面；并用麝香止痛膏（6 cm×5 cm）于夜间临睡前敷贴固定，次日上午取下。每日 1 次，10 日为 1 个疗程，治愈停药。

【资料来源】《现代中西医结合杂志》。

方 3

【药物】吴茱萸。

【穴位】神阙穴。

【用法】予以促进胃肠动力药（吗叮啉、西沙必利）、肛管排气、电针双足三里等对症治疗。在此基础上，将中药吴茱萸 250 g 装入自制小布袋内，扎紧袋口，放入家用微波炉中，用高温加热 2 ~ 3 min，取出待温度适宜，置患者脐部及周围（神阙穴），患者取仰卧位，每次 20 ~ 30 min，每日 2 次。适用于机械通气并发腹胀。

【资料来源】《实用中西医结合临床》2006 年 4 月第 6 卷第 2 期。

方 4

【药物】吴茱萸粉。

【穴位】脐。

【用法】取吴茱萸粉 5 ~ 10 g，以姜汁或香油调成稠膏状，再加肉桂粉 2 ~ 3 g、透皮剂少许，贴敷脐部（贴时先将脐部清洗干净），外用医用胶布或伤湿止痛膏固定，以勿让药膏外漏为度，24 h 后除去药渣，洗净脐部。隔日再贴，3 ~ 5 次为 1 个疗程。适用于糖尿病腹胀。

【资料来源】《甘肃中医》2003 年第 16 卷第 6 期。

方 5

【药物】吴茱萸。

【穴位】脐部。

【用法】在常规插胃管行胃肠减压的基础上，将中药吴茱萸 10 ~ 15 g 捣碎后加入适量 75% 酒精浸湿，装入自制小布袋，系好袋口，置脐部，在药袋上方置放热水袋或热毛巾，或直接用烤灯照射，促进药物效果的发挥。每天 2 次，每次 1 h。适用于胃肠道积气。

【资料来源】《广西医科大学学报》2007 年 10 月第 24 卷第 4 期、《胃肠病外治独特新疗法》。

方 6（葱蜜饼）

【药物】留 3 cm 须的全葱 1 根。

【用法】将其捣为葱泥，然后加蜂蜜调和，做成饼状，大小以能盖住脐部为度。将其外敷于脐部，经 2 h 后取去即可。如效果差，可换新葱蜜饼再敷。

【资料来源】《中医外治法效方 300 首》。

☞ **注意事项**

本病是许多疾病的伴随症状，需查明病因以求得到全面治疗。

二十一、头痛

头痛，又称“头风”，是指以头部疼痛为主要临床表现的症状。根据致病原因的不同，可以分为外感头痛与内伤头痛两大类。常见于西医学的紧张性头痛、血管性头痛以及脑膜炎、高血压、脑动脉硬化、头颅外伤、脑震荡后遗症等疾病。

头为“髓海”，又为诸阳之会，清阳之府，五脏六腑之气血皆上会于头。若外邪侵袭或内伤诸疾导致气血逆乱，瘀阻脑络，脑失所养而发生头痛。

☞ **临床表现**

患者自觉头部包括前额、额颞、顶枕等部位疼痛，为本病的证候特征。按部位有在太阳、阳明、少阳，或在太阴、厥阴、少阴，或痛及全头的不同，但以偏头痛者居多。按头痛的性质有掣痛、跳痛、灼痛、胀痛、重痛、头痛如裂或空痛、隐痛、昏痛等。按头痛发病方式，有突然发作，有缓慢而病。疼痛时间有持续疼痛、痛无休止，有痛势绵绵、时作时止。根据病因，还有相应的伴发症状。

☞ **天灸疗法**

方 1

【药物】白砒、藤黄、斑蝥、红娘子各等份。

【穴位】太阳、列缺，有痰加风池，无痰加合谷。

【用法】上药共研细末。临用时，取药末加水为丸，如梧子大。将一丸放膏药中间，另用一张膏药将药合入粘住，用针刺数孔，放在穴位上，胶布固定，每日 1 换。左侧头痛贴右边，右侧头痛贴左边。

【资料来源】《外敷中药治百病》。

方 2（桂芥膏天灸法）

【药物】桂心、白芥子各 15 g，黄酒适量。

【穴位】上星，百会。

【用法】将桂心、白芥子共研为细末，加入黄酒适量调成膏，先将穴位局部头发剪去，再取药膏如桂圆大小贴于穴位上，盖以纱布，用胶布固定。贴药后 6 ~ 12 h，局部感灼辣麻痛即去药，以免发疱过大。3 ~ 5 天贴 1 次，至愈停药。主治风湿头痛。

【资料来源】《中医天灸疗法》。

方 3（葱蒜芎星膏天灸法）

【药物】葱白 3 ~ 6 g，大蒜瓣 6 枚，川芎 6 g，南星 3 g。

【穴位】太阳、列缺、风池。

【用法】诸药混合捣烂如泥膏状，取药膏如蚕豆大一粒，压平扁，分别贴穴位上，每穴 1 粒，盖以纱布，胶布固定，24 h 后揭去。局部皮肤发赤、灼辣，如果起疱，将其挑破，涂以龙胆紫。每日贴 1 次。主治风寒头痛。

【资料来源】《中医天灸疗法》。

方 4（红白黄丸天灸法）

【药物】红娘子、白砒、藤黄、斑蝥各等份。

【穴位】太阳、列缺，有痰加风池，无痰加合谷。

【用法】诸药共研为细末备用。使用时取药末适量，加水调和使之软硬适度，制成药丸如黄豆大。将药丸放在 8 cm^2 胶布中间，再用同样大小胶布一张叠合粘住，用针刺破数孔放穴位上，然后用胶布固定，每日一换。左偏头痛贴右边穴，右边头痛贴左边穴。主治偏正头痛。

【附注】本方有大毒，不可误入口目中。本方常发疱过烈，故先用两块胶布粘合刺孔后贴敷，减弱发疱作用，以免刺激过度引起大水疱。

【资料来源】《中医天灸疗法》。

方 5（发疱药散天灸法）

【药物】斑蝥 1 ~ 2 个或巴豆 1 ~ 2 个，朱砂 0.3 ~ 0.6 g。

【穴位】印堂、阿是穴。

【用法】将斑蝥研为细末备用，或将巴豆、朱砂分别研为细末备用。使用时取胶布 1 ~ 2 块，然后取斑蝥面如米大小，放在胶布上，贴印堂、阿是穴，24 h 后去膏药。或取巴豆面、朱砂末各 0.3 g 调匀，置于一小块普通药膏中，贴敷在印堂、阿是穴，8 h 后即可除去。揭去药膏后局部出现小水疱，可以挑破流尽黄水，敷以消毒敷料 3 ~ 5 天自然吸收，每 5 ~ 7 天贴敷 1 次，3 ~ 5 次为 1 个疗程。

【附注】本法诸药均辛温有毒，对皮肤有强烈刺激发疱作用，使用时谨防入目及接触其他部位皮肤。

【资料来源】《中医天灸疗法》。

方 6（萸姜膏天灸法）

【药物】吴茱萸 16 g，生姜 31 g，白酒适量。

【穴位】涌泉。

【用法】将吴茱萸研末，生姜捣烂，共炒热，喷一口白酒在药上，包在双侧涌泉穴上，外盖纱布，绷带束紧固定。敷 24 h 后去药，局部发赤、起小疱者，可以挑破涂以紫色药水，以防感染。主治阴虚头痛、肝阳上亢头痛。

【附注】贴药后约 12 h，开始局部感觉烧灼，辣痛难忍，需极力忍耐，不要随便揭去药膏，以免影响疗效。

【资料来源】《中医天灸疗法》。

方 7（蓖豆饼天灸法）

【药物】蓖麻子仁 10 粒，巴豆肉 1 粒，樟脑少许。

【穴位】上星、太阳。

【用法】将诸药共捣烂如泥膏，制成圆形小药饼 2 个，取药饼分别敷在上星、太阳穴上，外加胶布固定，24 h 后除去。局部发疱者可以用消毒敷料覆盖，任其自然吸收，通常 3 ~ 5 天敷 1 次。主治偏头痛。

【资料来源】《中医天灸疗法》。

方 8

【药物】白附子 3 g，川芎 3 g，葱白 5 g。

【用法】先将葱白捣成泥状，再把白附子、川芎研成细末，和葱白泥调匀，摊在纸上，贴头部两太阳穴，1 h 后揭去。本方适用于风寒头痛。

【资料来源】《常见病中草药外治法》。

方 9

【药物】麻黄（去节）、杏仁各等份。

【用法】上药捣烂如泥，贴两太阳穴。本方适用于风寒头痛、气血虚头痛。

【资料来源】《常见病中草药外治法》。

方 10

【药物】川芎、白芷各 3 g，大葱 15 g（有的不用白芷，用白附子）。

【用法】前二味研为细末，和大葱共捣如泥，敷太阳穴。

【资料来源】《俞穴敷药疗法》。

方 11

【药物】蓖麻子仁 3 g，乳香 3 g，食盐 0.3 g（有的不用食盐）。

【用法】共捣成药膏，敷太阳穴。

【资料来源】《俞穴敷药疗法》。

方 12

【药物】鲜姜 1 块，雄黄适量。

【用法】鲜姜切成薄片，撒上雄黄末，再一片一片合住，烘热，贴太阳穴。

【资料来源】《俞穴敷药疗法》。

方 13

【药物】胡椒、艾叶各等份。

【用法】研为细末，鸡蛋清调成膏，敷囟会穴。

【资料来源】《俞穴敷药疗法》。

方 14

【药物】生川乌、南星各等份。

【用法】研为细末，以大葱或鲜姜汁调成膏，敷太阳穴。

【资料来源】《俞穴敷药疗法》。

方 15

【药物】全虫 21 个，地龙 6 条，蝼蛄 3 个，五倍子 15 g，生南星、生半夏、白附子各 30 g，木香 9 g。

【用法】共研为细末，用药末适量，加上 1/2 面粉，用酒调成药饼，贴太阳穴。注：本方亦可治疗三叉神经痛。

【资料来源】《俞穴敷药疗法》。

方 16

【药物】斑蝥、红娘子、白芷、栀子各 30 g，巴豆 95 g，朱砂 21 g，信石、雄黄各 15 g，轻粉 9 g，冰片 3 g。

【用法】共研为细末，用蜂蜜适量调成药膏，每次用约绿豆大小两粒，贴两侧太阳穴，外套一塑料圈，再用胶布固定，有烧灼疼痛感时去掉。注：此法对脑炎后遗症头痛也有很好的疗效。敷药时间长，则有水疱形成，愈后有暂时性色素沉着，无瘢痕。

【资料来源】《俞穴敷药疗法》。

☞ **注意事项**

保持心情舒畅，注意休息。

二十二、前列腺炎

前列腺炎是指前列腺特异性和非特异感染所致的急慢性炎症引起的全身或局部症状。前列腺炎可分为非特异性细菌性前列腺炎、特发性细菌性前列腺炎（又称前列腺病）、特异性前列腺炎（由淋球菌结核菌、真菌、寄生虫等引起）、非特异性肉芽肿性前列腺炎、其他病原体（如病毒、支原体、衣原体等）引起的前列腺炎、前列腺充血和前列腺痛。

☞ **天灸疗法**

方 1

【药物】白芥子 10 g，肉桂、细辛各 8 g，冰片 12 g，鲜葱、鲜姜、大蒜各适量。

【用法】前 4 位药共研为极细末，将葱、姜、蒜捣烂，与之混合成膏。用时取一小团放于穴位上，敷以纱布，胶布固定。选取膀胱俞、肾俞、三阴交、涌泉（均为双侧），每次敷 2 对穴位，6 ~ 8 h 取下，若感局部热痒，可缩短时间。每日或隔日 1 次，1 周为 1 个疗程。主治虚证尿频。

【资料来源】《外敷中药治百病》。

方 2（三香散）

【药物】麝香 1 g，香附 9 g，乌药、元胡、小茴香各 6 g。

【穴位】神阙穴。

【用法】上药共为粉末，瓶装备用，取适量加水调匀，敷于肚脐，外用胶布固定，48 h 后取下，每周 2 次，4 次为 1 个疗程，一般需做 3 个疗程。加减变化:兼有尿频、尿急者，加木通 6 g;兼有腰膝酸软、失眠多梦、遗精者，加枸杞 6 g;兼有腰酸膝冷、阳痿、早泄者，加补骨脂 6 g。

【适应症】慢性前列腺炎。

【资料来源】《中医外治法效方 300 首》。

☞ **注意事项**

1. 淋证与癃闭均有小便量少、排尿困难之症状，应注意鉴别。

2. 淋证患者应多喝水，禁房事，注意休息，调畅情志。

3. 饮食宜清淡，忌肥腻辛辣酒醇之品。

二十三、胸膜炎

胸膜炎又称“肋膜炎”，是胸膜的炎症。胸膜炎是致病因素（通常为病毒或细菌）刺激胸膜所致的胸膜炎症。胸膜炎最常见的症状为胸痛。胸痛常突然出现，程度差异较大，可为不明确的不适或严重的刺痛，可仅在患者深呼吸或咳嗽时出现，亦可持续存在并因深呼吸或咳嗽而加剧。胸痛为壁层胸膜的炎症所致，通常出现于正对炎症部位的胸壁，亦可表现为腹部、颈部或肩部的牵涉痛。

☞ **天灸疗法**

方 1

【药物】官桂、公丁香、生南星、樟脑、山萘各 60 g，猪牙皂 30 g，白芥子 15 g。

【用法】上药共研细末，用医用凡士林配成 30% 药膏，平摊于纱布敷料上，贴于胸膜炎局部部位，用胶布固定，隔日换 1 次，用于包裹性胸膜炎。

【资料来源】《陕西中医》1990 年第 3 卷。

方 2

【药物】生大黄 15 g，芒硝 30 g，大蒜、白芥子、栀子适量。

【用法】大黄、芒硝、大蒜捣烂后敷局部 1 日，次日取生大黄、白芥子、栀子等量研末，加红花、酒精、白蜜调敷局部 2 日，隔 1～2 日重复敷药。

【资料来源】《辽宁中医杂志》1992 年第 7 卷。

☞ **注意事项**

本病病情往往较严重，必要时住院治疗。

二十四、紫癜

紫癜是皮肤和黏膜出血后颜色改变的总称。

☞ **临床表现**

为出血点、紫癜和淤斑，一般不高出皮面，仅于过敏性紫癜时可稍隆起，开始为紫红色，压不退色，以后逐渐变浅，至 2 周左右变黄而消退。紫癜是出血性疾病最常见的临床表现。

☞ **天灸疗法**

【药物】大蒜捣泥。

【用法】大蒜泥适量敷贴涌泉穴，外用胶布固定，12 h 更换 1 次，连续 5 天为 1 个疗程。主治血小板减少性紫癜。

【资料来源】《外敷中药治百病》。

☞ **注意事项**

禁食辛辣食物，注意休息。

二十五、便秘

便秘是指大便秘结不通，或有便意而排出困难的一种病证。实证包括燥热内结肝气郁滞；虚证有津液不足、气血亏虚等。

本病相当于西医的习惯性便秘、肠道炎症恢复期及产后或手术后排便困难等。

☞ **临床表现**

大便秘结，排便周期延长；或周期不长，但粪质干结，排出困难；或粪质不硬，虽有便意，但便而不畅，为本病的主要临床表现。

☞ **天灸疗法**

方 1

【**药物**】吴茱萸。

【**穴位**】脐部。

【**用法**】将中药吴茱萸 10 ~ 15 g 捣碎，加适量 75% 的酒精浸湿，装入自制的小布袋中，置脐部，在脐部上方用热毛巾湿敷，每天 2 次，每次 1 h。适用于长期卧床患者便秘。

【**资料来源**】《广西医科大学学报》。

方 2（通腑饼天灸法）

【**药物**】独头蒜 2 个，大葱根 3 根，大黄 10 g，朴硝 7 g，食盐适量。

【**穴位**】神阙。

【**用法**】诸药共捣如厚泥，制成一个药饼，贴敷于神阙穴上，外加胶布固定。4 ~ 5 h 腹中有冷感，局部灼辣时大便随之通下。接取药饼后随之发红，可见小疱，涂以紫色药水，以防感染。主治实热便秘。

【**附注**】服药期间忌食辛辣炒煎食物，以防复发。本方泻下作用较峻烈，中病即止，不宜久用。

【**资料来源**】《中医天灸疗法》。

方 3

【**药物**】连须葱头 5 个，生姜 1 块，食盐 9 g，豆豉 10 粒。

【**用法**】上药共捣成饼状，烘热后贴脐上，用胶布固定，良久可通。如不通可再敷。

【**资料来源**】《常见病中草药外治法》。

方 4

【**药物**】大葱。

【**用法**】切碎捣烂，加醋适量，炒热，熨神阙穴。每日 3 次，每次 30 ~ 60 min。

【**资料来源**】《俞穴敷药疗法》。

☞ **注意事项**

便秘患者应保持心情舒畅，增加体力活动，注意饮食调节，并按时如厕。

二十六、癃闭

癃闭是以小便量少，排尿困难，甚则小便闭塞不通为主症的一种病证。其中小便不畅，点滴而短少，病势较缓者称为癃；小便闭塞，点滴不通，病势较急者称为闭。本病类似于西医学中各种原因引起的尿潴留及无尿症。

本病病位在膀胱，膀胱气化不利是导致本病的直接原因。而膀胱的气化又与三焦密切相关，尤其以下焦最为重要。造成膀胱和三焦气化不利的具体原因多与湿热下注、肝郁气滞、尿路阻塞和肾气亏虚有关。

☞ 临床表现

以排尿困难，全日总尿量明显减少，甚至小便闭塞不通、点滴全无为主要临床表现。起病或突然发生，或逐渐形成。一般在癃的阶段表现为小便不利，排尿滴沥不尽，或排尿无力，或尿流变细，或尿流突然中断，全日总尿量明显减少；在闭的阶段表现为小便不通，全日总尿量极少，甚至点滴全无，或小便欲解不出，小腹满胀，状如覆碗。尿闭可突然发生，亦可由癃逐渐发展而来。病情严重时，尚可出现头晕，胸闷气促，恶心呕吐，口气秽浊，水肿，甚至烦躁、神昏等症。尿道无疼痛感觉。

☞ 天灸疗法

方 1

【药物】大葱。

【用法】剥去老皮切碎，捣烂，敷神阙穴。

【资料来源】《俞穴敷药疗法》。

方 2

【药物】大蒜 2 枚，蝼蛄 2 个。

【用法】捣烂，用油纱布 2 层包裹，压成药饼，贴神阙穴。

【资料来源】《俞穴敷药疗法》。

方 3

【药物】甘遂 0.5 ~ 1.5 g。

【用法】研为细末，纳神阙穴，外用胶布固定。另外，用甘草 15 g，煮水频饮，1 h 许即生效。

【资料来源】《俞穴敷药疗法》。

方 4（麝甘散）

【药物】麝香少许（0.1 ~ 1 g），甘遂 10 g，鸡蛋 1 ~ 2 个。

【用法】先取鸡蛋 1 个（小鸡蛋 2 个），去掉蛋黄，取蛋清打成糊状，然后将麝香、甘遂（共研细末）放入混匀；取麻纸 3 张，折叠成 1 cm × 5 cm 大小。将调好的“麝甘散”平分，均匀地分布在麻纸上，分别在双侧肾区及中极穴或神阙穴外敷，然后用绷带包扎，松紧以不游动为度，适当加温，以使药力吸收发挥作用。

☞ **注意事项**

1. 癃闭患者往往伴有精神紧张，治疗时应解除患者的精神紧张，反复做腹肌收缩、松弛的交替锻炼。

2. 癃闭兼见哮喘、神昏时，应采取综合措施。

二十七、水肿

水肿是体内水液潴留，泛溢肌肤，以头面、眼睑、四肢、腹背甚至全身浮肿为特征的一类病证。常见于西医学的急慢性肾炎、慢性充血性心力衰竭、肝硬化、贫血、内分泌失调以及营养障碍等疾病所出现的水肿。

本病又名“水气”，可分为阳水和阴水两大类，是全身气化功能障碍的一种表现。其病本在肾，其标在肺，其制在脾，肺、脾、肾三脏功能失调，膀胱气化无权，三焦水道失畅，水液停聚，泛溢肌肤而成水肿。

☞ **临床表现**

以头面、眼睑、四肢、腹背甚至全身浮肿为主症。

1. 阳水多为急性发作，初起面目微肿，继则遍及全身，肿势以腰部以上为主，皮肤有光泽，按之凹陷易复，胸中烦闷，甚则呼吸急促，小便短少而黄。伴有恶寒发热咽痛。苔白滑或腻，脉浮滑或滑数。

2. 阴水多为慢性发病，初起足跗微肿，继而腹、背、面部等渐见浮肿，肿势时起时消，按之凹陷难复，气色晦滞，小便清利或短涩，舌淡、苔白，脉沉细或迟。脾虚者兼见脘闷纳少、大便溏泻；肾虚者兼见肢冷神疲、腰膝酸软。

☞ **天灸疗法**

方 1

【**药物**】大戟、芫花、甘遂、海藻各等份。

【**用法**】研为细末，用酒调成膏，敷神阙穴。

【**资料来源**】《俞穴敷药疗法》。

方 2

【**药物**】独头蒜 5 枚，田螺 4 个，车前子 10 g。

【**用法**】车前子研为细末，和大蒜、田螺共捣一起，敷神阙穴。

【**资料来源**】《俞穴敷药疗法》。

方 3

【**药物**】蓖麻子仁 50 粒，薤白 3 ~ 5 个。

【**用法**】共捣烂，敷涌泉穴。每日 1 次，连用数日。

【资料来源】《俞穴敷药疗法》。

☞ **注意事项**

1. 水肿病人应忌盐，肿势重者应予无盐饮食，轻者予低盐饮食。

2. 患者应避免风邪外袭，起居有时，避免过度劳累，节制房事，调摄情志，树立战胜疾病的信心。

二十八、缩阳症

缩阳又名缩阴，亦称阳缩或阴缩。是指以阴茎、睾丸和阴囊突然内缩为主要症状的疾病。多因寒邪或湿热之邪侵犯而引发，亦可因阴亏火旺诱发，而与足厥阴经、督脉和肝、肾两脏关系密切。

☞ **天灸疗法**

方 1

【药物】大葱若干。

【用法】切碎捣烂，烘热，敷神阙穴及下腹部，外加热敷，熨至腹内作响，腹痛消失，阴茎出为止。

【资料来源】《俞穴敷药疗法》。

方 2

【药物】带须老葱 500 g，胡椒 6 g，百草霜 9 g。

【用法】胡椒研为细末，和大葱、百草霜共捣一起，分成两半，摊于布上，一半敷神阙穴，一半敷阴茎，外加热敷。

【资料来源】《俞穴敷药疗法》。

方 3

【药物】大葱 250 g，生姜 40 g，胡椒 15 g，硫磺 30 g。

【用法】先把生姜、胡椒、硫磺研为细末，然后再和大葱（切碎）共捣一起，敷神阙穴及脐下丹田，外加热敷。

【资料来源】《俞穴敷药疗法》。

方 4

【药物】黑附子 12 g，吴萸、元肉、胡椒、干姜各 10 g。

【用法】研为细末，用开水调成膏敷神阙穴，外加热敷，内服成药桂附理中丸。

【资料来源】《俞穴敷药疗法》。

☞ **注意事项**

缩阳与阳痿不同，必要时可手术治疗。

二十九、呃逆

呃逆，俗称“打嗝”，古称“哕”，可单独发生，也可继发于某些急慢性疾病的过程中，其症为喉间呃呃有声，声短而频，不能自制。中医认为是寒邪、胃火、食积、气滞，或中焦虚寒，下元亏损，或重病后正气虚弱所致。

西医认为本病是不自主的膈肌间歇性收缩运动所致的疾患，称其为“膈肌痉挛”。

☞ 临床表现

喉间呃呃有声，声短而频，不能自制。轻者持续数分钟或数小时，可不治而愈；重者昼夜不停，甚至间歇发作，迁延十余日不愈。

☞ 天灸疗法

方 1

【药物】吴茱萸。

【穴位】涌泉穴。

【用法】取吴茱萸 30 g，研成细末，放入瓶中备用。每次取适量，用醋调成稠膏，晚上睡觉前敷于双足心，即涌泉穴处，外盖塑料薄膜、纱布，用胶布固定。晨起去掉，每日 1 次。

【资料来源】《家庭科技》2007 年 7 月。

方 2（降逆散）

【药物】白胡椒 2 g（40 粒），芒硝 10 g，朱砂 0.5 g。

【用法】取上药共研细末，为 1 次药量。缝制边长为 12 cm 的正方形纱布袋 1 个，将研磨好的药物细末装入袋内缝合袋口，敷于患者脐部，治疗 1 次为 72 h。敷药时取仰卧位，先将脐部清洗干净。局部有皮肤溃烂、损伤或炎症者禁用此法。敷药部位要准确，为防止药袋脱落或错位，可用胶布固定，再加宽腰带固定。嘱病人饮食有节，勿食生冷食物，忌辛辣、肥甘厚味之品。保持心情舒畅，避免七情刺激。

【资料来源】《中医外治法效方 300 首》。

方 3

【药物】生大蒜 1 瓣。

【用法】研碎。双涌泉穴涂少许小磨香油，再用研碎的大蒜外敷该处，并用胶布固定，当患者觉双涌泉穴处发热微痛时撤去，如患者不觉涌泉穴处发热微痛时再重复下一次。用于膈肌痉挛。

【资料来源】《中医外治杂志》1999 年第 8 卷第 6 期。

方 4

【药物】吴茱萸 20 g。

【用法】研末，用香油调。外敷于双侧涌泉穴，敷料胶布外固定，每日更换 1 次。用于膈肌痉挛。

【资料来源】《中国民间疗法》2001 年第 9 卷第 9 期。

☞ **注意事项**

频频呃逆，若出现于急重病证后期，多为危笃之候，不可轻视。

三十、鼓胀

鼓胀，是因腹部膨胀如鼓而得名，又名“单腹胀”。

本病多由黄疸、胁痛、积聚失治所致，相当于现代医学的晚期肝硬化及肝癌等。

☞ **临床表现**

腹部胀大，初起柔软，渐渐坚实，甚则脐突、青筋暴露，面色晦暗或黧黑，面目发黄，胸、颈、面部可见蜘蛛痣，或见肝掌，肌肤甲错，形体消瘦，纳少腹胀，便溏或结，小便短少，重者出现吐、衄或便血，甚至昏迷。

☞ **天灸疗法**

方 1

【药物】甘遂末 15 g，芒硝 30 g。

【用法】上药研末敷于脐部，每天换药 1 次，贴后患者觉皮肤发热，即欲小便，尿量甚多，次数亦增加，最多者每天可达 12 次。这种方法对于正气虚弱，不能接受峻泄剂的腹水病人比较适合。

【资料来源】《常见病中草药外治法》。

方 2

【药物】豆豉、生姜皮、韭菜根、大葱、砂糖各等份。

【用法】先把前 3 味研为细末，再和大葱、砂糖共捣一起，贴神阙穴。

【资料来源】《俞穴敷药疗法》。

方 3

【药物】蝼蛄 20 g，甘遂、大黄各 3 g。

【用法】先把甘遂、大黄研为细末。再和蝼蛄共捣一起，贴神阙穴。

【资料来源】《俞穴敷药疗法》。

方 4

【药物】大戟、甘遂、沉香、肉豆蔻、木香各 12 g。

【用法】共研为细末，用酒 250 mL 和匀，装入猪膀胱内，放于脐部，外盖塑料薄膜，并用宽布带缚扎。

【资料来源】《俞穴敷药疗法》。

方 5

【药物】巴豆霜 6 g，硫磺 1 g（有的加轻粉 3 g）。

【用法】研为细末，用油或酒调成稠膏。用油纱布 2 层包裹，压成饼状，敷神阙穴。

【资料来源】《俞穴敷药疗法》。

方 6

【药物】商陆 2 ~ 3 g。

【用法】研为细末，用开水调成膏，贴神阙或阴交穴。有的选加：(1) 大葱；(2) 大蒜；(3) 麝香少许。

【资料来源】《俞穴敷药疗法》。

方 7

【药物】甘遂 2 ~ 3 g，大葱适量。

【用法】甘遂研为细末，和大葱共捣，贴神阙穴（畏寒者加肉桂少许）。

【资料来源】《俞穴敷药疗法》。

方 8（消臌散）

【药物】大戟、甘遂、商陆、牵牛子、冰片。以 2 ∶ 2 ∶ 2 ∶ 2 ∶ 1 的比例调配用量。

【用法】上药共研细末成散剂。患者除采用一般保肝药物、利尿剂、免疫调节剂等综合治疗方法外，加用“消臌散”敷脐疗法，每次用 5 g，以米醋调和成糊状。以纱布包裹，外敷病人神阙穴，每日换药 2 次，以腹水消退为度。主治肝硬化腹水。

【资料来源】《中医外治法效方 300 首》。

方 9（田螺甘遂散）

【药物】麝香 0.3 g，去壳田螺 4 个，甘遂 5 g，雄黄 3 g。

【用法】将麝香置于脐中（神阙穴），田螺、甘遂、雄黄共捣匀，以神阙穴为中心平敷于腹上，用纱布包扎固定，每日 1 换，3 次为 1 个疗程。主治癌性腹水。

【资料来源】《中医外治法效方 300 首》。

方 10（蒜螺敷剂）

【药物】大蒜、田螺、车前草各等份（一般各 50 g）。

【用法】以上药物捣烂，用温水擦洗患者腹部皮肤后均匀敷在患者脐周围，外盖双层纱布，并以胶布或绷带固定，每天 1 次，7 天为 1 个疗程。以 2 个疗程为限。对中度以上腹水加用小剂量速尿、安体舒通等利尿药，并酌情输入人体白蛋白。并发腹腔感染者，使用抗生素。主治肝硬化腹水。

【资料来源】《中医外治法效方 300 首》。

方 11

【药物】吴茱萸。

【穴位】脐。

【用法】予中药热敷：药用吴茱萸 30 g，加食盐适量炒 5 min，纱布包裹后外敷脐部，每日 2 次，每次保留 15 min，1 周为 1 个疗程。

【资料来源】《实用中医内科杂志》2007 年第 21 卷第 4 期。

方 12

【药物】徐长卿根 10 g，蓖麻子（去硬皮）10 g。

【用法】上药共捣为泥。敷于患者两脚涌泉穴，覆盖纱布，外用胶布固定。5 h 后大便即可泻出水液。每日 1 剂，以腹水消退为度。用于腹水。

【资料来源】《农村新技术》1995 年第 3 期。

☞ **注意事项**

本病较为危重，需密切观察患者病情变化。

三十一、腹痛

腹痛是指胃脘以下、耻骨毛际以上发生的疼痛。

本病病因极为复杂，包括炎症肿瘤、出血、梗阻、穿孔等。

☞ **临床表现**

胃脘以下，耻骨毛际以上发生疼痛是本病的主要表现。

☞ **天灸疗法**

方 1（斑蒲脂散天灸法）

【药物】巴豆（不去油）、五灵脂、蒲黄各 2 g，丁香 1 g。

【穴位】神阙、阿是穴（痛处）。

【用法】诸药共混合研为细末，先用凡士林在穴位上涂上一薄层，然后取药末 3 ~ 5 g 撒入脐窝中填满，并把药末置于阿是穴（痛处），外以纱布覆盖，胶布固定。贴药后 3 ~ 4 h 后局部感烧灼、麻痛时即除去，以免发疱过度。主治冷积、淤积腹痛。

【资料来源】《中医天灸疗法》。

方 2（萸姜丁附散天灸法）

【药物】吴茱萸、高良姜、香附、丁香各等量。

【穴位】神阙、关元、期门。

【用法】以上药物混合研成细末。取药末 15 ~ 20 g，撒布于 8 cm^2 胶布中间，将药末贴敷在上述穴位上，外用纱布束之。每天贴 1 次，至愈为止。贴药后 6 ~ 12 h，局部感发赤、灼痛即及时去药，以免发疱过度。主治气滞腹痛。

【资料来源】《中医天灸疗法》。

方 3

【药物】吴茱萸、大蒜各 12 g，硫磺 6 g。

【穴位】神阙、天枢、关元。

【用法】将上药混合捣融如膏状备用。用时取药膏如蚕豆大，压扁，贴敷以上穴位，以纱布覆盖，胶布固定，一般 3 ~ 4 h 即止痛。贴敷药后局部皮肤灼热、辣痛时，务必忍耐。如局部起小疱，挑破流出水液，涂以紫色药水，以防感染。

【附注】敷药期间，忌食生冷、酸辣以及肥甘厚味之食物，以免影响疗效。

【资料来源】《中医天灸疗法》。

方 4（腹痛饼天灸法）

【药物】白芥子、小茴香、胡椒各 6 g，葱白、生姜汁各适量。

【穴位】神阙、阿是穴。

【用法】先将前 3 味药研为细末，加入葱白捣烂，再以生姜汁拌匀捣至极烂，制成扁圆形、直径约 2.5cm 的药饼备用。用时取药饼烘热，分别贴敷在神阙、阿是穴（痛处），盖以细纱布，胶布固定，俟局部发热、麻痛、起疱时即去掉。一般 2 ~ 3 次即愈。主治虚寒腹痛。

【资料来源】《中医天灸疗法》。

方 5

【药物】仙人掌（捣烂如泥）6 g，马钱子、独角莲各 30 g，乳香、没药各 10 g，苏木 15 g，三七 12 g。

【用法】上药研细末，加松节油调糊，用时加冰片 1.5 g，外敷剧痛处，隔日换药 1 次，治疗急性水肿型胰腺炎。

【资料来源】《实用中西医结合杂志》1995 年第 8 期。

☞ **注意事项**

本病是许多疾病的伴随症状，甚至是一些急症的主要临床表现。需在查明病因后进行相关治疗。

三十二、痹症

痹症是由于风、寒、湿、热等邪气痹阻经络，影响气血运行，导致肢体筋骨、关节、肌肉等处发生疼痛、重着、酸楚、麻木，或关节屈伸不利、僵硬、肿大、变形等症状的一种疾病。轻者病在四肢关节肌肉，重者可内舍于脏。本节主要讨论肢体的痹证。常见于西医学的风湿性关节炎、风湿热、类风湿性关节炎、骨性关节炎等病。本病与外感风、寒、湿、热等邪及人体正气不足有关。风、寒、湿、热之邪侵入机体，痹阻关节肌肉经络，导致气血痹阻不通，产生本病。正如《素问·痹论》所说："风寒湿三气杂至，合而为痹也。"根据感受邪气的相对轻重，常分为行痹（风痹）、痛痹（寒痹）、着痹（湿痹）；若感受热邪，流注关节，或素体阳盛，阴虚火旺，复感风寒湿邪，邪从热化，可见关节红肿热痛兼发热，为热痹。

☞ 临床表现

本病以关节肌肉疼痛、屈伸不利等为主症。

1. 行痹（风痹）：疼痛游走，痛无定处，时见恶风发热，舌淡、苔薄白，脉浮。

2. 痛痹（寒痹）：疼痛较剧，痛有定处，遇寒痛增，得热痛减，局部皮色不红，触之不热，苔薄白，脉弦紧。

3. 着痹（湿痹）：肢体关节酸痛，重着不移，或有肿胀，肌肤麻木不仁，阴雨天加重或发作，苔白腻，脉濡缓。

4. 热痹：关节疼痛，局部灼热红肿，痛不可移，关节活动不利，可累及多个关节。伴有发热，恶风，口渴烦闷。苔黄燥，脉滑数。

☞ 天灸疗法

方 1

【药物】白芥子、醋元胡各 30g，细辛、甘遂、肉桂、干姜各 15 g，生附子、生半夏、生南星、红花各 10 g。

【穴位】腰部取命门、志室（双）及阿是穴，膝关节取犊鼻（双）、梁丘、血海、足三里，踝关节取申脉、照海、昆仑、丘墟。

【用法】以上药粉碎过 80 目筛，取药末（每穴 3 g），鲜姜汁调膏，摊于 4 cm×5 cm 的塑料薄膜上，贴于腧穴，胶布固定。贴药时间为 2～4 h。

【反应及处理】可根据患者体质、年龄和贴敷后的局部反应缩短或延长贴敷时间。如贴后热辣烧灼感明显，局部皮肤潮红一片，可提前去药，防烧伤皮肤；若贴后皮肤微温热，感觉舒适者可适当延长贴敷时间，但以不烧伤皮肤为度。每 10 天贴 1 次，1 个疗程共贴 9 次，停药观察。

【资料来源】《四川中医》2008 年第 26 卷第 7 期。

方 2

【药物】毛茛全草 1～2 株。

【用法】上药洗净，沥干切碎，捣烂，加食糖约 1/10，敷贴患侧的阿是、环跳、风市、委中、承山、昆仑等穴。每次选 1～3 个穴，轮流交替使用，敷贴范围约 3 cm×3 cm 大小，敷后 1～4 h，局部有灼烧感即取下，1～2 日后局部红肿疼痛，随后发生水疱，按常规处理。主治各种坐骨神经痛。

【资料来源】《外敷中药治百病》。

方3

【药物】斑蝥1 g，腰黄1.6 g。

【用法】上药共研极细末。游走性关节炎，取大椎、阳陵泉、肩髃、天宗、阿是穴。腰骶关节炎，取次髎、腰阳关、大肠俞穴。肥大性脊椎炎或风湿性脊柱炎，取病变部位上的脊椎上下左右旁开1寸为主，配合循经取穴。选好穴位后，将上药置普通膏药上敷贴，外用胶布固定。24 h后局部起疱后揭去药膏，用消毒针穿刺，排除分泌液并清洁局部。换敷青冰散（冰片、青黛、浙贝母、天花粉、赤芍、月石、煅石膏）。24 h后换贴阳春丹膏（桂心、丁香、乳香、没药、牛膝、血竭、麝香），于72 h取下（如有分泌液可续贴），每次选用2～4穴。

【资料来源】《外敷中药治百病》。

方4

【药物】白芥子60 g，大葱30 g，生姜30 g。

【用法】白芥子微炒先捣，然后与生姜、大葱共捣烂，摊布上，包敷膝盖肿痛处，以局部发疱为度，一般2～3天患处起皮。主治鹤膝风关节肿痛初起或久病。

【资料来源】《外敷中药治百病》。

方5（斑雄丸天灸法）

【药物】斑蝥12.5 g，雄黄2 g，蜂蜜适量。

【穴位】病在上肢取外关、曲池、肩髃、大椎，病在下肢取解溪、悬中、足三里、阳陵泉、环跳、膝眼，病在腰骶部取委中、次髎、肾俞。

【用法】将斑蝥、雄黄共研细末，加蜂蜜调和制成如绿豆大小的粒状丸药，治疗时先用酒精消毒穴位，然后取药丸1～3粒放在2 cm^2 胶布中间，每次取1～3个穴位，将药丸贴在穴位上。一般贴药约24 h后揭去，穴位局部可出现绿豆大小水疱，一般不用特殊处理，4～7日水疱吸收结痂脱落。使用时每次贴1～3个穴位为宜，余穴交错进行。一般隔3～6天治疗1次，3～5次为1个疗程。2个疗程间可休息2～4天。

【附注】本法诸药有大毒，应用时慎防入口触目。局部水肿过大者，以消毒针挑破，挤出黄水，涂以紫色药水，再以敷料覆盖。主治风寒湿痹。

【资料来源】《中医天灸疗法》。

方6（发疱药膏天灸法）

【药物】任选一种发疱药物，如毛茛、白芥子、老虎草、斑蝥、独蒜头等。

【穴位】按患病部位选穴。肩关节痛取肩髃、肩髎、肩贞。上肢关节痛取曲池、肩髃、外关、合谷、后溪，肘关节痛取曲池、少海、手三里、合谷，下肢关节痛取环跳、阳陵泉、绝骨、足三里，髋关节痛取秩边、环跳，踝关节痛取丘墟、昆仑、太溪，膝关节痛取膝眼、阳陵泉、梁丘、曲泉，全身关节痛取曲池、足三里、外关、阳陵泉、绝骨，脊柱关节痛取大椎、肾俞、身柱、筋缩、脊中。

【用法】任取一种发疱药物研为细末，用开水调成膏，取制备的药膏如绿豆大或黑豆大一粒或若干粒，分别敷于选好的穴位上，外扣大小适中的橡皮盖或小纸绳圆圈，再用胶布固定，经 8 ~ 12 h 取下。局部有绿豆大的水疱，5 ~ 7 日后水疱自然吸收，无疤痕，有暂时性色素沉着。每次取 1 ~ 3 个穴位，诸穴交替使用，每隔 5 ~ 6 天在不同穴位上轮流灸治。一般贴敷 3 ~ 5 次，疼痛消失，除药后局部起疱过大者可以用消毒针挑破，流尽黄水，涂以紫色药水。主治风湿性关节炎、类风湿性关节炎。

【附注】本灸法所治疾病包括四肢肩部风湿痹痛、腰背部风湿痛、腰肌劳损、面神经麻痹。总之，凡是痛点封闭疗法的适应症，用本法施灸均有良好的疗效。本法诸发疱药物为干品研磨使用，也可以用鲜药，将鲜药捣烂如泥膏状，用量用法均同，其疗效亦相同。

【资料来源】《中医天灸疗法》。

方 7（蒜萸膏天灸法）

【药物】大蒜、吴茱萸适量，黄酒少量。

【穴位】环跳、风市、阳陵泉、外膝眼，腰痛加委中、腰眼。

【用法】先将吴茱萸研为细末，次将大蒜捣烂如泥，再混合，加黄酒少量调成膏。取药膏如黄豆大，摊于数块 8 cm^2 止痛膏中间，分别贴于穴位上，一般在 24 h 后揭去。每次贴敷 2 ~ 3 个穴位，3 ~ 6 天贴 1 次，3 ~ 5 次为 1 个疗程。揭药后局部起疱者，一般不用处理，任其自然吸收；大的用消毒针挑破，涂以龙胆紫药水。主治风湿腰腿疼痛。

【附注】本法也可以用于治疗下肢类风湿性关节炎，疗效满意。

【资料来源】《中医天灸疗法》。

方 8（老虎草膏天灸法）

【药物】老虎草适量。

【穴位】依症选取穴位，风湿腰痛取肾俞、志室、阳关、环跳、腰俞，风湿腰腿痛取环跳、承山、丰隆、膝眼、阳陵泉，膝关节痛取血海、太溪、丰隆、膝眼、阳陵泉，劳损腰痛取肾俞、气海俞、阳关、大肠俞。

【用法】鲜老虎草适量，洗净捣烂如泥膏状备用；如用干品，将老虎草研磨，用水调和如厚膏状备用。用时取药膏适量约如黄豆大，置于 8 cm^2 胶布中间，分别贴敷在选穴上，24 h 后揭去。隔 3 ~ 5 天 1 次，3 ~ 5 次为 1 个疗程。主治腰腿痛。

【资料来源】《中医天灸疗法》。

方 9

【药物】川乌、草乌、生南星附子各 30 g，炮姜、赤芍各 90 g，肉桂、白芷各 15 g，细辛 12 g。

【用法】上药共研细末，瓶贮备用。用时按患部大小及病情需要而决定取药多少，以热的好白酒调匀成糊状，敷于患处，厚约 0.5 cm，覆以油纸，外用布包扎。每天换药 1 次。重者早晚各换药 1 次。每次换药时，可在用过的已干的药上，陆续加些新药末，用热酒调后再敷，直到一剂药用完为止。本方对风寒湿痹急性发作者有效，热痹禁用。

【资料来源】《常见病中草药外治法》。

方 10

【药物】羌活、防风、白花、当归、细辛、芫花、白芍、吴茱萸、官桂各 3 g。

【用法】上药共研细末。取赤皮葱（连须）250 g 捣烂，同药末和匀，用醋炒热，布包熨患处。每天 1 ~ 2 次，每剂药可连用 3 ~ 5 次。本方适用风寒湿痹、筋骨酸痛等症，有祛风、散寒、止痛之效。

【资料来源】《常见病中草药外治法》。

方 11

【药物】砒霜 0.6 g，轻粉 1.2 g，冰片 1.2 g，独头蒜 2 个，千夫土（即行人经常践踏的泥土）一小撮。

【用法】以上药物为一次量。将 4 味药末调入捣烂的蒜泥，做成 2 个小圆饼，分别敷在肿起的内外膝眼上，用纱布盖好固定。敷药 24 h，可见起疱，肿势随之减退。水疱可用针挑破，再敷以消炎药粉。不挑破亦可，过 1 周后可自行消退。本方适用于膝关节炎（鹤膝风），亦可治阴寒凝结的各种关节疾患。

【资料来源】《常见病中草药外治法》。

方 12

【药物】白芥子 60 g。

【用法】将白芥子研为细末，用烧酒或黄酒调成糊状，摊布上，包裹患处，干即换，以局部发疱为度（发疱后勿使感染）。

【资料来源】《常见病中草药外治法》。

方 13

【药物】方药、大戟、甘遂各等份。

【用法】上药共研为末，调蜂蜜敷患处，隔日换药 1 次。以上两方适用于实证膝关节炎（鹤膝风）。

【资料来源】《常见病中草药外治法》。

方 14

【药物】任选一种发疱药物。

【用法】研为细末，用开水调成膏，取黑豆或绿豆大 1 粒，敷于选好的穴位上，外扣大小适中的橡皮盖或粗圆线圈，外用胶布固定。穴位的选取和针灸相同，一般取邻近穴位或阿是穴。如肩关节，取肩髃、肩贞、肩髎穴；肘关节，取曲池穴；膝关节，取膝眼、阳陵泉穴；脊柱，取阿是穴。合并哮喘（肺气肿），加膻中穴；风湿性心脏病，加步廊穴。

【资料来源】《俞穴敷药疗法》。

方 15（斑蝥丹灸）

【药物】斑蝥 12.5 g，雄黄 2 ~ 4 g。

【用法】上药研为细末，加蜂蜜适量，制成药膏。临用时，取绿豆样大小，稍压成扁圆形敷于穴位上，外套以小纸绳圆圈（不然疱大），再用胶布固定，经 8 ~ 24 h 后取下。局部有绿豆大的水疱，经 6 ~ 7 日水疱自然吸收，无疤痕，有暂时性色素沉着。对于痛区面积较大的病人，在所敷穴位的周围相距 2 cm 处，再敷 3 ~ 5 个，形成“梅花灸”。每隔 5 ~ 7 天，在不同的穴位上轮流灸治。一般治疗 3 ~ 5 次疼痛消失。

【资料来源】《俞穴敷药疗法》。

方 16

【药物】制川乌（或草乌）100 g，樟脑 10 g。

【用法】上药共研为细末，用醋调成弹子大小。用时置于足心（涌泉穴）踏住，足下放微火焙烤，温度以能耐受为度。同时用衣被围住身体，使汗出如涎，即生效。此法可治足部肌肉疲劳与足、膝等关节风湿疼痛等病。

【资料来源】《医药与保健》，2004 年第 38 卷第 7 期。

☞ 注意事项

1. 中医外治痹证的方法甚多，可根据疼痛部位及病邪属性选择使用。如全身关节疼痛宜选用药浴法，疼痛局限者宜用熨法等。所用药物亦宜辨证加减。

2. 在药物外治过程中，如出现皮肤过敏反应，即应暂停使用，或改用其他疗法。

第三章 外科病症

一、术后胃肠功能失调

手术过程中由于麻醉及手术创伤等原因，致使术中肠管受到激惹，肠蠕动减弱，同时麻醉后肠管也得到暂时性麻痹，如果术后护理不当，很容易发生一系列胃肠功能失调症状。

术后胃肠功能失调，除了上述的原因外，还可由于患者因疼痛而呻吟、抽泣导致吞气过多，大量空气进入消化道，不被肠黏膜吸收，气体在肠腔中游动，可以引起病人两胁下胀痛，腹肌力量减弱造成腹胀；同时患者惧怕疼痛而不愿意早期床上翻身及下床活动、术前清洁肠道不充分等均是其诱发因素。术后胃肠功能恢复得不好，不仅严重影响患者术后康复，还可引起患者多器官功能障碍。

☞ **天灸疗法**

方 1（莱菔子膏）

【药物】莱菔子（去壳）1 勺，麝香回阳膏 1 张。

【穴位】神阙穴。

【制法】将麝香回阳膏放入温开水中浸泡 1 min，取出捏成薄片，再将莱菔子放入膏药中心。

【用法】将莱菔子膏敷贴于神阙穴处。

【适应症】术后腹胀。

【资料来源】《中医脐疗大全》。

方 2

【药物】肉桂、吴茱萸各 10 g，凡士林适量。

【穴位】神阙穴。

【制法】肉桂、吴茱萸研细末，将凡士林加热调药成膏状，取药膏适量涂于纱布中央（约 2 cm 见方）。

【用法】将药膏稍烘热后对准脐部贴敷，一般术毕即贴，24 h 换药 1 次。

【适应症】术后腹胀。

【资料来源】《中医脐疗大全》。

方 3

【药物】大蒜 100 g。

【穴位】神阙穴。

【用法】术后 6 h 即将去皮大蒜捣成泥状，敷于脐周，上敷热水袋 30 min，水温 50℃。以使局部皮肤充血为度。每日 2 次，直至肠蠕动恢复。

【适应症】阑尾切除术后腹胀。

【资料来源】《中国民间疗法》2006 年 1 月第 14 卷第 1 期。

方 4

【药物】吴茱萸适量，高度白酒适量。

【穴位】神阙穴。

【用法】于手术后 30 min 内，以吴茱萸研粗末加白酒调成糊，敷于神阙穴（脐部），每 12 h 换药 1 次。

【适应症】妇产科术后胃肠功能失调。

【资料来源】《中国民间疗法》2004 年 5 月第 12 卷第 5 期。

☞ **注意事项**

1. 术前充分清洁肠道。
2. 有效术后镇痛。
3. 术后早进饮食，早下床活动。

二、肱骨外上髁炎（网球肘）

肱骨外上髁炎，又名肘外侧疼痛综合征，俗称“网球肘”。以肘关节外侧疼痛，用力握拳及前臂做旋前伸肘动作（如拧毛巾、扫地等）时可加重，局部有多处压痛，而外观无异常为主要临床表现。

肱骨外上髁炎属中医学“伤筋”“肘痛”等范畴。系由肘部外伤或劳损，或外感风寒湿邪致使局部气血凝滞、络脉瘀阻而发病。

网球肘是过劳性综合征的典型例子。研究显示，手腕伸展肌，特别是桡侧腕短伸肌，在进行手腕伸直及向桡侧用力时，张力十分大，容易出现肌肉筋骨连接处的部分纤维过度拉伸，形成轻微撕裂。

☞ **天灸疗法**

方 1

【药物】斑蝥与樱椒的比例为 4∶1，蜂蜜适量。

【穴位】阿是穴（肱骨外上髁压痛点）。

【用法】取斑蝥（不去头、足、翅）和樱椒（干品），各研细末，按 4∶1 的比例混匀，用适量蜂蜜调制成直径为 2 mm 的药丸，稍压成扁圆形，装瓶备用。选定肱骨外上髁压痛点后，取斑蝥丸 1 粒放在压痛点处，以剪好的小块麝香壮骨膏贴住，经过 12～24 h 后揭下，敷贴时间视皮肤粗厚程度及患者耐受程度而定。揭下后可见局部有一绿豆大小的水疱，过 5～7 天后水疱自行吸收，无疤痕，仅有暂时性色素沉着。若 1 次无效，可间隔 1 周后，选周围 2 cm 以外压痛点重复治疗 1 次。一般 1 次即见效。

【资料来源】《甘肃中医学院学报》2006 年 10 月第 23 卷第 5 期。

方 2（斑蝥芥寻膏）

【药物】斑蝥、白芥子、寻骨风各等份。

【穴位】阿是穴（肱骨外上髁压痛点）。

【制法】斑蝥、白芥子、寻骨风等份，研极细末，过 100 目筛后，等份混合，密封备用。

【用法】取上药适量，用 50% 的酒精调成糊状敷于肱骨外上髁痛点处，以约 4 cm×4 cm 医用胶布贴敷固定，待 6～10 h 局部起一小水疱（外见胶布中央部分隆起，触之有波动感）后，揭去胶布。每周治疗 1 次，3 次为 1 个疗程。

【附注】水疱无需处理，一般 5～7 天自行愈合。若水疱破损，用消毒棉签挤干淡黄色液体后，外以无菌纱布覆盖。治疗期间，患肢避免做提拧重物及快速屈伸肘关节等动作。

【资料来源】《江苏中医药》2003 年第 24 卷第 2 期。

方 3（斑雄膏）

【药物】斑蝥与雄黄的比例为 1∶1，75% 酒精适量。

【制法】将斑蝥与雄黄按 1∶1 的比例混匀研末，以 75% 的酒精调成糊状备用。

【用法】以 75% 的酒精消毒患处（阿是穴），再以剪有直径 1 cm 圆孔的胶布贴于患处，并将斑雄膏涂入圆孔内，上覆胶布固定即可；24 h 内患部有烧灼感，即可揭去胶布；洗去斑雄膏，有小疱出现，然后用消毒的毫针或三棱针穿刺排液，并用消毒纱布覆盖，防止感染。若 1 周后未愈，可重复治疗。

【资料来源】《中医外治杂治》2008 年 10 月第 5 期。

方 4（斑蝥雄黄方）

【药物】斑蝥与雄黄的比例为 1∶3，蜂蜜适量。

【穴位】阿是穴。

【用法】将斑蝥与雄黄按 1∶3 的比例混匀研末，装瓶备用。使用时以斑雄粉少许调入适量蜂蜜，如绿豆大小厚糊状，敷在患侧肱骨外上髁至桡骨颈间找出的最明显的压痛点即阿是穴上，并以胶布固定，8～24 h起疱后揭去胶布。局部水疱较小者5～7天后可自行吸收；水疱较大者可用消毒三棱针穿刺排液，并用消毒纱布覆盖，以防感染。1周后创面愈合后可重复治疗。

【资料来源】《实用中医天灸疗法》。

方5（大蒜方）

【药物】紫皮大蒜。

【穴位】阿是穴。

【用法】将紫皮大蒜捣为蒜泥备用。患肘用温水洗净后，将蒜泥涂于阿是穴，厚度相当于硬币厚为佳，外用纱布包裹，候至阿是穴处起小水疱、发热后，将蒜泥洗掉。

【附注】灸后若局部出现水疱，不可擦破，任其自然吸收；若水疱过大，可用消毒针从水疱底部刺破，放出水液后，再涂以龙胆紫药水。

【资料来源】《实用中医天灸疗法》。

方6（白芥子生草乌方）

【药物】白芥子与生草乌的比例为1 ∶ 1。

【穴位】阿是穴。

【用法】以等量生白芥子、生草乌碾成极细末过筛，将粉末装入容器中封存备用。用时取适量白芥子生草乌粉，以清水调糊平铺于牛皮纸上，药面以2 cm×2 cm左右为宜，将患者患侧肘关节用温水洗净，将药糊敷于肱骨外上髁处。观察患处皮肤，至周围皮肤潮红、有烧灼感并出现水疱为度（如不起疱，可用红花油或解痉镇痛酊代水调药，再以TDP照射）。除去药糊，创面皮肤常规消毒，以无菌敷料覆盖创面，待其自愈。一次治疗未取效者，待创面修复后可再按上法治疗。

【资料来源】《实用中医天灸疗法》。

方7（毛茛曼陀罗方）

【药物】鲜毛茛、鲜曼陀罗叶的比例为1∶2，食盐适量。

【穴位】阿是穴。

【用法】上药按比例混合，撒少许食盐，砸成糊状，找出患肢最痛点即阿是穴，用厚塑料布中间剪出黄豆大一小孔对准痛点阿是穴，将药糊置其上，以敷料包扎，4～8 h去除敷料及药糊，敷药处起一水疱，以消毒针刺破水疱，流出黄水后涂以龙胆紫，再以消毒敷料包扎，每天换敷料1次，直至结痂。

【资料来源】《实用中医天灸疗法》。

方8（斑蝥肉桂方）

【药物】斑蝥粉、肉桂粉、红花粉各等份。

【穴位】阿是穴。

【用法】斑蝥粉、肉桂粉、红花粉混匀备用。治疗时取少许中药，用 75% 酒精调成糊状，置于肱骨外上髁压痛最明显处，大小约直径 1.5 cm，用 5 cm × 5 cm 胶布覆盖。4 h 后扯去胶布，洗去敷药，见局部起疱，刺破后用无菌纱布包扎。全部病例均经 1 次治疗，治疗后第 2 天疼痛减轻，1 周后疼痛消失。治疗早期要减少肘部活动及用力。

【资料来源】《实用中医天灸疗法》。

方 9

【药物】斑蝥、白芥子各等份。

【穴位】患处、局部穴位。

【用法】上药分别研细末，和匀，以 30% 二甲基亚砜调成软膏状。取麦粒大一团，置 2 cm × 2 cm 胶布中心，贴于患侧关节疼痛处或附近穴位上，贴后 3 h 除去。不久皮肤即出现水疱，注意局部清洁，一般不会感染。5 ~ 7 天贴药 1 次，第 2 次可在原穴附近贴药，一般 4 次为 1 个疗程，如痛止即停，不愈可续贴。

【资料来源】《中医内病外治》。

☞ **注意事项**

1. 针灸治疗本病效果颇佳。

2. 患病期间尽量减少患肘的活动，尽量避免负重及拧毛巾等动作。

3. 注意局部保暖。

三、膝关节骨性关节炎

膝关节骨性关节炎是关节软骨退行性改变致软骨丢失、破坏，伴有关节周围骨质增生反应的疾病，膝关节痛是本病患者就医常见的主诉，其早期症状为上下楼梯时的疼痛，尤其是下楼时为甚，呈单侧或双侧交替出现。若出现关节肿大，多因骨性肥大造成，也可由关节腔积液造成。严重者出现膝内翻畸形。

☞ **临床表现**

1. 发病缓慢，多见于中老年肥胖女性，往往有劳累史。

2. 膝关节活动时疼痛加重，其特点是初起疼痛为阵发性，后为持续性，劳累及夜间更甚，上下楼梯疼痛明显。

3. 膝关节活动受限，甚则跛行。极少数患者可出现交锁现象或膝关节积液。

4. 关节活动时可有弹响、摩擦音，部分患者关节肿胀，日久可见关节畸形。

5. X 线表现为关节间隙变窄，软骨下骨质致密，骨小梁断裂，有硬化和囊性变。

关节边缘有唇样增生。后期骨端变形，关节面凹凸不平。关节内软骨剥落，骨质碎裂进入关节，形成关节内游离体。

☞ **天灸疗法**

方 1

【药物】大蒜。

【穴位】患侧膝关节。

【用法】先找一块干净的白棉布，在膝盖上缠两层，然后取 3 ~ 4 颗大蒜捣成泥，敷在布上，再用塑料薄膜包扎起来。不能超过 3 h，一般 2 h 多一些即可。

【资料来源】《家庭医药》2005 年 1 月。

方 2

【药物】白芥子、醋元胡各 30 g，细辛、甘遂、肉桂、干姜各 15 g，生附子、生半夏、生南星、红花各 10 g。

【穴位】内膝眼、外膝眼、梁丘、血海、足三里。

【用法】以上药粉碎过 80 目筛，取药末（每穴 3 g），用鲜姜汁调膏，摊于 4 cm × 5 cm 的塑料薄膜上，贴于腧穴，胶布固定。贴药时间为 2 ~ 4 h，10 天贴 1 次，9 次为 1 个疗程。

【资料来源】《四川中医》2008 年第 26 卷第 7 期。

方 3

【药物】斑蝥、白芥子、马钱子、血竭、甘遂、肉桂、三七各适量。

【穴位】膝眼、鹤顶、曲泉、阴谷、阴陵泉、血海、梁丘、膝阳关、阿是穴。

【制法】将上药研末，用姜汁或凡士林软膏调匀，制成直径约 1 cm 的药饼。

【用法】腧穴常规消毒，将药饼贴敷在穴位上，胶布固定，贴敷 4 ~ 12 h 后将药饼除去，施灸时间长短因人而异。天灸治疗间隔时间在 10 天以上，3 次为 1 个疗程，一般在夏季三伏天治疗。

【附注】灸后可见局部皮肤发红、起疱，用消毒针刺破水疱，将水疱液排尽，用碘伏消毒，嘱患者保持皮肤清洁干燥，防止感染，每日 2 次消毒排水。

【资料来源】《浙江中医药大学学报》2008 年 5 月第 3 期。

方 4（斑雄丸天灸法）

【药物】斑蝥 12.5 g，雄黄 2 g，蜂蜜适量。

【穴位】解溪、悬钟、足三里、阳陵泉、环跳、膝眼。

【用法】将斑蝥、雄黄共研细末，加蜂蜜调和制成如绿豆大小的粒状丸药，治疗时先用酒精消毒穴位，然后取药丸 1 ~ 3 粒放在约 2 cm^2 胶布中间，每次取 1 ~ 3 个穴位，将药丸贴在穴位上。一般贴药约 24 h 后揭去，穴位局部出现绿豆大小水疱，一般不用特殊处理，4 ~ 7 日水疱吸收结痂脱落。使用时每次贴 1 ~ 3 个穴位为宜，余穴交替进行。一般隔 3 ~ 6 天治疗 1 次，3 ~ 5 次为 1 个疗程。两个疗程间可休息 2 ~ 4 天。

【附注】本法诸药有大毒，应用时慎防入口触目。局部水疱过大者，以消毒针挑破，挤出黄水，涂以紫色药水，再以敷料覆盖。

【资料来源】《中医天灸疗法》。

方 5（加味四虎散）

【药物】生川乌、生草乌、生半夏、生南星、生狼毒各 30 g，生马钱子、樟脑各 10 g。

【穴位】患处。

【用法】将以上前 6 味药同煎，待煎沸后再煎 30 min，滤出药液，投入樟脑，乘热以毛巾蘸药液外敷膝关节部，待药水凉后再加热，每次外敷 3 min，每日 2 次。此药可反复加热使用，一般夏季可连用 2 ~ 3 天，冬季可用 3 ~ 4 天，连续治疗 10 天为 1 个疗程，可连续治疗 1 ~ 3 个疗程。此外，上述药物还可以制成药液外搽，即先将前几味药浸泡于 500 g 麻油中（夏季泡 2 天，冬季泡 3 天），后一起入铁锅煎熬，待药炸枯后去药渣，过滤，加入樟脑搅匀，装瓶备用。每次以少许药液抹擦，直至局部发热为度。

【资料来源】《中医外治法效方 300 首》。

方 6（骨质增生膏）

【药物】麝香 1 g，皂角、淫羊霍、骨碎补、千年健、桑寄生、五加皮、川乌、草乌、威灵仙、海桐皮、川芎、鸡血藤各 15 g。

【穴位】双膝眼、梁丘、血海、鹤顶、膝下穴及内外侧阿是穴。

【用法】经提取加工制成便于穴位贴敷的外用膏药，每贴 0.2 g，分别贴于双膝眼、梁丘、血海、鹤顶、膝下穴及内外侧阿是穴，用胶布密封固定，膝后部疼痛加贴委中穴。每膝贴药 8 ~ 9 贴，每周换药 1 次，12 次为 1 个疗程。

【附注】贴药后局部出现发痒、起疱为正常反应，揭药后用温开水洗净，于次日避开起疱处重新贴药。局部反应较大时，可提前 1 ~ 2 天揭下，隔日继续贴药治疗。孕妇及对胶布严重过敏者禁用。

方 7（荠荠贴）

【药物】蓖麻子 20 g，鲜荠荠菜 30 g。

【穴位】患处。

【用法】用一干净器皿将两药放其中捣烂，敷于一干净纱布上，涂布均匀，制成贴剂。将以上所制贴剂贴于患处，外用一干净塑料薄膜盖住后扎紧，24 h 更换 1 次，7 ~ 10 天为 1 个疗程。如效果不明显，可再用 1 个疗程。治疗期间应停服一切止痛药物，换药时如发现患病部位出现若干小红疙瘩，说明已达药效。

【资料来源】《中医外治求新》。

☞ **注意事项**

1. 针灸对于本病有较好的疗效。

2. 体态肥胖者，需减肥以减轻膝关节负重。

3. 减少运动，不做过强的体力活动，避免长时间站立，注意局部保暖。

四、肌肉注射所致肿块

肌肉注射导致肌肉肿块的成因主要有以下几种：

1. 血管破裂：深部血液逐渐吸收、机化，形成硬块。

2. 药物刺激：有些药物不能被及时吸收而滞留在局部，对局部产生化学性刺激，引起组织增生而出现肿块。

3. 注入不易吸收的药物：油剂比水剂难吸收，如维生素 D_3 注射液、油剂青霉素等。注射深度不够易起肿块。

4. 注射部位不正确：药物注射在皮下组织，很难进入血液，局部药液很容易形成肿块。

☞ **天灸疗法**

【药物】大蒜、芒硝各适量。

【穴位】患处。

【用法】将大蒜捣碎，与芒硝拌匀，用布包好后敷于局部，敷药范围应大于硬块 1 cm 为宜。为了减少对皮肤的刺激，可采用隔凡士林纱布敷药法，隔日 1 次，症状较重者，每天 1 次。硬块消失即可停药，不可久敷。如皮肤出现水疱，则应停敷。

【资料来源】《家庭科技》2004 年 6 月。

☞ **注意事项**

1. 避免在同一局部重复注射。

2. 对于不利于吸收的油剂注射液，以及由于药物刺激导致的肿块，注射后可以热敷局部以促进肿块的消散。

五、腰肌劳损

腰肌劳损是指腰部肌肉、筋膜与韧带等软组织的慢性损伤，属于中医学“伤筋”“腰痛”“痹证”等范畴，是腰腿痛中最常见的疾病，又称为“功能性腰痛”“慢性下腰劳损”等。主要症状为腰或腰骶部疼痛，反复发作，疼痛可随气候变化或劳累程度而变化，时轻时重，缠绵不愈。腰部可有广泛压痛，脊椎活动多无异常。急性发作时，各种症状均明显加重，并可有肌肉痉挛，脊椎侧弯和功能活动受限。部分患者可有下肢牵拉性疼痛，但无串痛和肌肤麻木感。疼痛的性质多为钝痛，可局限于一个部位，也可散布整个背部。腰部酸痛或胀痛，部分患者为刺痛或灼痛。

本病劳累时加重，休息时减轻，适当活动和经常改变体位时减轻，活动过度又加重。不能坚持弯腰工作。常被迫时时伸腰或以拳头击腰部以缓解疼痛。腰部有压痛点，多在骶棘肌处、髂骨嵴后部、骶骨后骶棘肌止点处或腰椎横突处。腰部外形及活动多无异常，也无明显腰肌痉挛，少数患者腰部活动稍受限。

☞ **天灸疗法**

方 1（川乌止痛方）

【药物】肉桂 5 g，川乌 10 g，乳香 10 g，蜀椒 10 g，樟脑 1 g。

【穴位】肾俞（双），命门，次髎（双）。

【用法】将上药研末，用适量白酒炒热，贴敷穴位，用胶布固定，每天换 1 次。

【资料来源】《实用中医天灸疗法》。

方 2（蛇鳖软膏）

【药物】乌梢蛇，土鳖虫，天南星，草乌，苍术，马钱子，麻黄，乳香，没药。

【穴位】夹脊穴（夹脊穴选腰椎棘旁压痛处，一般与椎间盘突出水平相符合），下肢反应点（选用胆经或膀胱经上的反应点），以及秩边、环跳、风市、阳陵泉、委中、昆仑、阿是穴等。

【用法】每次取 2 ~ 5 穴，在以所选取的穴位为中心的 8 cm × 6 cm 范围内均匀涂布蛇鳖软膏，厚度约 2 mm。在蛇鳖软膏上置直径 2.5 cm、高度 2.5 cm 的艾柱行灸，每穴灸 10 壮。操作时需以患者皮肤温热为度，注意个体对温热的不同耐受度，防止起水疱。灸毕即在蛇鳖软膏涂布区覆盖纱布，并用 10 cm × 13 cm 的橡皮膏粘贴固定。10 h 后取下软膏，令皮肤有所休息。每日 1 次，15 天为 1 个疗程。

【资料来源】《实用中医天灸疗法》。

方 3（斑雄丸）

【药物】斑蝥 12.5 g，雄黄 2 g，蜂蜜适量。

【穴位】委中、次髎、肾俞。

【用法】将斑蝥、雄黄共研细末，加蜂蜜调和制成如绿豆大小的粒状丸药，治疗时先用酒精消毒穴位，然后取药丸 1 ~ 3 粒放在 2 cm^2 胶布中间，每次取 1 ~ 3 个穴位，将药丸贴在穴位上。一般贴药约 24 h 后揭去，穴位局部出现绿豆大小水疱，一般不用特殊处理，4 ~ 7 日水疱吸收结痂脱落。使用时每次贴 1 ~ 3 个穴位为宜，余穴交错进行。一般隔 3 ~ 6 天治疗 1 次，3 ~ 5 次为 1 个疗程。两个疗程间可休息 2～4 天。

【附注】本法诸药有大毒，应用时慎防入口触目。局部水肿过大者，以消毒针挑破，挤出黄水，涂以紫色药水，再以敷料覆盖。

【资料来源】《中医天灸疗法》。

方 4

【药物】荆芥、防风、秦艽、丁香、肉桂、乳香、没药、胡椒各等量。

【穴位】患处。

【用法】共研细末。治疗时将药粉撒在患处皮肤上。取白布 2～3 块（醋浸）盖于药末上，再用 20 mL 注射器吸取 95% 酒精，喷洒在白布上，然后点燃。并不断喷洒酒精，待病人感觉烫时吹熄，略凉后再度点燃。反复 4～5 遍即可结束一次治疗。一般可间日进行，亦可每日进行，10 次为 1 个疗程。停 5 天，继续下一疗程。

【适应症】急慢性腰扭伤、慢性腰肌劳损，也适用于关节扭伤、肌肉风湿痛、骨折及脱臼的功能恢复阶段等。

【资料来源】《常见病中草药外治法》。

方 5（芥仙膏）

【药物】白芥子、威灵仙各等量，黄酒少许。

【穴位】肾俞、环跳、委中、腰阳关、脊中。

【用法】二药研为细末，取药末适量（3～5 g），用黄酒适量调如膏，取药膏如黄豆大，敷贴穴位上，纱布外敷，胶布固定。俟 12 h，当患者感到局部灼热、麻痛后去掉药物，以免发疱过大，局部水疱用消毒银针挑破，涂龙胆紫。一般 3～5 天 1 次，5 天为 1 个疗程。

【适应症】寒湿侵袭，腰腿冷痛，转侧不利，逐渐加重，阴雨天加重。

【资料来源】《中医天灸疗法》。

方 6（斑辛散）

【药物】斑蝥、细辛各等份。

【穴位】阿是穴、肾俞、承山、环跳、阳陵泉。

【用法】二药研为细末，取药如黄豆大，放在 5～8 cm^2 胶布上，敷贴穴位上，纱布外敷，胶布固定。24 h 后去掉药物，以免发疱过大，局部水疱用消毒银针挑破，涂龙胆紫。每次 2～3 个穴位，一般 3～5 天 1 次，3～5 次为 1 个疗程。

【适应症】劳损性腰腿疼痛，腰部僵硬，或牵扯痛，痛处固定不移，劳累后疼痛加重。

【资料来源】《中医天灸疗法》。

方 7（老虎草膏）

【药物】老虎草、肉桂各等量，生姜汁适量，黄酒少许。

【穴位】肾俞、气海俞、大肠俞、阳关、委中。

【用法】诸药研为细末，用生姜汁、黄酒适量调如膏，取黄豆大小药丸数粒放在 8 cm^2 胶布中央，敷贴于，上述穴位，每次 2 ~ 3 个穴位，以纱布覆盖，胶布固定。贴 24 h 后去掉药物，局部小水疱可挑破，涂以消炎膏，以防感染。

【适应症】肾虚腰痛，腰膝酸软，隐痛绵绵，劳累后加重。

【资料来源】《中医天灸疗法》。

方 8（速效止痛散）

【药物】生川乌、生草乌、蜂房各 50 g，樟脑粉、生半夏、全虫、生南星、白芷各 30 g，红花、当归、木香、乳香、没药、冰片、广三七各 20 g，罂粟壳、细辛、麻黄、桂枝、薄荷、花椒各 10 g。

【穴位】患处。

【用法】将上述各药装入瓷瓶，75% 酒精浸泡 1 周后备用。用时取适量浸泡液，涂搽于患处，反复揉按，每日 3 ~ 4 次，治疗期间应停止使用其他药物。亦可使用离子导入法将此药液用于疼痛部位，10 天为 1 个疗程，大部分患者 1 个疗程即愈，极个别病人需 2 ~ 3 个疗程。

【适应症】各种痛证。

【资料来源】《中医外治法效方 300 首》。

☞ **注意事项**

1. 卧硬板床，防止受潮、受凉。
2. 急性腰扭伤应积极治疗，安心休息，防止转成慢性。
3. 体育运动或剧烈活动时，要做好准备活动。
4. 纠正不良的工作姿势，如弯腰过久，或伏案过低等等。
5. 防止过劳。注意减肥，控制体重。
6. 节制房事。

六、肩关节周围炎

肩关节周围炎又称“漏肩风”“五十肩”“冻结肩”，简称“肩周炎”。是以肩关节疼痛和活动不便为主要症状的常见病症。本病的好发年龄在 50 岁左右，女性发病率略高于男性，多见于体力劳动者。如得不到有效的治疗，有可能严重影响肩关节的功能活动，妨碍日常生活。

本病早期肩关节呈阵发性疼痛，常因天气变化及劳累而诱发，以后逐渐发展为持续性疼痛，并逐渐加重，昼轻夜重，夜不能寐，不能向患侧侧卧，肩关节向各个方向的主动和被动活动均受限。肩部受到牵拉时，可引起剧烈疼痛。肩关节可有广泛压痛，并向颈部及肘部放射，还可出现不同程度的三角肌萎缩。年龄较大或病程较长者，X 线平片可见到肩部骨质疏松，或冈上肌腱、肩峰下滑囊钙化征。

☞ **天灸疗法**

方 1

【**药物**】白芥子 16 g，白芷 10 g，椒目 10 g，乳香 9 g，没药 9 g，鸡血藤 10 g，血竭 10 g，细辛 2 g。

【**用法**】将以上药物共研制成细末，用开水调成稠糊状，贴敷于患肩部，外盖塑料薄膜，贴敷 40 min 左右，待麻辣感难以忍受时取下即可。每周 1 次，4 次为 1 个疗程。

【**适应症**】用于治疗风寒湿邪型肩周炎。

【**资料来源**】《时珍国医国药》2003 年第 14 卷第 8 期。

方 2

【**药物**】细辛 5 g，冰片 2 g，生姜 7 g，白酒数滴。

【**用法**】将上述 3 味药混合研细，加白酒数滴拌匀，然后将药摊在麝香虎骨膏上贴在患部，24 h 后揭掉，隔 3 h 后再贴，如此反复使用直到疼痛消除。

【**资料来源**】《云南中医中药杂志》2005 年第 26 卷第 5 期。

方 3（乌头膏）

【**药物**】生草乌、生川乌、乌附片、生南星、干姜各 10 g，樟脑 15 g，细辛、丁香各 8 g，肉桂、吴茱萸各 6 g。

【**穴位**】患处。

【**用法**】将上药研成细末，用蜂蜜调制，每丸约 4 g，视疼痛面积取适量药丸捣烂，与 50% 以上酒精兑调成糊状。先用酒精搓洗患部到发热，然后将药糊平摊于消毒纱布上，贴敷于患处，外用胶布固定，隔日 1 换，7 次为 1 个疗程。

【**资料来源**】《实用中医天灸疗法》。

方 4（芥胡膏）

【**药物**】白芥子、延胡索各 30 g，细辛、川乌、桂枝、乳香各 10 g。

【**穴位**】肩髃、肩贞及阿是穴。

【**用法**】上药粉碎后装瓷缸备用。临用时取药末（每次 3 g），陈醋调膏，外用纱布或塑料膜及胶布固定。每次贴药 3 ~ 6 h，若贴后局部热辣烧灼感明显，可提前去药；贴后微痒舒适者，可酌情延长贴药时间。每 5 天贴 1 次，贴 2 次为 1 个疗程，间隔 5 天进行下一疗程。2 ~ 3 个疗程停药观察，统计疗效。治疗期间除个别疼痛较重者临时用药外，不配用其他药物和疗法。

【**资料来源**】《实用中医天灸疗法》。

方5（马钱子止痛膏）

【药物】生马钱子、生川乌、生乳香、细辛、麝香、蟾酥、延胡索等。

【穴位】肩髃、肩髎、臑俞、肩前。

【用法】上药粉碎装瓷缸备用。临用时取药末，陈醋调膏，外用纱布或塑料膜及胶布固定。每次贴药3～6 h，若贴后局部热辣烧灼感明显，可提前去药；贴后微痒舒适者，可酌情延长贴药时间。每5天贴1次，贴2次为1个疗程，间隔5天进行下一疗程。每次选择1～3个穴位和压痛点。每穴贴生药3 g。

【资料来源】《实用中医天灸疗法》。

方6（白芥子膏）

【药物】生白芥子、延胡索、细辛、川乌、草乌、防己、木瓜、生半夏、生南星、乳香、没药。

【穴位】肩髃、肩髎、臑俞、肩前。

【用法】上药粉碎备用。每穴用药末3 g，生姜汁或陈醋调膏，先用生姜汁或75%酒精棉球擦洗穴位，将药膏摊于4 cm×5 cm塑料薄膜或敷料上贴于穴位，胶布固定。贴药时间为2～4 h，可根据贴药后的局部反应缩短或延长贴药时间。贴后热辣、烧灼感明显者，可提前去药，防烧伤皮肤；若贴后微痒舒适，可酌情延长贴药时间。个别疼痛较剧者按常规处理。

【资料来源】《实用中医天灸疗法》。

方7（白胡椒粒）

【药物】白胡椒。

【穴位】阿是穴、肩贞、肩前、天宗。

【用法】选用白胡椒粒，在颈肩部选好穴位2～4个。用笔做一标记，然后剪出宽0.6～0.8 cm、长2.5～3.0 cm的长方形胶布2条，将一胡椒粒放在一条胶布的中心，贴到选好的穴位上，稍加按压后再将第二条胶布呈“十”字形交叉贴在皮肤上。然后即刻用拇指或食指关节指腹按压20～30次，其背部的穴位，在仰卧时自身的体重就起到按压作用。一般每天按压10～15次，按压的力量及次数、频率可自行掌握。贴敷一次一般能固定3～5天，多汗者及夏季只能固定1天左右，亦有数小时即被汗液浸掉者。可把此法教给患者本人及家属，让其自行贴。贴敷时间为3～5天，再停3～5天，5～10周为1个疗程。此法可单独进行，也可配合其他疗法同时进行。

【资料来源】《实用中医天灸疗法》。

方8（斑雄丸天灸法）

【药物】斑蝥12.5 g，雄黄2 g，蜂蜜适量。

【穴位】外关、曲池、肩髃、大椎。

【用法】将斑蝥雄黄共研细末，加蜂蜜调和制成如绿豆大小的粒状丸药，治疗时先用酒精消毒穴位，然后取药丸 1 ~ 3 粒放在 2 cm^2 胶布中间，每次取 1 ~ 3 个穴位，将药丸贴在穴位上。一般贴药约 24 h 后揭去，穴位局部出现绿豆大小水疱，一般不用特殊处理，4 ~ 7 日水疱吸收结痂脱落。使用时每次贴 1 ~ 3 个穴位为宜，余穴交错进行。一般隔 3 ~ 6 天治疗 1 次，3 ~ 5 次为 1 个疗程。两个疗程间可休息 2 ~ 4 天。

【附注】本法诸药有大毒，应用时慎防入口触目。局部水肿过大者，以消毒针挑破，挤出黄水，涂以紫色药水，再以敷料覆盖。

【资料来源】《中医天灸疗法》。

方 9（毛茛膏天灸法）

【药物】鲜毛茛叶或根适量。

【穴位】肩髃、肩井、巨骨、天宗、曲池。

【用法】将鲜毛茛切碎捣融如泥膏，制成如黄豆大，分别敷贴在选穴上，每次贴 1 ~ 3 穴，外盖以纱布，用胶布固定。隔日贴 1 次，诸穴交替使用，至病愈为止。一般每次贴药 8 ~ 12 h。局部小水疱可按常规处理。

【资料来源】《中医天灸疗法》。

方 10（斑雄散）

【药物】斑蝥 3 份，雄黄 5 份。

【穴位】肩髃、肩贞、臂臑、曲池、肩井。

【用法】将上二味药共研为细末，每取药末 0.3 ~ 0.6 g 置于 3 cm × 3 cm 的胶布中央，分别贴于选穴上。每次 2 ~ 3 个穴。24 h 后可将药末除去，局部有水疱者，可按常规处理。隔 3 ~ 5 天贴 1 次，一般 2 次可奏效。

【资料来源】《中医天灸疗法》。

方 11

【药物】斑蝥、白芥子各等份。

【穴位】肩髃、肩髎、肩贞、曲池、阿是穴。

【用法】上药分别研细末，和匀，以 30% 二甲基亚砜适量调成软膏，每次取米粒大一团，置于 2 cm × 2 cm 胶布中心，贴于肩偶、肩醪、肩贞，酌情配曲池阿是穴，3 h 除去。4 次为 1 疗程。

【资料来源】《中医内病外治》。

方 12

【药物】斑蝥 15 ~ 30 g，大蒜汁适量。

【穴位】肩髃、天宗、肩井、巨骨、肩贞、肩前、曲池、条口。

【用法】将斑蝥研为细末，用大蒜汁调和成饼置于穴位上，一次可贴 2 ~ 3 个穴位，先贴肩部腧穴，后贴远端穴位。1 周发疱 1 次，3 次为 1 个疗程。

【资料来源】《中国传统医学外治疗法全书》。

☞ **注意事项**

1. 注意防寒保暖，加强功能锻炼。

2. 纠正不良姿势。对于经常伏案、双肩经常处于外展工作的人，应注意调整姿势，避免长期的不良姿势造成慢性劳损和积累性损伤。

3. 注意容易引起继发性肩周炎的相关疾病，如糖尿病、颈椎病、肩部和上肢损伤、胸部外科手术以及神经系统疾病等。

七、扭伤

扭伤是指剧烈运动或负重、持重时姿势不当，或不慎跌仆、牵拉和过度扭转等原因，导致四肢关节或躯体部的软组织损伤，临床主要表现为损伤部位疼痛肿胀和关节活动受限，多发于腰、踝、膝、肩、腕、肘、髋等部位。

☞ **临床表现**

1. 主症：扭伤部位疼痛，关节活动不利或不能，继则出现肿胀，伤处肌肤发红或青紫。

2. 兼症：见皮色发红，多为皮肉受伤；青色多为筋伤；紫色多为淤血留滞。

新伤疼痛肿胀，活动不利者，为气血阻滞；陈伤每遇天气变化而反复发作者，为寒湿侵袭，淤血阻络。

☞ **天灸疗法**

方 1

【药物】雄黄 9 g，斑蝥 30 g，凡士林适量。

【穴位】阿是穴。

【用法】上药碾成细末，用少量凡士林调和，以不见药粉露出为度。取一块双层小胶布，中间剪一小洞，直径约 1 ~ 1.5 cm，贴在压痛或酸痛最明显处，在小洞内涂少量发疱膏，再以一块略大的胶布覆盖固定。经 15 h 左右，当局部起一似小洞大小水疱时，便揭去覆盖的胶布清除发疱药膏，并在消毒后用针刺破挤出疱内液体。再用无菌干棉球及纱布覆盖固定，保持水疱壁完整。此期间该处勿沾水，避免感染及再度损伤患处。10 天内愈合，每 10 ~ 15 天治疗 1 次，共 2 次。如有两处疼痛，可同时进行治疗。

【适应症】身体各部的扭挫伤疼痛。

【资料来源】《实用中医天灸疗法》。

方 2（斑蝥散）

【药物】斑蝥（去头、足、翅）5 ~ 10 g。

【穴位】阿是穴（疼痛处）。颈项部扭伤加取天柱，肘部扭伤加曲池，腕部扭伤加阳池，腰部扭伤加肾俞、腰眼，膝部扭伤加膝眼，踝部扭伤加解溪。

【用法】斑蝥研细末，取适量贴于相应穴位上，外以纱布覆盖，加胶布固定之。24 h 后去掉药物，如有水疱按常规处理。

【适应症】身体各部的扭挫伤疼痛。

【资料来源】《中医天灸疗法》。

方 3（莨糖膏）

【药物】鲜毛莨、红糖各适量。

【穴位】颈部：阿是穴、风池、天柱。肩部：阿是穴、肩髃、肩贞。肘部：阿是穴、曲池、手三里。腕部：阿是穴、阳池、外关。腰部：阿是穴、大肠俞、腰阳关。膝部：阿是穴、膝眼、阴陵泉。踝部：阿是穴、昆仑、悬钟。

【用法】诸药研为细末，用水适量调如膏，取绿豆大小药丸 3 粒敷贴于上述穴位，以纱布覆盖，胶布固定。贴 5 ~ 8 h 后去掉药物，局部可见绿豆大小水疱，可挑破，涂以龙胆紫。隔天敷药 1 次，至水疱结痂则痛亦愈。

【适应症】身体各部扭伤、跌仆、撞击损伤疼痛。

【资料来源】《中医天灸疗法》。

方 4（朝天椒天灸法）

【药物】鲜朝天（指天）椒 1 ~ 3 个。

【穴位】颈部：阿是穴、风池、天柱。肩部：阿是穴、肩髃、肩贞。肘部：阿是穴、曲池、手三里。腕部：阿是穴、阳池、外关。腰部：阿是穴、大肠俞、腰阳关。膝部：阿是穴、膝眼、阴陵泉。踝部：阿是穴、昆仑、解溪。

【用法】将朝天椒捣烂成膏，取蚕豆大小敷贴于上述穴位，每次敷贴 2 ~ 3 个穴位，以纱布覆盖，胶布固定。贴 1 ~ 2 h 后去掉药物，局部可出现发红、辣痛，偶尔也起小水疱。

【适应症】颈、肘、腕、腰、膝、踝等部位的扭伤、疼痛。

【资料来源】《中医天灸疗法》。

方 5

【药物】葱白、大黄各等量。

【穴位】患处。

【用法】先将葱白捣烂炒热，遍擦痛处，随即用大黄粉调姜汁覆盖，以纱布固定，每日一换。

【适应症】腰扭伤。

【资料来源】《常见病中草药外治法》。

方 6

【适应症】腰扭伤。

【药物】白芥子 40 g，大黄 20 g。

【穴位】患处。

【用法】将白芥子用青炒法炒黄研末，大黄用适量白酒浸制 30 min 后取出烘干研末，将两种药混合均匀待用。服用时用温开水冲服，每次 3 g，每日 3 次。同时应用该方粉剂加食醋调敷患处。

【附注】个别患者内服药后产生轻度腹痛腹泻，可自行消失，不必停药。体质虚弱者及孕妇、儿童禁用本方法。

【资料来源】《中国乡村医药杂志》2007 年 1 月第 14 卷第 1 期。

方 7

【药物】白芥子、醋元胡各 30 g，细辛、甘遂、肉桂、干姜各 15 g，生附子、生半夏、生南星、红花各 10 g。

【穴位】命门、志室（双）、阿是穴。

【用法】以上药粉碎，过 80 目筛，取药末（每穴 3 g），以鲜姜汁调膏，摊于 4 cm × 5 cm 的塑料薄膜上，贴于腧穴，胶布固定。贴药时间为 2 ~ 4 h，10 天贴 1 次，9 次为 1 个疗程。

【适应症】腰扭伤。

【资料来源】《四川中医》2008 年第 26 卷第 7 期。

方 8（斑雄丸天灸法）

【药物】斑蝥 12.5 g，雄黄 2 g，蜂蜜适量。

【穴位】委中、次髎、肾俞。

【用法】将斑蝥、雄黄共研细末，加蜂蜜调和制成如绿豆大小的粒状丸药，治疗时先用酒精消毒穴位，然后取药丸 1 ~ 3 粒放在 2 cm^2 胶布中间，每次取 1 ~ 3 个穴位，将药丸贴在穴位上。一般贴药约 24 h 后揭去，穴位局部出现绿豆大小水疱，一般不用特殊处理，4 ~ 7 日水疱吸收结痂脱落。使用时每次贴 1 ~ 3 个穴位为宜，余穴交错进行。一般隔 3 ~ 6 天治疗 1 次，3 ~ 5 次为 1 个疗程。两个疗程间可休息 2 ~ 4 天。

【适应症】腰扭伤。

【附注】本法诸药有大毒，应用时慎防入口触目。局部水肿过大者，以消毒针挑破，挤出黄水，涂以紫色药水，再以敷料覆盖。

【资料来源】《中医天灸疗法》。

方 9

【药物】荆芥、防风、秦艽、丁香、肉桂、乳香、没药、胡椒各等量。

【穴位】患处。

【用法】用法共研细末。治疗时将药粉撒在患处皮肤上。取白布 2 ~ 3 块（醋浸）盖于药末上，再用 20 mL 注射器吸取 95% 酒精，喷洒在白布上，然后点燃。并不断喷洒酒精，待病人感觉烫时吹熄，略凉后再度点燃。反复 4 ~ 5 遍即可结束一次治疗。一般可间日进行，亦可每日进行，10 次为 1 个疗程。停 5 天，继续下一疗程。

【适应症】急慢性腰扭伤，慢性腰肌劳损，也适用于关节扭伤、肌肉风湿痛、骨折及脱臼的功能恢复阶段等。

【资料来源】《常见病中草药外治法》。

方 10

【药物】新鲜土三七叶 45 g，红花 20 g（浸于 95% 酒精 4 ~ 5 h），栀子粉 20 g，葱根或葱白 10 g，面粉 5 g，食用醋 10 ~ 20 mL。

【用法】上药共捣成糊状，直接敷于患处，每日换药 2 ~ 3 次。约 3 ~ 5 天可愈。

【适应症】适用于扭挫伤。

【资料来源】《常见病中草药外治法》。

方 11

【药物】麻黄、透骨草、伸筋草、红花、桑枝、葱白、蒜梗各 12 g。

【用法】上药共煎汤熏洗患部，每一服药可连用 4 次，一般熏洗 1 ~ 3 剂可愈。

【适应症】扭挫伤。

【资料来源】《常见病中草药外治法》。

方 12

【药物】生巴豆 50 ~ 60 粒，凡士林 30 g。

【穴位】阿是穴。

【用法】取生巴豆 50 ~ 60 粒，去壳，除去果仁外膜，捣碎如泥，备用；凡士林 30 g，用酒精灯加热将其烊化，趁热将巴豆泥倒入，搅拌均匀，随之将其摊涂于 7 cm × 7 cm 纱布上（纱布外敷以等大的塑料布，以防药膏外渗染衣），贴敷阿是穴或患处，外用绷带包扎固定，4 ~ 6 h 后，待患者敷贴处发痒难忍时，揭除纱布及药膏，以起红色斑疹或小水疱为佳。每周 1 次。

【适应症】陈旧性踝关节扭伤。

【资料来源】《江西中医药》2008 年 4 月总第 39 卷第 304 期。

方 13

【药物】白芥子、醋元胡各 30 g，细辛、甘遂、肉桂、干姜各 15 g，生附子、生半夏、生南星、红花各 10 g。

【穴位】申脉、照海、昆仑、丘墟。

【用法】以上药粉碎，过 80 目筛，取药末（每穴 3 g），以鲜姜汁调膏，摊于 4 cm × 5 cm 的塑料薄膜上，贴于腧穴，胶布固定。贴药时间为 2 ~ 4 h，10 天贴 1 次，9 次为 1 个疗程。

【适应症】陈旧性踝关节扭伤。

【资料来源】《四川中医》2008年第26卷第7期。

方14（速效止痛散）

【药物】生川乌、生草乌、蜂房各50 g，樟脑粉、生半夏、全虫、生南星、白芷各30 g，红花、当归、木香、乳香、没药、冰片、广三七各20 g，罂粟壳、细辛、麻黄、桂枝、薄荷、花椒各10 g。

【穴位】患处。

【用法】将上述各药装入瓷瓶，用75%酒精浸泡1周后备用。用时取适量浸泡液，涂搽于患处，反复揉按，每日3～4次，治疗期间应停止使用其他药物。亦可使用离子导入法将此药液用于疼痛部位，10天为1个疗程，大部分患者1个疗程即愈，极个别病人需2～3个疗程。

【适应症】各种痛证。

【资料来源】《中医外治法效方300首》。

☞ **注意事项**

1. 针灸治疗扭伤有较好疗效，但必须排除骨折、脱位、韧带断裂等情况。

2. 可配合推拿、药物熏洗等疗法。

八、软组织损伤

软组织损伤属于中医“筋伤”范畴，是指各种急性外伤或慢性劳损以及风寒湿邪侵袭等原因造成的人体的皮肤、皮下浅深筋膜、肌肉、肌腱、腱鞘、韧带、关节囊、滑膜囊、椎间盘、周围神经血管等组织的病理损害。临床表现：疼痛，肿胀，畸形，功能障碍。主要分类：可分为扭伤类、挫伤类、碾压伤类，又可分为急性筋伤、慢性筋伤类，还可分为开放性损伤类、闭合性损伤类等。

☞ **天灸疗法**

方1

【药物】生川乌、生草乌、羌活、独活、生半夏、生桅子、生大黄、生木瓜、路路通各125 g，生蒲黄、樟脑、苏木各90 g，赤芍、红花、生南星各60 g，白酒10 kg，米醋2.5 kg。

【穴位】患处。

【用法】上药放在酒和醋中浸泡7天，严密盖闭，装入瓶中备用。患处热敷或熏洗后，用棉花蘸药水轻擦患部，每日3～5次。

【适应症】上肢肩、臂、腕部软组织损伤。

【资料来源】《常见病中草药外治法》。

方 2（千年黑龙膏）

【药物】①生草乌、生南星、生半夏、细辛各 10 g，蟾酥、花椒各 5 g。②黑狗胫骨 50 g，白芷 20 g，土元、大黄、杜仲、刘寄奴各 15 g，乳香、没药、红花、黄连各 10 g，马钱子、木瓜各 5 g。

【穴位】患处。

【制法】取①方药物共研末，浸泡于 70% 酒精 100 mL 内 2 天，为 1 号液。②方药物研细末，过 120 目筛，为 2 号药物。取 1 号液，伴入 2 号药物，并加适量白凡士林，加入 2.5% 氮酮 10 mL，制成膏剂。

【用法】用时将膏剂放于电炉上炸化 5 min 左右，敷于患处，绷带包扎固定，每 2 天换药 1 次，直到痊愈。

【适应症】各种软组织损伤。

【资料来源】《中医外治法效方 300 首》。

方 3（消肿止痛散）

【药物】乳香、没药、赤芍、白芷、鸡血藤各 50 g，桃仁 30 g，红花 20 g，桅子 200 g。

【穴位】患处。

【制法】将各药混合在一起，共研细末，过 80 ~ 100 目筛后，混匀密贮备用。

【用法】使用时视伤部范围大小，取药面适量，用 45° 白酒调成糊状，外敷患处，范围超过伤处 2 ~ 3 cm，外用白布覆盖，以绷带包扎或胶布固定，每日换药 1 次。大剂量应用时，可按上方各药量的比例配制。治疗期间停用其他药物。

【适应症】急性软组织扭挫伤。

【附注】局部皮肤破损者禁用。注意始终保持药布的柔软和湿度，干燥时用 45° 白酒喷洒于药布上保湿。在用药过程中，极个别患者局部皮肤可见皮诊、瘙痒等过敏反应，停药后自行消失。

【资料来源】《中医外治法效方 300 首》。

方 4

【药物】生草乌、生川乌、羌活、独活、生半夏、生栀子、生大黄、生木瓜、路路通各 250 g，生蒲黄、旋覆花、苏木各 180 g，赤芍、红花、南星各 125 g，紫荆皮 500 g。

【用法】上药研为细末，饴糖或蜂蜜调敷。

【适应症】适用于跌打损伤，筋络、筋膜、筋骨伤后酸痛等证。

【资料来源】《常见病中草药外治法》。

方 5

【药物】制乳没各 20 g，炒白芥子 10 g，冰片 2 g，蜂蜜少许。

【穴位】阿是穴。

【用法】将制乳没、炒白芥子、冰片研末，用适量蜂蜜均匀调成饼状，有湿润感，放在油纸上，用绷带或胶布包扎贴敷患处。2 天更换 1 次，为 1 个疗程。于 3 个疗程后统计疗效。为防止白芥子外敷出现皮疹，先在局部外涂上抗过敏软膏。

【适应症】跟腱周围炎。

【资料来源】《中国中医药科技》2006 年 5 月第 13 卷第 3 期。

方 6（速效止痛散）

【药物】生川乌、生草乌、蜂房各 50 g，樟脑粉、生半夏、全虫、生南星、白芷各 30 g，红花、当归、木香、乳没、冰片、广三七各 20 g，罂粟壳、细辛、麻黄、桂枝、薄荷、花椒各 10 g。

【穴位】患处。

【用法】将上述各药装入瓷瓶，用 75% 酒精浸泡 1 周后备用。用时取适量浸泡液，涂搽于患处，反复揉按，每日 3 ~ 4 次。治疗期间应停止使用其他药物。亦可使用离子导入法将此药液用于疼痛部位，10 天为 1 个疗程。大部分患者 1 个疗程即愈，极个别病人需 2 ~ 3 个疗程。

【适应症】各种痛证。

【资料来源】《中医外治法效方 300 首》。

☞ **注意事项**

早期即伤后 24 h 后 8 h 以内，冷敷非常重要，可控制出血和渗出，减轻肿胀、疼痛等症状；中后期可采用理疗、按摩、活血药物治疗等，结合功能锻炼，促进淤血与渗出的吸收、组织修复。

九、颈椎病（颈椎综合征）

颈椎病又称颈椎综合征，是颈椎骨关节炎、增生性颈椎炎、颈神经根综合征、颈椎间盘脱出症的总称，是一种以退行性病理改变为基础的疾患。主要由于颈椎长期劳损、骨质增生，或椎间盘脱出、韧带增厚，致使颈椎脊髓、神经根或椎动脉受压，出现一系列功能障碍的临床综合征。

本病属中医学“痹证”范畴。临床辨证主要分为肝肾亏虚、风寒湿痹两种类型。颈椎位于头部、胸部与上肢之间，灵活性大，活动频率最高，负重较大，由于承受各种负荷、劳损，甚至外伤，极易发生退变。临床以第 5 ~ 6 及第 6 ~ 7 颈椎最为多发。

主要症状是头、颈、肩、背、手臂酸痛，颈部僵硬，活动受限。颈肩酸痛可放射至头枕部和上肢，有的伴有头晕，重者伴有恶心呕吐、卧床不起，少数可有眩晕、猝倒。

☞ **天灸疗法**

方 1（附子止痛散）

【药物】干姜 5 g，附片 50 g，蟾蜍 1 g，麝香 2 g，食醋 100 mL。

【穴位】患处局部。

【用法】将上药研成细末，加食醋调成糊状，敷于患处，上盖塑料膜，外用绷带包扎固定，并用热水袋加热。每日 1 次，每次 3 ~ 6 h。偏寒者，加肉桂 3 g；偏热者，加珍珠、雄黄各 5 g；偏湿者，加苍术、滑石各 10 g；偏肾虚者，加巴戟、党参、白术各 10 g；偏血虚者，加当归、生熟地各 10 g。

【资料来源】《实用中医天灸疗法》。

方 2（伸筋止痛散）

【药物】透骨草、伸筋草、凤仙草、威灵仙、白芥子、乌梅、木瓜、芒硝、大皂角、片姜黄各 25 g，马钱子 9 g，冰片 6 g。

【穴位】患处局部。

【用法】将上药研为细末备用。取 10 g 药末加入 4 汤匙食醋，每日 1 次，20 天为 1 个疗程。

【资料来源】《实用中医天灸疗法》。

方 3（铁屑热敷散）

【药物】急性子 100 g，草乌 60 g，白芷 50 g，铁屑、食醋适量。

【穴位】患处局部。

【用法】将上药研为细末，用食醋适量调整成糊状。将调好的药糊敷于患处，再把铁屑粉薄而均匀地铺在药糊上，然后用纱布包扎固定。每 3 日 1 次。

【资料来源】《实用中医天灸疗法》。

方 4（麝香阿魏膏）

【药物】生地、白芷、大黄、川乌、草乌、牙皂、肉桂各 15 g，麝香 0.5 g，阿魏 1 g。

【用法】用时局部消毒，把膏涂上麝香 0.5 g，阿魏 1 g，再把膏敷于局部，隔日 1 次，20 日为 1 个疗程。

【资料来源】《实用中医天灸疗法》。

方 5（颈痛散）

【药物】当归、红花、防风、威灵仙、姜黄、羌活、透骨草、川乌各 20 g，冰片 10 g。

【穴位】颈椎反应区，或压痛点，或小结节反应点。

【用法】每次取药粉 20 g、冰片 2 g，用食醋调成糊状，摊在两块 8 cm × 8 cm 的布上，分别贴在两足部颈椎反应区，或压痛点，或小结节反应点，用胶布固定牢，每日 1 次，10 天为 1 个疗程。用药前如用热水（以耐受为度）浸泡足部 10 余分钟，再将反应区按摩数分钟后再贴药，效果更佳。

【资料来源】《实用中医天灸疗法》。

方 6（骨宁膏）

【药物】川乌、草乌、马钱子、乳香、没药、肉桂、麝香、樟脑等。

【穴位】风府、大杼（双）、肩髃、肩井、内关、尺泽、外关。

【用法】取骨宁膏 0.1 g，涂于 4 cm^2 肤疾宁贴膏上，贴在风府穴至大椎穴之间督脉循行线上椎体间隙处以及大杼（双）。肩痛，加肩偶、肩井；伴恶心、手麻，加内关、尺泽。诸药合用，外敷于局部，使药力直达病所。3 天 1 次，2 天换药 1 次，休息 1 天。10 次为 1 个疗程。

【资料来源】《实用中医天灸疗法》。

方 7（斑蝥蜜丸）

【药物】斑蝥（去头、足、翅）1 g，蜂蜜适量。

【穴位】天柱、大椎、风池、大杼、肩髃、肩井、后溪。上肢麻木加外关。

【用法】将斑蝥研为细末，加蜂蜜调为膏状，制成 10 个药丸。先将选穴常规消毒，然后取药丸 2 ~ 3 个分别敷贴在 2 ~ 3 个穴上，外加纱布覆盖，胶布固定。诸穴交替使用。每隔 3 ~ 5 天贴药 1 次，5 ~ 7 天为 1 个疗程。敷药 24 h 后局部出现烧灼、辣痛感时即去掉药物，局部小水疱可按常规处理。

【资料来源】《中医天灸疗法》。

方 8（白芥三辣膏）

【药物】白芥子 10 ~ 15 g，葱、蒜、生姜各取原汁适量。

【穴位】大椎、天柱、大杼、风池、肩髃、肩井、后溪。

【用法】白芥子研为细末，以葱、姜、蒜汁各适量，调和药末如膏状。每于应用时取药膏如黄豆大，分别贴于上述穴位，每次贴 2 ~ 3 个穴，诸穴交替使用。敷药后加纱布覆盖，胶布固定。24 h 后除去，隔 3 天 1 次，至愈停药。揭药后局部小水疱可挑破，涂以龙胆紫。

【资料来源】《中医天灸疗法》。

方 9（吴茱萸糊）

【药物】吴茱萸、黄酒各适量。

【穴位】大椎、大杼、肩髃、肩井、后溪。

【用法】将吴茱萸研为细末，过筛。用时取药末适量，加黄酒拌匀，放锅内炒热。取药糊乘热摊于数块清洁布上，分别贴于选穴上，冷后再换，再贴之。若局部出现小水疱，不影响治疗。

【附注】吴茱萸，俗称茶辣，辛温，有小毒，对皮肤有刺激性，为常用发疱药物。局部小水疱可不必处理，任其自行吸收。如水疱太大，可按常规处理。

【资料来源】《中医天灸疗法》。

方 10（五子散）

【药物】吴茱萸、菟丝子、白芥子、莱菔子、苏子各 60 g。

【穴位】患处。

【用法】将 5 种药物用布包裹，再用微波炉加热，敷于颈项部，每次 45 min，每日 2 ~ 3 次。

【适应症】神经根型颈椎病。

【资料来源】《中医外治法效方 300 首》。

方 11（舒颈散）

【药物】当归、川芎、红花、桃仁、乳香、没药各 30 g，千年健、独活、秦艽、威灵仙各 20 g，天麻、细辛各 15 g，木防己、赤芍、地龙、鸡血藤各 25 g。

【穴位】患处。

【用法】以上药晾干或烘干，共研细末，装瓶备用。先取医用胶布 1 块，胶面向外呈斜形卷紧，呈条索状并两端对接成环，环大小视颈椎病变个数而定，黏附颈后患部压紧粘牢。取舒颈散适量置于换药碗内，用优质食醋调成稠糊状，填入颈后备好的胶布环内与环口平，然后用胶布块封住并粘牢，敷药后嘱患者热敷患部，每 2 天换药 1 次，10 天为 1 个疗程。

【适应症】颈椎增生。

【资料来源】《中医外治法效方 300 首》。

☞ **注意事项**

1. 避免颈部长期做重复的动作，不在颈部过于劳累的状态下工作、看书、上网等。
2. 保证充足的睡眠，睡眠充足才可以根本地消除颈部疲劳。
3. 做好劳动、运动前的准备活动，防止颈椎和其他部位的损伤。
4. 保证良好的坐姿，选用合适高度的枕头。
5. 注意颈部保暖。

十、疔

疔是一种发病迅速、易于变化而危险性较大的急性化脓性疾病。疔可发于任何季节、任何年龄，其证随处可生，但多见于颜面和手足等处。其特点是形小，根深，坚硬如钉，肿痛灼热，病势较剧，反应剧烈，易于走黄、损筋伤骨。若处理不当，发于颜面部的疔疮，更容易走黄而导致生命危险；发于手足部的疔疮，则易损筋伤骨而影响功能。

疔疮是疮中之王，疔的范围很广，名称很多，原因亦殊，但多以其发病部位、局部形态及颜色名之。发于颜面部者证治大致相同，故统以颜面部疔疮类之；发于手足部者名之为手足部疔疮。另有红丝疔、烂疔、疫疔，其性质不同。

☞ **天灸疗法**

方 1（鱼蒜膏）

【药物】鱼腥草（鲜品）、独头大蒜（去皮）各等量。

【穴位】阿是穴（疔疮顶端）、身柱、灵台。

【用法】二味药共捣烂如泥膏状。取药膏适量如疔疮范围大小，敷于阿是穴；再取膏如蚕豆大小分别贴于身柱、灵台穴。外盖纱布，胶布固定，每天换药 1 次。如局部起水疱，按常规处理，3 ~ 5 天即愈。

【附注】敷药期间，禁食辛热之品、酒肉鱼腥，以免增加火毒。

【资料来源】《中医天灸疗法》。

方 2（大蒜硝黄饼）

【药物】大蒜瓣 20 g，芒硝 15 g，大黄 15 g，冰片 2 g，食醋适量。

【穴位】阿是穴（疔疮局部）、灵台、身柱、合谷、委中。

【用法】诸药捣碎如泥，用食醋适量调如膏，捏成桂圆大小药饼 5 个，敷贴于上述穴位，以纱布覆盖，胶布固定。贴 24 h 后去掉药物，局部可见绿豆大小水疱，可挑破，涂以龙胆紫。一般敷 2 ~ 3 次可愈。

【附注】疔疮如已成脓，应转外科处理；如疔疮走黄，症情凶险，需配合其他疗法，及时抢救。敷药期间忌食鱼腥、虾、蟹等发物。

【资料来源】《中医天灸疗法》。

方 3（斑蟾糊）

【药物】斑蝥（去头、足、翅）2 ~ 3 只，蟾酥 0.3 ~ 0.6 g，苍耳蠹虫 2 ~ 3 条，香油少许。

【穴位】阿是穴（疔疮顶端及四周）、灵台、身柱。

【用法】诸药研为细末，用香油适量调如膏，取绿豆大小药丸 3 粒敷贴于上述穴位，以纱布覆盖，胶布固定。贴 24 h 后去掉药物，局部可见绿豆大小水疱，可挑破，涂以龙胆紫。隔天敷药 1 次，一般敷 2 ~ 3 次可愈。

【资料来源】《中医天灸疗法》。

方 4

【药物】天花粉 150 g，黄柏、大黄、姜黄、白及各 75 g，天南星、苍术、厚朴、陈皮、甘草各 30 g，蜜或麻油适量。

【用法】上药共研为末，用蜜或麻油调敷。

【适应症】本方适用于疔疮肿毒未成脓者。

【资料来源】《常见病中草药外治法》。

方 5

【药物】雄黄 3 g，吴茱萸 30 g，香油适量。

【用法】研末，调香油（熬熟）搽患处。

【适应症】本方适用于对口疔。

【资料来源】《常见病中草药外治法》。

方 6（神验疔毒丸）

【药物】大黄、雄黄、巴豆仁各等份。

【用法】上药研末。取 0.5 ~ 2.5 g，撒于膏药正中，贴患处，2 ~ 4 天内不要揭动。一般 1 贴即愈，4 天后效果不明显再更换一张。阳疽加冰片，阴疽加肉桂、干姜。

【适应症】治疗疔、痈、疽等早期未化脓、局部皮肤无溃损者。

【资料来源】《中医外治求新》。

方 7（疔疮拔毒膏）

【药物】巴豆仁、蓖麻仁各等量。

【用法】用比较长的铁针将两仁一颗颗穿刺在针上，放于菜油灯上烧存性，再放于消毒乳钵内，细研 200 ~ 300 转，用青菜叶包好，放在水缸边地下，以退火性，然后瓶装备用。一般在敷药 0.5 ~ 1 h 后疼痛即可缓解。每 1 ~ 2 日换药 1 次，连敷 1 ~ 3 次即可痊愈。

【资料来源】《中医外治求新》。

方 8（红疔膏）

【药物】鲜银朱 30 g，鲜松香 60 g（需拣嫩的），鲜蓖麻子 90 g，东丹 18 g，轻粉 6 g。

【用法】上药同捣成硬膏，瓶贮密封待用。取膏如黄豆大一粒，置于膏药上，贴患处，每 2 日换药 1 次。

【适应症】可治一切疔疮、对口、发背，最适用于一头多孔的外症。

【附注】银朱、松香、蓖麻子一定要新鲜的，去壳，剂量可根据膏的软硬适当加减。另以菊花 15 g、甘草 6 g，泡茶频饮，效果更好。

【资料来源】《中医外治求新》。

☞ **注意事项**

1. 大部分患者经积极及时治疗后病情向愈，预后良好。

2. 一般疔疮初起疮顶高突，四周肿肿不散者，属顺，预后较好；四边根脚平塌散漫者，多凶，预后较差。

3. 颜面部疔疮发病迅速，如不及时治疗，或处理不当，则毒邪易于扩散，常有走黄危险；若疔毒走窜入络，可并发“流注”；邪内传脏腑，则可引起内脏器官的转移性脓肿；流窜附着于四肢长管骨，则可形成“附骨疽”。

4. 手足部疔疮，经积极及时治疗后病情向愈，预后良好。一般 7 天左右成脓者轻，

14 天不成脓，肿势延及手臂或小腿，或溃后肿痛不减，脓水淋漓者重，如不及时治疗，或处理不当，则毒邪易于扩散，常有损筋伤骨而影响运动功能，甚至有合并走黄危险。

十一、痈

痈是气血为毒邪壅塞而不通之意，是一种发生于体表皮肉之间的急性化脓性疾患。在中医文献中痈有"内痈""外痈"之分。外痈生于体表，而内痈生于脏腑，如肝痈、肺痈，虽同属痈证范畴，但在辨证论治上和外痈多有不同。本节只叙述外痈，相当于西医的皮肤浅表脓肿、急性化脓性淋巴结炎等。

☞ **天灸疗法**

方 1（搭背秘方）

【药物】制乳没各 9 g，铁将军（即推粪虫）2 个，猪板油 60 g，白面一撮，红小枣（男 8 个，女 7 个，水浸去核），蓖麻子（男 8 个，女 7 个，去皮）。热天，加冰片、樟脑各少许。

【用法】上药用石罐分别捣成细末，然后混合，捣如软膏状，放阴凉处备用。将药敷在疮的周围，留一顶，如疮有孔，则不可在孔上敷药，敷后如药被黄水冲去，应再敷药补充。一般 4～5 日即愈，重者 7～8 日即愈。

【适应症】搭背。

【资料来源】《中医外治求新》、《中医杂志》1955 年第 5 期。

方 2（蜂房散）

【药物】蜂房 6 g，蓖麻子 42 个。

【用法】先将蓖麻子放在新瓦盆内，用白麻秆烧火焙黄，去壳取仁，再将蜂房放入瓦盆内，仍用白麻秆火烧，将其炙枯、炙透至黑色存性，然后二药研为细末，装瓶密贮备用。初起肿块或有粟粒样脓头时，可用米粥水调成膏状外搽；如患处已见脓血水，可用药末直接掺上。均每日 1～2 次。

【适应症】手发背、脚发背、对口、搭背，无论初起或溃脓均可使用。

【资料来源】《新中医》1975 年第 4 期、《中医外治求新》。

方 3（蜈蚣膏）

【药物】金头蜈蚣 50 条，蓖麻子（去皮）、松香各 50 g。

【用法】上药放乳钵内研磨成膏，外敷患处，每日 1 次。

【适应症】一切疮疡。

【资料来源】《中医外治求新》。

方 4

【药物】芋头 1 个，大蒜 4 瓣。

【用法】取芋头、大蒜去皮，共捣烂如泥备用。用时以纱布包裹药泥敷在患处。每日早晚各敷 1 次，每次敷贴时间不可过长，局部有发热感时即可去掉，避免时间过长引起敷贴部位红肿。一般连用 3 ~ 4 天即可治愈。

【适应症】疖痈。

【资料来源】《家庭科技》2009 年 3 月。

方 5

【药物】大蒜 125 g，芒硝 60 g，大黄末 30 g，醋 60 g。

【用法】先将大蒜去皮，和芒硝同捣成糊状，然后将患处用凡士林涂擦，敷以蒜糊，煎药范围要稍大于患处（高于皮肤约 1 cm），周围用纱布围成一圈，略加固定，1 h 后去掉敷药，用温水洗掉，再用醋和大黄末调成糊状外敷原患处，经 6 ~ 8 h 后除去敷药。一般敷 1 ~ 2 次即可。如不愈，可再敷。

【适应症】深部脓肿。

【资料来源】《常见病中草药外治法》。

方 6（芙黄软膏）

【药物】芙蓉叶、生大黄、赤小豆各等份，凡士林适量。

【制法】芙蓉叶、生大黄、赤小豆研末过 120 目筛，以凡士林调成 30% ~ 40% 软膏，装盒备用。

【用法】患处常规消毒后，将软膏涂布于敷料上，贴于患处，每日 1 换。

【附注】本软膏主治一切痈疽发背、对口、疮疖等红肿热痛之阳证。本方主药芙蓉叶为凉血散热、解毒消肿之圣药，对一切痈疽、发背、乳痈、恶疮，不论已成未成，用其外敷，殊奏奇效，是古今疡医常用之箍消药。大黄凉血解毒，破积消瘀。

【资料来源】《中医外治求新》。

☞ **注意事项**

1. 外敷药宜紧贴患部，箍围药要注意湿度，掺药要布撒均匀。外敷金黄膏而引起皮肤发红，或起丘疹，或发生水疱、瘙痒异常，甚则湿烂者，可改用青黛膏或青黛散麻油调敷。

2. 疮口周围皮肤应经常保持清洁，以免并发湿疹。高热时应卧床休息，并多饮开水。患在上肢者宜用三角巾悬吊；患在下肢者，宜抬高患肢，并减少行走。

十二、疖

疖是一种生于肌肤浅表部位，以局部红肿、热、痛，突起、根浅，肿势局限，脓出即愈为主要表现的急性化脓性疾病。疖四季皆可发生，但多发于酷热夏（暑）秋季节。疖随处可生，尤以头、面、颈、背、臀等处多见。发于暑天的称暑疖或热疖，其他季节发生的称疖。初起分有头疖、无头疖两种，有头者称石疖，无头者称软疖，一般症状轻而易治。但亦有因治疗或护理不当形成的蝼蛄疖；或遍体或特定部位反复发作，缠绵难愈的疖病，其生于发际处又称发际疮，生于臀部又称坐板疮，一般较难治。相当于西医的疖、皮肤脓肿、头皮穿凿性脓肿及疖病。

☞ **天灸疗法**

方 1（藤黄酊）

【药物】藤黄 50 g，75% 酒精 200 mL。

【穴位】患处。

【制法】上药研末后置于 75% 酒精中浸泡 7 天即可使用。

【用法】用时将藤黄酊摇匀，以消毒棉签蘸涂患处，每日 3～4 次。

【适应症】疖肿，治疗腮腺炎、乳腺炎等亦有佳效。

【资料来源】《中医外治求新》。

方 2

【药物】芋头 1 个，大蒜 4 瓣。

【穴位】患处。

【用法】取芋头、大蒜去皮，共捣烂如泥备用。用时以纱布包裹药泥敷在患处。每日早晚各敷 1 次，每次敷贴时间不可过长，局部有发热感时即可去掉，避免时间过长引起敷贴部位红肿。一般连用 3～4 天即可治愈。

【适应症】疖痈。

【资料来源】《家庭科技》2009 年 3 月。

方 3（芙黄软膏）

【药物】芙蓉叶、生大黄、赤小豆各等份，凡士林适量。

【制法】芙蓉叶、生大黄、赤小豆研末过 120 目筛，以凡士林调成 30%～40% 软膏，装盒备用。

【用法】患处常规消毒后，将软膏涂布于敷料上，贴于患处，每日 1 换。

【附注】本软膏主治一切痈疽、发背、对口、疮疖等红肿热痛之阳证。本方主药芙蓉叶为凉血散热、解毒消肿之圣药，对一切痈疽、发背、乳痈、恶疮，不论已成未成，用其外敷，殊奏奇效，是古今疡医常用之箍消药。大黄凉血解毒，破积消瘀。

【资料来源】《中医外治求新》。

☞ **注意事项**

1. 注意个人卫生，经常保持局部皮肤清洁，勤洗澡，勤理发，勤修指甲，勤换衣服；尤其出汗后，应及时洗浴，更换衣服，衣服宜宽松柔软，防止摩擦局部皮肤，诱发疮疖。

2. 少食辛辣炙煿助火之物及肥甘厚腻之品，患疖时忌食鱼腥发物；多饮清凉饮料，如金银花露、地骨皮露、菊花茶、西瓜汁、绿豆米仁汤等。

3. 炎夏季节，搞好防暑降温工作，避免烈日曝洒，注意通风；防止痱子发生，如已发生，可扑痱子粉、青黛散等。

4. 忌自行挤压搔抓，防止碰伤，以免脓毒弥散，引起其他并发症。

5. 疖病患者局部尽量少用油膏类药物敷贴，并在病灶周围经常用75%酒精搽擦；箍围药干燥时，宜随时以金银花露、菊花露、鲜草药汁湿润。

6. 有消渴病、肾病等，应及时治疗全身性疾病；体虚者，应积极锻炼身体，增强体质。

十三、疽

疽分为有头疽和无头疽。有头疽是发生于肌肤间的急性化脓性疾病。有头疽治法同痈。本节只述无头疽。无头疽是泛指发生于骨与关节间的急性化脓性疾患。其特点是儿童多患，发病急骤，初起无头、漫肿，皮色不变，疼痛彻骨，难消、难溃、难敛，溃后多损伤筋骨。因其初起无头，故名；因其溃后常脱出败骨，又有附骨疽、咬骨疽、多骨疽之称。发于骨骼的，多在四肢长管骨，如附骨疽等易伤筋骨；生于关节的，如生于髋关节的环跳疽、生于膝关节的疵疽等最易造成畸形。相当于西医的急慢性化脓性骨髓炎、化脓性关节炎。

☞ 临床表现

1. 附骨疽：好发于儿童，尤以10岁以下男孩为多见。多发于四肢骨干，尤以下肢多见，以胫骨最多，股骨、肱骨、桡骨次之。常有明显化脓性病灶存在，或外伤，或有骨科手术史，或感受风寒湿邪等诱发因素。环跳疽好发于4～14岁儿童，男多于女。

2. 全身症状：起病急骤，先有寒战，继而高热达39～40℃，全身不适，舌苔黄腻，脉滑数等。化脓时全身高热持续不退，溃后减轻。若有高热烦渴、神昏谵语，则可并发内陷，危及生命。

☞ 天灸疗法

方1（活血箍消方）

【药物】甲方：斑蝥100只（约15 g），皮硝18 g，东丹18 g；乙方：丁香60 g，肉桂60 g，甘松60 g，山柰30 g，红花30 g。

【穴位】患处。

【用法】甲方、乙方药物分研细末，分别瓶装、密贮。视疮大小，选用布膏药1张，先取甲方药末0.9～1.8 g，放于膏药上，然后再取乙方药末等份，覆盖于上，然后使患部位置向下，将膏药平托贴于患处，5～7日换药1次。

【适应症】阴疽、流注、瘰疬、痰核等漫肿无头、皮色不变、坚硬如石之阴证。

【资料来源】《中医外治求新》。

方2（芙黄软膏）

【药物】芙蓉叶、生大黄、赤小豆各等份，凡士林适量。

【制法】芙蓉叶、生大黄、赤小豆研末过120目筛，以凡士林调成30%～40%软膏，装盒备用。

【用法】患处常规消毒后，将软膏涂布于敷料上，贴于患处，每日1换。

【附注】本软膏主治一切痈疽、发背、对口、疮疖等红肿热痛之阳证。本方主药芙蓉叶为凉血散热、解毒消肿之圣药，对一切痈疽、发背、乳痈、恶疮，不论已成未成，用其外敷，殊奏奇效，是古今疡医常用之箍消药。大黄凉血解毒，破积消瘀。

【资料来源】《中医外治求新》。

☞ **注意事项**

1. 积极治疗原发病。

2. 急性期卧床休息，患肢抬高并用夹板制动，避免活动，防止骨折和毒邪扩散。慢性期，避免负重及跌跤，防止骨折。

3. 疾病治愈后，必须继续服药3～6个月，以防其复发。

4. 加强锻炼，增加饮食营养，禁食鱼腥发物及辛辣之品。

5. 环跳疽在初起时即宜局部夹板固定或皮肤牵引，以减少疼痛并可防止畸形。

十四、臁疮

臁疮是发生在小腿下部的慢性溃疡。其临床特点是溃疡发生前患部有长期皮肤淤斑、粗糙表现，溃疡发生后经久不愈，或愈合后易因损伤而复发。本病好发于长期站立工作并伴有下肢静脉曲张的患者。此病又称裙边疮、裤口毒，俗称“老烂脚”，相当于西医的小腿慢性溃疡。

患者有长期站立工作史，并患有筋瘤（下肢静脉曲张），以中老年人多见。

☞ **天灸疗法**

方1（马钱子膏）

【药物】马钱子（去外皮）7个，当归、红花、白芷各9 g，轻粉3 g，血竭花6 g，樟丹120 g，香油240 g，鲜槐枝120 g。

【制法】香油熬热后即将马钱子、槐枝、当归、红花、白芷下入锅内，等炸枯去渣，油熬至滴水成珠时，再下樟丹，然后将血竭研细，再倒入锅内搅匀，等锅内出现白烟后，即将药倒在冷水盆内，去火毒后取出备用。

【用法】先用艾叶、花椒煎水洗净患处，然后将膏药摊于布上贴患处。贴药后一般 40 ~ 60 天可愈。

【附注】在治疗的同时注意不可吃辛辣食物，不宜久立和久行。贴药后 3 ~ 5 天局部有痒感，切勿抓挠，这时可揭去膏药，用艾叶、花椒水洗之，然后再贴上膏药。

【资料来源】《中医杂志》1958 年第 4 期、《中医外治求新》。

方 2（蜈蚣粉）

【药物】干蜈蚣 50 ~ 100 条。

【穴位】疮面。

【用法】研末。清洁溃疡面后，撒蜈蚣末厚约 1 mm，3 日换药 1 次。换药时见疮面有灰绿色薄膜，不可当作脓液擦去，只清洁疮面周围，重新撒上药末。若见疮面有分泌物，可留出部分疮面不予撒药，以利引流，待撒药部分愈合后，再撒留下部分。上药后半小时内可出现轻微疼痛，无妨。

【资料来源】《国医论坛》1992 年第 2 期、《中医外治求新》。

方 3

【药物】大蒜 100 g，鲜芦荟 200 g。

【穴位】患处。

【用法】将大蒜捣成泥状，鲜芦荟去皮取内囊绞汁，二者和在一起拌成糊状，均匀敷在患处部位，面积略大于患处，再用一层透明保鲜膜包裹，防止敷贴物挥发及污染衣被，6 ~ 10 h 更换 1 次，1 ~ 2 次 / 日。

【适应症】血栓性静脉炎。

【附注】要注意经常观察局部情况，如局部皮肤出现红痒、皮疹等过敏症状，应及时清除外敷物，严重者外搽复方地塞米松软膏。

【资料来源】《当代护士》2009 年第 5 期。

☞ 注意事项

1. 患肢宜抬高，不宜久立久行。

2. 多食营养丰富的食物，禁食鱼腥发物。

3. 疮口愈合后，宜常用弹力绷带缠缚或穿“医用弹力袜”，避免外来损伤，减少复发。

十五、丹毒

丹毒是皮肤及其网状淋巴管的急性炎症。好发于下肢和面部。其临床表现为起病急，局部出现界限清楚的片状红疹，颜色鲜红，并稍隆起，压之褪色。皮肤表面紧张炽热，迅速向四周蔓延，有烧灼样痛。伴高热、畏寒及头痛等。

丹毒虽以“毒”命名，却并不是病毒感染引起的，而是由细菌感染引起的急性化脓性真皮炎症。其病原菌是 A 族乙型溶血性链球菌，多由皮肤或黏膜破伤而侵入，但亦可由血行感染。

本病发病前有全身不适、寒战、恶心等症状，继而局部出现边界清楚的水肿性鲜红斑，迅速向四周扩大，皮损表面可出现水疱，自觉灼热疼痛，可伴发淋巴管炎及淋巴结炎。多见于颜面及小腿部，面部损害发病前常有鼻前庭炎或外耳道炎，小腿损害常与脚癣有关。并常有复发倾向，复发时症状往往较轻。婴儿多见于腹部，与脐部感染有关。愈后遗留有色素沉着。

☞ **天灸疗法**

【药物】南星 29 g，陈皮、苍术、甘草、厚朴各 24g，黄柏、姜黄、白芷、大黄各 1.5 g，天花粉 125 g。

【穴位】患处。

【用法】上药共研为末，以茶水和丝瓜叶捣汁调敷患处。

【资料来源】《常见病中草药外治法》。

☞ **注意事项**

1. 丹毒患者应注意休息，避免过度劳累，并适当隔离。

2. 如病在下肢，则应卧床，抬高患肢。药物治疗以青霉素为首选，口服或静脉滴注。对青霉素过敏者可口服红霉素或磺胺类药物。局部可外涂 20% ~ 30% 鱼石脂软膏，或用 0.1% 雷夫奴尔溶液湿敷。

十六、肠痈

肠痈是指发生在肠道的痈肿，属“内痈”范畴，包括西医所称的急性阑尾炎、回肠末端憩室炎、克隆病等。其临床特点是腹痛起始于胃脘或脐周，数小时后转移至右少腹，伴发热、呕吐、恶心，右少腹持续性疼痛并拒按。相当于西医的急性阑尾炎，是外科常见的急腹症之一。

☞ **天灸疗法**

方 1（大蒜硝黄糊）

【药物】大头蒜 1 个（去皮），芒硝、大黄各 30 g，食醋适量。

【穴位】阑尾穴、阿是穴（右下腹痛处）。

【用法】诸药捣碎如泥，用食醋适量调如膏，用药时取药糊 10 ~ 15 g，敷贴于上述穴位，以纱布覆盖，胶布固定。当患者感到局部灼热、辣痛后去掉药物，以免发疱过大。每日换药 1 次，敷至痛止为度。局部水疱按常规处理。

【资料来源】《中医天灸疗法》。

方 2（巴豆朱砂膏）

【药物】巴豆仁、朱砂各等份，凡士林适量。

【穴位】阑尾穴（患侧）、阿是穴。发热，加曲池、合谷。腹痛，加右天枢、足三里。

【用法】先把朱砂研为细末，和巴豆仁共捣烂，用凡士林适量调如膏，取 6 cm×6 cm 大小胶布 2 ~ 3 块，取药膏如枣子大摊于胶布中央，敷贴于穴位上，用胶布固定。当患者感到局部灼热辣痛后去掉药物，以免发疱过大，局部水疱按常规处理。

【适应症】急性阑尾炎。

【附注】巴豆辛温、有大毒，对皮肤有发疱作用，故严禁内服，谨防入目。本方不可大剂量久贴，否则会引起巴豆中毒。若出现呕吐、腹泻，服绿豆汤解之。

【资料来源】《中医天灸疗法》。

方 3（毛茛硝蒜膏）

【药物】鲜毛茛、大蒜、芒硝（比例为 2∶2∶1）。

【穴位】阑尾穴、阿是穴（右下腹痛处）。

【用法】诸药捣碎如泥，用药时取适量药糊贴于上述穴位，以纱布覆盖，胶布固定。当患者感到局部灼热辣痛后去掉药物，以免发疱过大。每日换药 1 次，至水疱结痂则痛亦愈。

【适应症】急性阑尾炎，阑尾周围脓肿。

【资料来源】《中医天灸疗法》。

方 4

【药物】大蒜 100 g，硫酸镁粉剂 20 g。

【穴位】右下腹包块皮肤处。

【用法】硫酸镁粉剂混匀后，将大蒜捣成泥加入，摊成片状，用敷料包裹，用 4 ~ 8 层凡士林纱布贴于右下腹包块皮肤处，再将蒜泥敷料贴于凡士林纱布上，并固定，每天更换 1 次。同时结合抗感染、对症支持疗法，并严格观察病情变化，48 h 以内禁饮禁食。

【资料来源】《中国乡村医药杂志》2008 年增刊。

方 5

【药物】生大蒜 120 g，芒硝 30 g，大黄末 120 g，醋 60 mL。

【穴位】患处。

【用法】先将大蒜和芒硝共捣成糊状，备用；将大黄末用醋调成糊，备用。用醋洗净右下腹，先将大蒜糊用双层油纱布包裹，压成饼状，敷于右下腹阿是穴及其周围，约 2 h 去掉，温水洗净蒜汁。然后，涂以大黄糊（直接涂于皮肤上），8 h 后去掉。去药后 12 ~ 48 h，如症状不减，可再敷一料。

【适应症】急性单纯性阑尾炎，急性阑尾炎伴有局限性腹膜炎，或已形成炎性包块、阑尾脓肿。

【资料来源】《俞穴敷药疗法》。

方 6

【药物】巴豆仁、朱砂各等份，凡士林、杏仁壳各适量。

【穴位】阑尾穴。

【用法】先把朱砂研为极细末，和巴豆共捣烂，加凡士林适量调成膏，敷患侧阑尾穴，上扣杏仁壳，用胶布固定，4 ~ 6 h 去掉。发热，加贴曲池、合谷穴。腹痛，加贴右天枢、足三里穴。

【资料来源】《俞穴敷药疗法》。

方 7（消炎膏）

【药物】生川乌、生草乌、生南星、生半夏各等份，冰片适量，5% 冰醋酸或甘油适量。

【穴位】阿是穴。

【用法】共研为细末，以 5% 冰醋酸或甘油调成糊状，敷于右下腹阿是穴，每天 1 次。

【适应症】阑尾周围脓肿。

【资料来源】《俞穴敷药疗法》。

方 8（阑尾膏）

【药物】天花粉 250 g，白芷、天南星各 30 g，黄芩、僵蚕、姜黄各 120 g，乳香、冰片、樟脑各 25 g，黄柏 60 g。

【穴位】阿是穴。

【用法】共研为细末，以凡士林调成膏，贴右下腹阿是穴，1 日 1 次。

【资料来源】《俞穴敷药疗法》。

方 9

【药物】鲜马齿苋、鲜蒲公英各等份。

【穴位】患处。

【用法】上药捣烂，敷疼痛局部。

【资料来源】《疼痛中药外治奇术大全》、《中医外治杂志》1996年第2期。

方 10

【药物】大蒜 60 g，芒硝 30 g，大黄 30 g。

【穴位】患处。

【用法】先将大蒜、芒硝放在一起捣烂如泥状，敷腹部最疼处，2 h 后去药，再将已研粉的大黄用醋调成糊状，敷 6 ~ 8 h，此为 1 个疗程，必要时隔数小时后重复使用。

【资料来源】《疼痛中药外治奇术大全》《炎症的中医辨治》。

方 11（消炎糊）

【药物】生大黄、元明粉各 50 g，大蒜适量，食醋 50 g。

【穴位】患处。

【用法】先用醋少许搽疼痛部位（以麦氏点为中心）约 5 cm × 5 cm 范围；再以蒜泥调元明粉成糊状外敷其上，约 0.5 cm 厚，外用塑料覆盖，胶布封固，待皮肤灼热时除去；再用食醋调大黄末成膏状外敷，同样以纱布、塑料纸、胶布封盖固定。约 2 h 后去掉。若疼痛未已，如上法反复使用至疼痛消失为度。

【资料来源】《中医外治求新》。

方 12（乳没散）

【药物】生乳香、没药各等量，陈醋、75% 酒精各等量。

【穴位】患处。

【用法】乳香、没药研末，用陈醋、75% 酒精各半，调如泥状，备用。先确定压痛点及范围，将上药敷于压痛点，厚约 3 cm，大于病灶范围，油纸纱布固定，药干后随时调湿，至腹痛消失、体温正常为止，每日换药 1 次。如腹壁脂肪厚者，或诊断为后位阑尾炎者，可在背部相应区加贴。

【资料来源】《中医外治求新》。

方 13（冰芒散）

【药物】冰片、芒硝按照 1∶10 比例配制成散剂。

【穴位】患处。

【用法】在使用常规治疗的基础上，将上药装入薄布袋置于与右下腹肿块相应的腹壁上，或将药粉直接置于腹壁，再盖以纱垫，四周用胶布粘贴固定、封闭严密，待药物完全潮解后再重复更换至愈。

【适应症】阑尾周围脓肿。

【资料来源】《中医外治法效方 300 首》。

方 14（消痈膏）

【药物】黄柏、大黄、乳香、延胡索各10 g，甘草5 g，冰片6 g，凡士林50 g。

【穴位】阿是穴。

【用法】将上药共研为细末，用凡士林调成膏剂备用。外敷右下腹麦氏点处（右髂前上棘与脐连线的中外1/3交界处），直径5～8 cm，外用纱布敷盖，胶布固定，每隔24 h更换1次，7天为1个疗程。

【适应症】慢性阑尾炎。

【资料来源】《中医外治法效方300首》。

☞ **注意事项**

1. 避免饮食不节和食后剧烈运动，养成规律性排便习惯。驱除肠道内寄生虫，预防肠道感染。

2. 初期、酿脓期肠痈（急性单纯性轻度化脓性阑尾炎和阑尾周围脓肿），可根据食欲情况予清淡软食或半流质饮食，并发腹膜炎者应根据病情给予流质饮食或禁食。

3. 除初期肠痈（急性单纯性阑尾炎）外，一般应卧床休息。对并发腹膜炎及阑尾周围脓肿的病人，应采取有效的半卧位，防止过早下床活动，以免病情反复。

4. 本病复发率较高，为了防止复发，一般主张在临床症状和体征消失后，继续坚持服用中药7～14天，可明显降低复发率。

5. 治疗期间，应密切注意患者的全身情况，必要时手术治疗。

十七、乳痈

乳痈是发生在乳房的最常见的急性化脓性疾病。其临床特点是乳房结块，红肿热痛，溃后脓出稠厚，伴恶寒、发热等全身症状。好发于产后1个月以内的哺乳期妇女，尤以初产妇为多见。发生于哺乳期的称“外吹乳痈”，占到全部病例的90%以上；发生于妊娠期的称“内吹乳痈”，临床上较为少见；不论男女老少，在非哺乳期和非妊娠期发生的称为“不乳儿乳痈”，则更少见。相当于西医的急性化脓性乳腺炎。

☞ **天灸疗法**

方1（蒜归膏）

【药物】独头大蒜、鲜杠板归叶各适量。

【穴位】委中、肩井。

【用法】诸药捣碎如泥，用药时取适量药糊贴于上述穴位，以纱布覆盖，胶布固定。当患者感到局部灼热、辣痛后去掉药物，以免发疱过大。每日换药1次，一般敷 1 ~ 2 次即奏效。

【资料来源】《中医天灸疗法》。

方 2（茛蒲膏）

【药物】鲜毛茛叶、鲜蒲公英各等量。

【穴位】经渠、肩井。

【用法】将二味鲜药洗净，共捣融如泥膏状，将药膏 2 枚如桂圆大小，分别敷贴在经渠、肩井穴，外以纱布覆盖，加胶布固定之。约 12 h 后局部发赤、起小水疱则揭去。左乳痛贴敷右寸口、肩井，右乳痛贴左寸口、肩井。每日 1 次，以好为度。

【资料来源】《中医天灸疗法》。

方 3（乳痈饼）

【药物】巴豆（去油）7 粒，大梅片 3 g，雄黄 0.9 g，川麝香 0.3 g，米饭少许。

【穴位】眉头上（膺乳穴）。

【用法】诸药研为细末，加米饭少许捣烂成小圆饼，取药末放在饼中心，贴于眉头上。贴患侧。疮消则揭去，久贴会起水疱。如有水疱，按常规处理。敷贴 1 ~ 2 次可愈。

【资料来源】《中医天灸疗法》《中医眼疗法大全》。

方 4

【药物】大葱适量。

【穴位】患处。

【用法】将大葱剥皮，切成约 3 cm 长小节，取 5 ~ 6 节放在一大口瓷杯中，加水煮沸后，趁热熏烫患乳 15 ~ 20 min。产妇取坐位，乳房周围用毛巾裹起，以免热气外散，一般熏 2 ~ 3 次胀痛即可消失。

【适应症】用于急性乳腺炎初起。

【资料来源】《疼痛中药外治奇术大全》。

方 5

【药物】巴豆仁 1 粒。

【穴位】健侧鼻孔。

【用法】研末，用纱布包裹，塞健侧鼻孔中，1 ~ 2 h 取出。

【资料来源】《俞穴敷药疗法》。

方 6

【药物】鲜毛茛叶。

【穴位】健侧鼻孔。

【用法】捣烂，塞健侧鼻孔中约 15 min，有烧灼感时取出，每日 2 次。

【附注】使用塞鼻疗法的同时，可配合局部热敷，及时将乳汁吸出。如患者高热在39℃左右，而症状又严重时，需配合清热解毒的中药或抗生素。

【资料来源】《俞穴敷药疗法》。

方7

【药物】仙人掌150 g，青黛粉、朱砂粉各30 g，冰片粉15 g，红粉5 g。

【穴位】患处。

【用法】仙人掌去皮、刺，捣烂如泥，加入余药，同调为糊，涂于患处并保持湿润，干后再涂，连续3天。

【资料来源】《疼痛中药外治奇术大全》。

方8

【药物】鲜蒲公英5份，鲜仙人掌（去刺）2份，明矾末少许。

【穴位】患处。

【用法】上药切碎捣烂成泥，放入小量明矾末，用鸡蛋清调敷患处，每日2～3次。疼痛剧烈者加大黄、乳香粉。

【资料来源】《浙江中医杂志》1991年第8期。

方9

【药物】鲜仙人掌7 g，生土豆1个。

【穴位】患处。

【用法】上药合在一起捣烂成糊状，贴敷于患处。每剂药贴敷2次。

【资料来源】《中国传统医学外治疗法全书》。

方10

【药物】仙人掌、生土豆、黄柏、红花适量。

【穴位】患处。

【用法】上药共为细末，以酒、醋各半调成糊状，涂于红肿区域，每12 h换药1欠。

【资料来源】《疼痛中药外治奇术大全》。

方11

【药物】威灵仙1 000 g，米醋适量。

【穴位】患处。

【用法】上药研末备用，用时以米醋搅拌成糊状，待半小时后敷患处，随干随换。

【资料来源】《中医外治杂志》1998年第4期。

方12

【药物】鲜半夏适量。

【穴位】患侧或对侧鼻孔。

【用法】将半夏洗净，去外皮，削成适当大小。将制备好的半夏塞入患侧或对侧鼻孔，1～2 h取出，每天1次或间隔7～8 h再塞1次。

【资料来源】《中医外治求新》。

方 13

【药物】葱白寸许，生半夏 1 枚。

【穴位】对侧鼻孔。

【用法】上药捣烂如泥，以药棉裹，塞入对侧鼻中，一宿即消。

【资料来源】《求医问药》陈继培经验方。

方 14（嗅鼻法）

【药物】半夏 6 g，大葱 10 g，冰片 3 g。

【穴位】患侧鼻孔。

【用法】半夏研细末，大葱捣如膏，加冰片调匀，分成 7 份。用塑料薄膜卷成长筒状，按压健侧鼻孔，嗅之，如法将 7 份药膏嗅完为 1 次，需 30 min 左右，每日 1 次，3 天为 1 个疗程。

【资料来源】《中医外治法集要》。

☞ **注意事项**

1. 妊娠后期常用温水清洗乳头，或用 75% 酒精擦洗乳头，并及早纠正乳头内陷。

2. 培养良好的哺乳习惯，注意乳头清洁。每次哺乳后排空乳汁，防止淤积。

3. 及时治疗乳头破裂及身体其他部位的化脓性疾病，并保持乳儿口腔清洁，积极防治口腔炎。

4. 保持心情舒畅。忌食辛辣炙煿之品，不过食膏粱厚味。

5. 患乳用三角巾或乳罩托起，减少疼痛，防止袋脓。

6. 若体温过高（≥ 38.0℃），或乳汁色黄，应停止哺乳，但必须用吸奶器吸尽乳汁。

十八、坐骨神经痛

坐骨神经痛是指坐骨神经病变，沿坐骨神经通路即腰、臀部、大腿后、小腿后外侧和足外侧发生的疼痛症状群。本病男性青壮年多见，单侧为多。疼痛程度及时间常与病因及起病缓急有关。分为根性坐骨神经痛和干性坐骨神经痛两类。

☞ **临床表现**

1. 根性坐骨神经痛：最常见的诱因是腰椎间盘突出，常在用力、弯腰或剧烈活动等诱因下，急性或亚急性起病。少数为慢性起病。疼痛常自腰部向一侧臀部、大腿后、腘窝、小腿外侧及足部放射，呈烧灼样或刀割样疼痛，咳嗽及用力时疼痛可加剧，夜间更甚。病人为避免神经牵拉、受压，常取特殊的减痛姿势。

2. 干性坐骨神经痛：起病缓急也随病因不同而异。如受寒或外伤诱发者多急性起病。疼痛常从臀部向股后、小腿后外侧及足外侧放射。行走、活动及牵引坐骨神经时疼痛加重。压痛点在臀点以下，Lasegue 征阳性而 Kernig 征多阴性，脊椎侧弯多弯向患侧以减轻对坐骨神经干的牵拉。

☞ **天灸疗法**

方 1（毛茛泥膏）

【药物】鲜毛茛全草 20 ~ 40 g。

【穴位】环跳、风市、委中、承山、昆仑。

【用法】将先毛茛洗净，捣烂如泥，取药膏如黄豆大敷贴穴位上，每次 1 ~ 3 个穴位交替使用，纱布外敷，胶布固定。俟 12 h，当患者感到局部红肿、微痛后去掉药物，以免发疱过大，局部水疱用消毒银针挑破涂龙胆紫。一般 3 ~ 5 天 1 次，3 ~ 5 天为 1 个疗程。

【资料来源】《中医天灸疗法》。

方 2（斑雄丸）

【药物】斑蝥（去头、足、翅）12.5 g，雄黄 2 g，蜂蜜适量。

【穴位】环跳、风市、委中、阳陵泉、承山、昆仑。

【用法】前二味药共研为细末，加蜂蜜适量，制成如绿豆粒大小药丸。在对穴位局部常规消毒后，取药丸 2 ~ 3 枚，分别置于 2 ~ 3 块约 2 cm^2 见方的胶布中央，贴于选定的穴位上。每次贴 2 ~ 3 穴为宜，诸穴轮流交替使用。一般隔 3 ~ 6 天贴 1 次，3 ~ 5 次为 1 个疗程。贴药 24 h 即揭去，穴位局部出现绿豆大的水疱，可按常规处理。通常 4 ~ 7 天结痂脱落。

【资料来源】《中医天灸疗法》。

方 3

【药物】生白芥子、斑蝥各等份。

【穴位】肾俞、环跳、委中、承山、昆仑、阿是穴。

【用法】上药分别研细末，和匀，以 30% 二甲基亚砜调成软膏，每次取火柴头大一团，置于胶布中心，贴于肾俞、环跳、委中、承山、昆仑、阿是穴等处，每次不超过 5 个穴位，可分 2 组交替贴治。每周 1 次，贴后 3 ~ 5 h 揭去，皮肤出现黄豆大水疱，可以创可贴覆盖，一般不需特殊处理。用于腰椎增生伴发坐骨神经痛。

【资料来源】《中医内病外治》。

方 4

【药物】斑蝥、黄柏等量。

【穴位】阿是穴。

【用法】上药研成细粉末，用麝香风湿膏剪成 1 cm × 1 cm 大小的四方块，将药粉置于膏药中央，贴于腰部痛点穴位部位，每次贴 2 ~ 3 个穴位，24 h 后去掉药膏，对水疱进行无菌消毒包扎处理，换其他处再贴药与膏药，3 次为 1 个疗程。

【资料来源】《中国传统医学外治疗法全书》。

方 5（速效止痛散）

【药物】生川乌、生草乌、蜂房各 50 g，樟脑粉、生半夏、全虫、生南星、白芷各 30 g，红花、当归、木香、乳没、冰片、广三七各 20 g，罂粟壳、细辛、麻黄、桂枝、薄荷、花椒各 10 g。

【穴位】患处。

【用法】将上述各药装入瓷瓶，75% 酒精浸泡 1 周后备用。用时取适量浸泡液，涂搽于患处，反复揉按，每日 3 ~ 4 次，治疗期间应停止使用其他药。亦可使用离子导入法将此药液用于疼痛部位，10 天为 1 个疗程，大部分患者 1 个疗程即愈，极个别病人需 2 ~ 3 个疗程。适用于各种痛证。

【资料来源】《中医外治法效方 300 首》。

☞ **注意事项**

1. 卧床休息，特别是椎间盘突出早期需卧硬床休息 3 ~ 4 周，有的患者症状自行缓解。

2. 除避免腰部着凉外，适当加强腰腿部功能锻炼。

3. 避免进行突然的负重动作，改善潮湿的居住环境。

十九、落枕

落枕或称失枕，是指由于睡眠时枕头高低不适，姿势不良，或颈肩部感受风寒等引起颈肩部软组织痉挛疼痛、活动受限的病证。多于晨起后发现项背部酸痛，颈部活动受限。是临床一种常见病，好发于青壮年，以冬春季多见。反复落枕是颈椎病的先兆。

落枕的临床表现为晨起突感颈后部、上背部疼痛不适，以一侧为多，或有两侧俱痛者，或一侧重，一侧轻。多数患者可回想到昨夜睡眠位置欠佳，检查时颈部肌肉有触痛，由于疼痛，颈项活动欠利，不能自由旋转，严重者俯仰也有困难，甚至头部强直于异常位置，使头偏向病侧。检查时颈部肌肉有触痛，浅层肌肉有痉挛、僵硬，摸起来有“条索感”。

☞ **天灸疗法**

方 1（莨糖膏）

【药物】鲜毛莨全叶适量，红糖少许。

【穴位】天柱、肩外俞、悬钟、后溪、阿是穴。背痛加养老，头痛恶风加风池。

【用法】将二味药共捣烂如膏状，并制成黄豆粒大小2～3粒，贴敷于选穴。并以阿是穴为主，兼敷另外1～2穴，各穴交替使用。贴药后盖以纱布，胶布固定。24 h后除去，若贴药1～4 h局部出现烧灼痛感，并且局部起水疱，可将药揭去，局部按常规护理。一般贴2～3次可愈。

【资料来源】《中医天灸疗法》。

方2（白芥子糊）

【药物】白芥子10～15 g，黄酒或白酒适量。

【穴位】阿是穴、天柱、肩外俞、肩井、悬钟、后溪。

【用法】将白芥子研为细末。临用时取白芥子3 g，加酒调成糊状，贴敷于上述选穴上，每次贴2～3穴。取药糊如黄豆大小即为一穴贴敷之量，贴后加纱布覆盖，胶布固定。约3 h后局部有烧灼感，即除去。局部小水疱，可按常规处理。每隔3～4天贴药1次。用于落枕，颈项一侧或双侧强直疼痛，颈部歪斜，前俯后仰或左右活动受限。

【资料来源】《中医天灸疗法》。

方3

【药物】生姜、葱白各适量。

【穴位】患处。

【用法】上药炒热，布包熨患部，每日2～3次，每次30 min。

【资料来源】《常见病中草药外治法》。

☞ **注意事项**

1. 枕头高低适宜。

2. 做好防寒保暖工作，睡觉时盖被不但要盖全身，而且还要盖好颈部。

3. 落枕起病较快，病程也很短，1周以内多能痊愈。及时治疗可缩短病程，不治疗者也可自愈，但复发机会较多。

4. 针灸治疗本病有很好的疗效。

二十、瘰疬

瘰病是一种发生于颈项部的慢性化脓性疾病。因其结核成串，累累如贯珠状，故名瘰疬，又名“疬子颈”或“老鼠疮”。其特点是多见于儿童或青年，好发于颈部及耳后，病程进展缓慢。初起结核如豆，皮色不变，无疼痛，逐渐增大窜生，相互融合成串，成脓时皮色转为暗红，溃后脓水清稀，夹有败絮状物质，此愈彼溃，经久难敛，形成窦道，愈合后形成凹陷性疤痕。相当于西医的颈部淋巴结结核。

☞ **天灸疗法**

方 1（鱼腥草膏）

【药物】鲜鱼腥草适量。

【穴位】阿是穴（瘰疬局部）、百劳。

【用法】将鱼腥草洗净，捣烂如泥膏状并制成如蚕豆大，贴敷于瘰疬局部、百劳穴上，盖以纱布、胶布固定之。24 h 后局部发赤、起疱，即可揭去药物，涂以紫色药水。3 ~ 5 天贴敷 1 次。10 次为 1 个疗程。

【资料来源】《中医天灸疗法》。

方 2（石龙芮膏）

【药物】鲜石龙芮全草适量，茶油或香油适量。

【穴位】阿是穴（肿大的淋巴结端顶）、百劳、肘尖。

【用法】将石龙芮晒干，研成细末，加入茶油或香油适量，慢火熬成膏状。把适量药膏摊于硬皮纸或棉垫上，贴敷选穴，外加胶布固定。24 h 后皮肤发水疱，揭去药膏，水疱可按常规处理。4 ~ 5 天后可结痂脱落。休息 3 ~ 5 天后再敷，连贴 7 次为 1 个疗程。

【资料来源】《中医天灸疗法》。

方 3（红砒硇丹）

【药物】红娘子（去头、足、翅）4 枚，砒霜 3 g，硇砂 4.5 g，黄丹 1.5 g，乳香 3 g。

【穴位】阿是穴（瘰疬顶端处）。

【用法】将上药共研为细末，过筛后，以糯米粥适量与药末调和成膏状，制成如 5 分硬币大的圆形药饼。再将药饼烘热，温敷在患者阿是穴上，以纱布覆盖，胶布固定。每次可贴敷 1 ~ 2 个阿是穴。敷药饼后约 24 h，局部有烧灼、辣痛感时即及时揭去。局部发疱者，效果尤为显著。水疱可按常规处理。每隔 5 ~ 7 天贴敷 1 次，间歇性贴敷 15 ~ 29 次为 1 个疗程。

【附注】本方诸药有较强烈的刺激发疱作用，其中红娘子含斑蝥素；砒霜含砷，均属剧毒之品。故操作过程中，应戴上橡胶手套和口罩，以避免药物腐蚀或误入口中。斑蝥素可由皮肤吸收而影响肾脏，故肾病患者不宜使用本方。

【资料来源】《中医天灸疗法》。

方 4（毛茛膏）

【药物】鲜毛茛全草适量，甘油少许。

【穴位】经渠或列缺。

【用法】将毛茛全草洗净、捣烂，加甘油少许调成泥膏。敷药前，先将一块有孔的纱布固定在经渠或列缺穴上，然后取如黄豆大药膏 1 粒，敷在纱布上，外加胶布固定之。贴药 1 h 后，起疱即去药，水疱可按常规处理。

【资料来源】《中医天灸疗法》。

方 5

【药物】金顶砒 1.5 g，樟脑 9 g，真轻粉 9 g，血竭 6 g，巴豆仁 9 g，蓖麻仁 60 g，田螺蛳肉 60 g。

【穴位】患处。

【用法】上药共研为末，调成糊状，用时取药粉 1.5 ~ 3 g 放在膏药中心，贴在患处，一般换药 3 次，结核便会腐蚀脱落，再用生肌散收口。整个疗程期，要贴换 3 张膏药，天热每 3 天 1 次，天冷每 5 天 1 次。贴第一张膏药后结核部起水疱，贴第二张膏药后水疱破裂，贴第三张膏药后结核腐蚀脱落（局部如有痛感，可用普鲁卡因麻醉止痛），再用生肌散敷上，过 20 ~ 30 天，溃疡可全部愈合。

【资料来源】《常见病中草药外治法》。

方 6

【药物】蓖麻子、没药、大枫子、松香、木鳖子各 9 g。

【穴位】患处。

【用法】上药捣烂成饼，贴患处。

【资料来源】《常见病中草药外治法》。

方 7

【药物】生半夏 6 g，生南星 6 g。

【穴位】患处。

【用法】捣烂敷患处。

【资料来源】《常见病中草药外治法》。

方 8（白芥子泥）

【药物】白芥子 3 g，葱头 3 g。

【穴位】患处。

【用法】上药共捣碎成泥膏状，将白芥子泥涂于无菌纱布上，贴敷于患处，胶布固定，4 ~ 5 h 取下，隔日再贴敷 1 次。

【资料来源】《中级医刊》1959 年第 8 期、《中医外治求新》。

方 9（夏枯草膏）

【药物】夏枯草、豆腐泔水、好醋各适量。

【穴位】患处。

【用法】将夏枯草用豆腐泔水浸 1 昼夜（以淹没为度），然后浓煎去渣，再用文火煎熬成膏，用瓷瓶盛贮，倾入好醋，密封瓶口，勿令泄气。用时将膏涂于患处，每日 3 ~ 4 次。

【适应症】瘰疬未溃。

【资料来源】《上海中医药杂志》1958 年第 7 期、《中医外治求新》。

方 10（重楼醋糊）

【药物】重楼 1 枚，醋适量。

【穴位】患处。

【用法】取重楼 1 枚，用醋磨成糊，涂搽患处。

【资料来源】《中医杂志》1957 年第 4 期、《中医外治求新》。

方 11

【药物】白胶香 50 g，蓖麻子 64 个。

【穴位】患处。

【用法】白胶香在瓷器内融开后去渣，以蓖麻子捣泥入胶内搅匀，入香油半匙，柱点水中，视软硬添胶油。根据肿块的大小，均匀涂于纱布上，热敷患处。

【适应症】颈淋巴结肿大。

【资料来源】《中医外治法效方 300 首》。

☞ **注意事项**

1. 积极治疗其他部位的虚痨病变。
2. 增加营养食物，忌服发物及辛辣刺激、生痰助火、陈腐之品。
3. 保持心情舒畅、情绪稳定。
4. 注意休息，节制房事，避免过度体力活动。

二十一、脱肛

脱肛又称肛管直肠脱垂，是直肠黏膜、肛管、直肠全层和部分乙状结肠向下移位,脱出肛门外的一种疾病,多见于体质虚弱的小儿和老年人,身高瘦弱者也易发生。女性因骨盆下口较大，多次分娩，可使盆底筋膜和肌肉松弛，故发病率较男性高。

本病的临床症状为早期便后有黏膜自肛门脱出，并可自行缩回；以后渐渐不能自行回复，需用手上托方能复位，常有少许黏液自肛门流出，排便后有下坠感和排便不尽感，排便次数增多；再后在咳嗽、喷嚏、走路、久站或稍一用力即可脱出，脱出后局部有发胀感，也可感到腰低部胀痛，脱出的黏膜有黏液分泌，黏膜常受刺激可发生充血、水肿、糜烂和溃疡，分泌可夹杂血性黏液，刺激肛周皮肤，可引起瘙痒。

☞ **天灸疗法**

方 1（蓖麻麝香饼）

【药物】蓖麻子30粒，红蓖麻叶（鲜者）1张半，麝香0.5 g。

【穴位】神阙、百会、气海。

【用法】诸药混合捣至极融烂，制成3个小药饼分别敷贴与上述3个穴位上，盖以纱布，用胶布固定。3天敷1次。10次为1个疗程。敷贴药后24 h，局部发热辣痛时即及时揭去药饼，以免发疱过大。

【资料来源】《中医天灸疗法》。

方2（二子饼）

【药物】蓖麻子（去壳）、五倍子各等量。

【穴位】百会、神阙、石门。

【用法】二味药共捣烂，捏成如蚕豆大药饼2个。压扁贴于选穴上，外加纱布覆盖，缚扎牢固。2天换药1次。敷药后，外加热敷，每次热敷15 min，连续贴6昼夜为1疗程，连用5～10个疗程。

【资料来源】《中医天灸疗法》。

方3（蓖附蒜葱膏）

【药物】蓖麻子仁30 g，生附子15 g，生大蒜瓣、生葱白各10 g。

【穴位】百会、神阙、气海。

【用法】先将前两味共捣成细末，与葱、蒜同研成膏，捻作药饼3个分别贴在百会、神阙、气海穴上，盖以纱布，胶布固定。5天敷药1次，10次为1个疗程。敷贴药24 h后揭去，局部可见小水疱，可按常规处理。

【资料来源】《中医天灸疗法》。

方4（蓖麻膏）

【药物】蓖麻子仁（有的加旱烟叶或五倍子适量）。

【穴位】百会、神阙、石门。

【用法】捣烂，贴百会、神阙、石门穴。2天换药1次。敷药后，外加热敷，每次15 min，连续贴6昼夜为1个疗程，连用5～10个疗程。

【适应症】发病时间短、无炎症的脱肛。

【资料来源】《俞穴敷药疗法》。

☞ **注意事项**

1. 积极治疗原发病，如便秘、腹泻、慢性痢疾、百日咳、慢性气管炎、肺气肿等疾病，对儿童腹泻及痢疾要尤其重视。

2. 养成良好的如厕习惯，忌久蹲茅厕用力排便。

3. 经常做提肛运动以增强肛门括约肌的功能。

二十二、肠梗阻

肠梗阻是指肠内容物不能正常顺利通过肠道。它是由于多种原因而引起的一组临床症候群，是外科常见急腹症之一，具有病因复杂、病情严重、发展迅速等特点，并可引起一系列局部和全身的病理变化，若处理不当，可危及生命。

按照梗阻发病的基本原因，可分为机械性肠梗阻、动力性肠梗阻（包括麻痹性和痉挛性肠梗阻）、血运性肠梗阻；按照肠壁有无血运障碍，可分为单纯性肠梗阻、绞窄性肠梗阻；按照梗阻部位不同，可分为高位小肠梗阻、低位小肠梗阻或结肠梗阻；按照梗阻程度，可分为完全性肠梗阻和不完全性肠梗阻；按照梗阻进展程度，可分为急性肠梗阻和慢性肠梗阻。属中医“关格”“腹痛”“肠结”的范畴。

☞ **临床表现**

1. 症状：痛、呕、胀、闭是各类肠梗阻的四大症状，即腹痛、呕吐、腹胀、停止排气排便。

2. 体征

（1）全身情况：单纯性肠梗阻的早期一般无明显变化。梗阻晚期有脱水表现，出现唇干舌燥、全身虚弱乏力、皮肤弹性消失、尿少。严重时可出现休克。

（2）腹部体征：腹部膨胀，或有肠型或肠蠕动波；触诊有轻压痛，或者压痛、反跳痛、肌紧张等腹膜刺激征，常可触及腊肠样或条索状肿物；叩诊肠胀气时一般呈鼓音，当发生绞窄性肠梗阻时，腹腔有渗液，可出现移动性浊音，听诊肠鸣音亢进，呈高调金属音或气过水声，发生肠麻痹性肠梗阻时，则有肠鸣音减弱或消失。

（3）直肠指检：应作为常规检查。直肠肿瘤引起肠梗阻时，可触及直肠内肿物；肠套叠、绞窄性肠梗阻等，指套可染有血迹。

☞ **天灸疗法**

方 1（白芥子膏）

【药物】白芥子适量。

【穴位】神阙、阿是穴（痛处）。

【用法】将白芥子研为细末，用开水调成膏。贴药前，用酒精消毒选穴皮肤，涂一层麻油，然后取药膏适量敷选穴位上，盖以纱布，胶布固定之。俟患者皮肤发赤、有烧灼感时揭去，每日 1 次。局部起疱可按常规处理。

【适应症】肠梗阻，症见腹胀隐痛，无压痛，脘腹痞满，心烦，欲吐。

【资料来源】《中医天灸疗法》《俞穴敷药疗法》。

方 2（大蒜硝黄膏）

【药物】大蒜 120 g，芒硝 30 g，生大黄 90 g，陈醋适量。

【穴位】阿是穴（压痛点），神阙。

【用法】先将大蒜、芒硝和大黄 30 g 共捣融，调醋 60 mL 为糊膏；另将大黄 60 g 研为细末，加醋适量调成糊状备用。取大蒜硝黄膏如蚕豆大，分别敷贴在腹部阿是穴及神阙穴。敷前用 2～4 层纱布做垫铺穴上然后敷药，外加纱布覆盖，胶布固定。2 h 后去掉药膏，并用温开水洗净局部皮肤，然后再将大黄糊适量敷于穴位上，敷 6 h 后去掉。若局部起水疱，可按常规处理。

【附注】本法于敷药前先用 2～4 层纱布做垫铺在穴位上，目的是减缓发疱作用，否则局部皮肤受刺激过度，会引起大水疱。

【适应症】肠梗阻，症见腹胀疼痛，压痛明显，或腹部硬结，触及痞块，肠鸣，大便秘结。

【资料来源】《中医天灸疗法》。

方 3（巴连膏）

【药物】巴豆仁（不去油）、黄连各等量。

【穴位】神阙、阿是穴（压痛点或痞块处）。

【用法】将二味药共研为细末，捣烂成药膏。另取纱布 2 层铺垫在选穴上，然后取药膏如蚕豆大，分别敷贴于神阙、阿是穴，用手压平，外以纱布覆盖，胶布固定。继之用热水袋置于药面上熨之。当熨后 30～60 min 局部有发赤、烧灼、麻痛感时即揭去。以温的湿毛巾拭净皮肤，防止局部发大疱疮。如疱疮已形成，可按常规处理。

【适应症】肠梗阻，冷积腹中，腹胀疼痛，拒按，大便不通，或腹部触及痞块。

【资料来源】《中医天灸疗法》。

方 4

【药物】大葱白 2.5 kg，醋少许。

【穴位】患处。

【用法】将大葱白切碎和醋炒至极热，用布包好熨腹部，冷却即换，不可间断。以腹软或矢气为度。

【适应症】急性肠梗阻。

【资料来源】《常见病中草药外治法》《俞穴敷药疗法》。

方 5

【药物】麝香 0.3 g，生姜、紫苏各 120 g，大葱 500 g，陈醋 250 mL，普通膏药或胶布 1 张。

【穴位】神阙穴、阿是穴。

【用法】麝香研细末，纳神阙穴，外盖普通膏药或胶布，再把生姜、紫苏研为细末，和大葱共捣一起，陈醋炒热，敷神阙及阿是穴。

【资料来源】《俞穴敷药疗法》。

方 6

【药物】吴萸 500 g，食盐 1 000 g。

【穴位】患处。

【用法】将吴萸研为细末，和盐炒热，布包，熨患部。

【资料来源】《俞穴敷药疗法》。

方 7（承气膏）

【药物】大黄、枳实、厚朴、芒硝各 30 g，连须葱白 250 g，食盐 25 g，米酒适量。

【穴位】包块处。

【用法】大黄、枳实、厚朴、芒硝各 30 g，研末；连须葱白 250 g，食盐 25 g，捣烂，加上药末，以米酒调匀成膏。上药炒热，用布包熨包块处或疼痛较剧处，直至大便通畅为止。

【资料来源】《中医外治求新》。

方 8

【药物】丁香 30 ~ 60 g，75% 酒精适量。

【穴位】脐及脐周。

【用法】将丁香研末，加 75% 酒精调和成膏。敷于脐及周围，直径约 6 ~ 8 cm，用纱布及塑料薄膜覆盖，胶布固定。一般用药 2 h 后可听到肠鸣音，4 ~ 8 h 排便。

【适应症】麻痹性肠梗阻。机械性肠梗阻不宜用本法。

【资料来源】《中医外治求新》、《中医杂志》1988 年第 11 期。

方 9

【药物】大蒜 125 g。

【用法】将上药捣烂，敷于两腰部。每日 1 次，3 ~ 7 日为 1 个疗程。部分患者敷大蒜后出现水疱，可用凡士林涂腰部后再敷。

【适应症】适于命门虚衰者。

【资料来源】《外敷中药治百病》。

☞ **注意事项**

1. 肠梗阻是外科常见急腹症之一，具有病因复杂、病情严重、发展迅速等特点，并可引起一系列局部和全身的病理变化，当及时处理，若处理不当，可危及生命。

2. 本病治疗期间应密切注意患者的全身状况，经非手术治疗无效者，应考虑手术治疗。

二十三、术后膀胱痉挛

膀胱痉挛是泌尿外科术后常见并发症，常发生于术后留置尿管的情况下。前列腺、膀胱手术后留置尿管并需持续膀胱冲洗的患者尤易发生本病，有研究表明，本病于前列腺增生症行手术摘除后的发生率高达74%，膀胱痉挛的痛苦远较手术切口疼痛强烈，重者可导致大出血再次手术，严重影响患者术后康复。目前，临床对它更多的是采用硬膜外镇痛治疗，但仍有相当数量患者无法缓解。

☞ **天灸疗法**

（解痉止痛散）

【药物】香附、延胡索各6 g，小蓟10 g，艾叶、没药各3 g，乳香5 g。

【用法】前4味药物均捣碎研粉；乳香、没药炒制后研粉，各粉混匀。取适量（2～3 g）药粉用陈醋调成稠糊状（宁稠勿稀），直接敷于患者脐窝内，盖以纱布，并用胶布固定，再用暖水袋（40℃左右）熨于纱布上。若预防膀胱痉挛发生，每日热熨3次，每次20 min；若治疗膀胱痉挛，可持续热熨至每次痉挛缓解30 min以后停止。每日均换药1次。

【资料来源】《中医外治法效方300首》。

☞ **注意事项**

1. 女性应加强阴道护理，预防膀胱感染。
2. 鼓励患者术后尽快自主排尿。
3. 舒畅情志，消除紧张情绪。

二十四、足跟痛

足跟一侧或两侧疼痛，不红不肿，行走不便。又称脚跟痛。是由于足跟的骨质、关节、滑囊、筋膜等处病变引起的疾病。常见的为跖筋膜炎，往往发生在久立或行走工作者身上，由长期、慢性轻伤引起，表现为跖筋膜纤维断裂及修复过程，在跟骨下方偏内侧的筋膜附着处骨质增生及压痛，侧位X射线片显示跟骨骨刺。但是有骨刺不一定有足跟痛，跖筋膜炎不一定有骨刺。

足跟痛是中老年人的一种常见病，尤以女性为多见。中医学认为，足跟痛多系肝肾阴虚、痰湿、血热等因所致。肝主筋、肾主骨，肝肾亏虚，筋骨失养，复感风寒湿邪或慢性劳损，便导致经络瘀滞，气血运行受阻，使筋骨肌肉失养而发病。

☞ **天灸疗法**

方 1（三生散）

【药物】生南星、生半夏、生草乌各等份。

【穴位】患处。

【用法】将以上三味药碾碎，过 120 目筛，充分混合拌匀而制成散剂，装塑料袋内密封备用，每袋重 25 g。治疗时首先选定治疗部位，即压痛敏感部位，洗净擦干局部皮肤，角质层厚者应适当去除。将该散剂 25 g 倒入碗或杯内，用凉水或温水约 20 mL 调成糊状（稀而小流为佳），匀摊于长 20 cm、宽 10 cm 的白棉布一端，将另一端折叠上去压平，即成药垫，将药垫贴敷于足跟处，用绷带缠好。3 天换 1 次，5 次为 1 个疗程，疗程间隔 5 天。

【资料来源】《中医外治法效方 300 首》。

方 2（骨刺膏）

【药物】威灵仙、透骨草各 30 g，血竭 6 g，米醋适量。

【穴位】患处。

【用法】威灵仙、透骨草焙干，合血竭共为末，加适量食醋调成稠糊状，摊于白布上敷患处，2 h 后取下。每日 1 次，7 日为 1 个疗程。

【适应症】跟骨骨刺。

【资料来源】《中医外治法效方 300 首》。

☞ **注意事项**

1. 注意补充维生素 B_6，可帮助钙质吸收和预防骨刺形成。

2. 补充维生素 C，多食含钙、镁高的食物，如蔬菜、谷类、肉类、豆类及豆制品等。

3. 避免食用酒精、咖啡、糖类食品，以防止机体恢复过程中发生障碍，保护体内矿物质的平衡。

二十五、扳机指

扳机指又叫“手指屈肌腱鞘炎”，早期症状是手指酸痛不适，以晨起为重，压痛明显，可在患指掌面的掌骨头处触及因腱鞘肥厚而出现的硬结。用一手拇指放于患者掌指关节的掌面，余指置之背侧，嘱病人屈伸伤指，可触及肌腱的膨大部在皮下滑动或有弹动感或闻及弹响声，故又称为“弹响指”。

本病起病缓慢，逐渐加重，以拇指、食指、中指多见。

☞ 天灸疗法

（消肿止痛散）

【药物】花椒、徐长卿各 15 g，甘草 10 g。

【穴位】患处。

【用法】研末装瓶备用。用时将麝香壮骨膏剪成 4 cm × 3 cm 大小，将药末均匀洒于膏药上，药末厚约 1 ~ 2 mm，然后贴敷患处。每日 1 次，4 天为 1 个疗程。

【资料来源】《中医外治法效方 300 首》。

☞ 注意事项

本病可以保守治疗，主要是休息、按摩等等。严重患者可手术切开腱鞘纤维管的狭窄部，效果良好。

第四章　儿科病症

一、小儿感冒

小儿感冒是儿科常见疾病之一，由外感时邪引起，临床表现为恶寒发热、鼻塞流涕、咳嗽等症。小儿纯阳之体，宜防高热惊厥，并警惕发生肺炎、心肌炎及肾炎等病。

☞ **临床表现**

可参见内科“感冒”部分。

☞ **天灸疗法**

方 1

【药物】鲜大葱心 125 g，香油 15 g。

【用法】将鲜葱心切开，流出葱涎，放在茶杯中加入香油调匀，用手蘸葱涎油，轻擦小儿头面、项背、手心、脚心等处。

【资料来源】《常见病中草药外治法》。

方 2

【药物】白芥子 9 g，鸡蛋清 2 个。

【用法】将白芥子研末，调鸡蛋清敷足心。用于小儿感冒发热。

方 3

【药物】葱豉汤（以下为 1 日量）：葱白连须 3 ~ 6 个（9 ~ 12 g），豆豉 9 ~ 15 g。

【穴位】太渊、经渠、列缺。

【资料来源】《上海中医药杂志》1980 年第 6 期。

方 4（白芥子涂法）

【药物】白芥子、元胡各 30 g，细辛、甘遂各 15 g，麝香 1.5 g（或用冰片 2 g）。

【用法】将以上诸药共研细末，治疗时取药面适量，用生姜汁调成糊状，于夏三伏中分别涂于肺俞、百劳、膏肓等穴，涂后患者可感到局部麻木疼痛，切勿拭去，待 3 h 后方可去之。加减变化：气虚加人参 10 g，黄芪 30 g；阳虚加附子、桂枝各 10 g，每 10 天治疗 1 次，共治疗 3 次。敷涂时配合针刺足三里，灸气海、关元、肾俞等穴，阳虚者隔附子、肉桂饼灸。用于小儿体虚感冒。

【资料来源】《实用中医天灸疗法》。

☞ **注意事项**

1. 居室清洁卫生，和暖通风。适当进行户外活动，增强体质。注意根据气候变化增减衣被。

2. 感冒流行期间，少去公共场所，避免感染。可用贯众 3 ~ 6 g，板蓝根、野菊花各 10 g，煎水口服，连用 3 ~ 5 日；或以每立方米空间用食醋 3 ~ 5 mL，加水 1 ~ 2 倍，置容器内，加热熏蒸房间，每日 1 次或隔日 1 次，以预防感冒。

3. 患病期间，多饮开水，给予易消化食物。仔细观察患儿体温神志，防止发生惊厥。

二、小儿支气管炎

☞ **天灸疗法**

方 1

【药物】山栀子、桃仁各 6 g，苦杏仁、白胡椒、糯米各 7 粒。

【用法】上药共研为末，调鸡蛋清涂纱布上，贴于背部 3 ~ 9 胸椎，宽度达两边肺俞穴，每日换药 1 次，6 次为 1 个疗程。

【资料来源】《常见病中草药外治法》。

方 2

【药物】白矾 30 g，吴茱萸、白芥子、栀子各 20 g，面粉 30 g。

【用法】上药研细末，食醋调做 3 个饼块。分别敷于气海及双涌泉穴，连续 2 ~ 3 剂。用于小儿痰涎壅盛，不能平卧之咳喘。

【资料来源】《湖南中医杂志》1991 年第 24 卷第 1 期。

方 3（止咳散）

【药物】桃仁 5 g，山栀 5 g，细辛 5 ~ 10 g，杏仁 5 g，白芥子 2.5 ~ 5 g，大蒜 1 ~ 2 瓣。

【用法】将桃仁、山栀、细辛、杏仁、白芥子研粉，再加入蒜泥、鸡蛋白调成圆形糊状，直径略小于患儿足的横径。洗净两足底，涂上食用油或石蜡油后敷上药糊，每昼夜贴 1 次，每次贴 12 h。治疗小儿上呼吸道感染所致的咳喘。

【资料来源】《中医外治杂志》2000 年第 9 卷第 5 期。

方 4

【药物】麻黄、葶苈子、胆南星各等份。

【用法】上药为末，用凡士林调和为药膏，涂在纱布上。每晚用温水泡脚 15 min 后，用新鲜生姜揉擦涌泉穴位至皮肤发红，外敷以药膏于涌泉穴处，每日 1 次，至咳止喘平，停止敷贴，用药 5 天。用于小儿咳喘。

【资料来源】《中医外治杂志》1999 年第 8 卷第 3 期。

方 5

【药物】吴茱萸 7 份，白芥子 2 份，生半夏 1 份。

【用法】以上药物共研细末，过筛和匀，装瓶密封备用。2 岁以下每次用 4 g，2 ~ 5 岁每次用 6 g，5 岁以上每次用 10 g。以陈醋调成饼状，摊在伤湿止痛膏上。先清洗患儿足底，将药物贴敷患儿涌泉穴上，轻症只敷一足，男左女右，重症敷双足。敷后以胶布固定，以防脱落。24 h 后揭去，隔日 1 次。

【资料来源】《双足与保健》2003 年第 33 卷第 3 期。

☞ 注意事项

1. 饮食宜清淡、爽口，避免油炸、烟熏，以蒸煮为主，不可过咸、过甜。食物也不宜过热，以免诱发咯血。

2. 咳嗽伴有发热时，应补充足够的水分，以助排毒和解热，如凉开水、米汤、鲜橘汁、绿豆汤等。

3. 剧咳痰中带血时，选择富含维生素 C 的食品，如柑橘、草莓、猕猴桃、人参果等。

4. 长期咳嗽应慎食蟹、虾、鱼等荤腥及甜食，因为这些食物可助湿生痰。

5. 避免食用辣椒、生葱、芥末、胡椒等辛辣食品，冷饮也会对呼吸道有刺激性。

6. 不吃含糖和油脂较多的食物，如花生、瓜子、巧克力、过甜的瓜果和糖果等，因为容易滋生痰液，使咳嗽加重。

三、鹅口疮

鹅口疮以口腔、舌上满布白屑为特征，又称“雪口症”，以口腔上布满白屑，如鹅口，故名。系胎热内蕴，口腔不洁，感受秽毒之邪引起。西医认为本病系白色念珠菌感染所致，多因口腔不洁，长期应用抗生素所致。本病蔓延迅速，若白屑侵及咽喉、气管，可影响呼吸和吮吸；若侵肺，可发生高热气喘等肺炎证候。

☞ 临床表现

舌上、颊内、牙龈或上颚散布白屑，可融合成片。重者可向咽喉处蔓延，影响吸奶与呼吸。偶可累及食管、肠道、气管等。

☞ **天灸疗法**

方1（两仁霜）

【药物】巴豆仁 1.0 g，西瓜子仁 0.5 g。

【用法】两药共研碎出油，加少许香油调匀，揉成团状备用，贴于印堂穴，15秒即取下。每日敷1次，连用2次，第3天口疮即可消退。重症者可连用3次。每次敷药时间20秒。

【资料来源】《实用中医天灸疗法》。

方2

【药物】大蒜。

【用法】用2%碳酸氢钠溶液于哺乳饮食前后清洁患儿口腔，将大蒜烧至微黄（以祛除刺激性），捣烂成泥，涂患处，每日3～4次，每次1～2 g。

【附注】由全身性疾病及其他诱发原因引起者，祛除各种诱发因素。

【资料来源】《中国乡村医药杂志》2004年9月第11卷第9期。

☞ **注意事项**

1. 注意口腔清洁，避免过烫、过硬或刺激性食物，防止损伤口腔黏膜。

2. 婴儿奶具要消毒。母乳喂养时，应用冷开水清洗奶头，喂奶后给服少量温开水，清洁婴儿口腔。

3. 注意患儿营养，补充维生素，积极治疗原发病。长期用抗生素或肾上腺皮质激素者，尽可能暂停应用。

四、小儿蛲虫病

蛲虫病是以引起肛门、会阴部瘙痒为特征的一种肠道寄生虫病。在卫生条件差的家庭往往多数成员同时患病。

☞ **天灸疗法**

【药物】大蒜。

【用法】选用紫皮大蒜或白皮蒜，大蒜剥去皮，切成长条，于晚间幼儿入睡前放入肛门内1～2条，次日随大便排出，重症患儿可重复应用2～3次。

【资料来源】《中国乡村医药杂志》2003年10月第10卷第10期。

☞ **注意事项**

1. 纠正吮吸手指的不良习惯。

2. 养成饭前、便后洗手的良好习惯，患儿每次排便后，用温水洗净肛门。

3. 注意个人卫生，经常修剪指甲。

4. 不喝生水，不吃生的蔬菜与未洗净的瓜果。

5. 幼儿应穿松、软、宽的满裆裤，临睡前戴好手套。

五、小儿咳喘

小儿咳喘是小儿时期的常见病。哮指声响，喘指气息。以发作性喉间哮鸣气促，呼气延长为特征，严重者不能平卧。本病各个年龄都可发生，婴幼儿及学龄前期最为多见。本证包括西医所称哮喘性支气管炎、支气管哮喘。

☞ **天灸疗法**

方 1（盐炒四子散）

【**药物**】苏子、芥子、五味子、莱菔子各 15 g，食盐 10 g。

【**用法**】上方加少许水炒至香，用单层纱布包好，熨背部及两侧肺俞穴。开始时直接熨敷，注意避免烫伤。待温度下降后，外加热水袋热敷。每日 2 次，每次 20 ~ 30 min，每剂药用 1 天，一般敷 5 ~ 6 天即可。

【**资料来源**】《实用中医天灸疗法》。

方 2（咳喘平软膏）

【**药物**】麻黄、苦参、黄柏、艾叶、杏仁、桃仁、僵蚕、细辛、南星各 20g，白芥子、花椒、桂枝、贝母、冰片各 10g，阿胶 60 g，面粉 100 g，654 –2 600 mg。

【**用法**】将上药（除阿胶、面粉和 654–2 外），入锅内水煎 2 次，共取药汁 1 000 mL，浓缩成约 350 mL；将阿胶烊化得液体约 100 mL，与前药液混合，放入面粉、冰片、654 – 2，入锅内蒸成稠膏状即可。取咳喘平软膏适量涂患儿脐部和膻中穴，并用塑料薄膜、纱布 3 层覆盖，胶布固定。

【**资料来源**】《实用中医天灸疗法》。

方 3

【**药物**】白胡椒。

【**穴位**】肺俞。

【**用法**】取白胡椒适量，研极细末备用。使用时先取 5 号安庆膏药(或活血膏)1 张，加热撕开，剪去多余部分，取白胡椒末 1 g，放在膏药中心，再次加热，以不烫皮肤为宜，紧贴肺俞穴，24 h 换药 1 次。疗程为 3 ~ 4 天。用于小儿外感风寒咳喘。

【**资料来源**】《新中医》2005 年 3 月第 37 卷第 3 期。

方 4

【**药物**】胡椒粉。

【**穴位**】2、3 胸椎之间。

【用法】胡椒粉 3 g，放在胶布正中，贴于 2、3 胸椎之间，贴后局部发痒是药物反应，停药可恢复正常。

【资料来源】《民族医药报》。

方 5

【药物】吴茱萸、胆南星、白芥子、桃仁、巴豆。

【穴位】涌泉穴。

【用法】取吴茱萸、胆南星、白芥子、桃仁、巴豆各适量。将上药共研细末备用。每取 12 g，加入米醋适量调为稀糊状，外敷双足心涌泉穴，敷料覆盖，胶布固定。每天换药 1 次，有化痰止咳之功效。用于咳嗽。

【资料来源】《家庭中医药》2007 年 9 月第 9 期。

方 6

【药物】吴茱萸、白矾、白芥子、山栀子、面粉、食醋。

【穴位】涌泉穴、气海穴。

【用法】取吴茱萸 30g，白矾、白芥子、山栀子各 20 g，面粉 35 g，食醋适量。上药共研细末，加入面粉、食醋调匀，做药饼 3 个，分别敷于双侧涌泉穴及气海穴。连续敷贴 24 h 换药 1 次，敷料覆盖，胶布固定。一般用药 3 ~ 5 天可愈，有化痰止咳、降气平喘之功效。用于小儿哮喘。

【资料来源】《家庭中医药》2007 年 9 月第 9 期。

方 7

【药物】白芥子散 20 g，小麦面粉 20 g。

【穴位】肺俞穴。

【用法】将以上药物加温水适量，调制成软膏状，均匀涂于纱布上，贴敷于双侧肺俞穴。每日 1 次，每次约 15 min，出现皮肤潮红为止。5 日为 1 个疗程。

【资料来源】《河南大学学报（医学版）》2006 年第 25 卷第 1 期。

方 8

【药物】白芥子 30 g，吴茱萸 6 g，食盐 50 g。

【用法】将以上药物放入锅中热炒，2 ~ 3 min 后将药物及盐全部倒入自制的布袋中。敷贴于肺的体表投影部位，即前胸、后背等，以患侧为主。将热的布袋敷于患侧体表，每次大约 20 min（以药冷为度），再放入锅中热炒，可重复使用，每天热敷时间最好能达到 1 ~ 2 h。因小儿肌肤柔嫩，当药袋较热时，可隔衣或毛巾予以热敷，待药袋稍凉时，再直接敷于肌肤上，以免烫伤。

【资料来源】《上海中医药杂志》2003 年 9 月第 37 卷第 9 期。

方 9

【药物】白芥子 20 g。

【用法】研细末，调拌面粉或麻油，外敷贴华盖穴。用于小儿咳嗽。

【资料来源】《中医天灸疗法》。

方 10

【药物】白芥子 20 g，延胡索 12 g，甘遂 6 g，细辛 6 g，樟脑 3 g。

【用法】研细末，调拌鸡蛋清外敷贴肺俞、中府。用于小儿咳嗽。

【资料来源】《中医天灸疗法》。

☞ **注意事项**

1. 本病易复发，平时饮食宜清淡而富有营养，忌进生冷油腻、辛辣酸甜以及海鲜鱼虾等容易过敏食物，以免诱发哮喘。适当进行体格锻炼，增强体质。

2. 注意气候影响，做好防寒保暖工作，冬季外出应戴口罩。尤其气候转变或换季时，要预防感冒诱发哮喘。有外感病症要及时治疗。

3. 发病季节，防止活动过度和情绪激动，以免诱发哮喘。

4. 注意心率、脉象变化，防止哮喘大发作。

六、小儿科杂症

小儿科杂症包括遗尿、汗症、解颅、五迟、五软、佝偻病、五硬、尿频、紫癜等相关病证。

☞ **天灸疗法**

方 1（清泉散）

【药物】黄连、栀子、吴萸、桂心各等份。

【用法】研末。醋调成药饼，睡前贴于双侧足心涌泉穴（每侧约取 10 g 药粉），绷带包扎，晨起取下，3 天为 1 个疗程。用于小儿舌系带溃疡（多伴见于百日咳）。

【资料来源】《江西中医药》1986 年第 27 卷第 3 期。

方 2

【药物】吴茱萸适量。

【用法】每次 3 g，以食醋或温开水调成糊状。均匀分贴于两足心，24 h 更换 1 次，连续贴敷 3 天。用于婴儿肺炎呛奶。

【资料来源】《现代方剂文献研究精华》。

方 3

【药物】吴茱萸适量。

【用法】研细粉，过 100 目筛，以适量食醋调成膏状，置于敷料上。每晚睡前贴敷于双足涌泉穴，晨起去掉。患眼局部点 0.25% 氯霉素眼药水，每日 4 次，睡前用红霉素眼膏点眼1次。用于儿童麦粒肿。

【资料来源】《中医外治杂志》2002年第11卷第5期。

☞ **注意事项**

平时注意让小孩多食蔬菜和水果。

七、小儿扁桃体炎

小儿扁桃体炎为小儿最易得的疾病之一。其临床主要症状是：发病突然，高热畏寒，伴有头痛、咽痛、食欲不振等。检查时可见扁桃体肿胀充血，有脓性渗出点，如互相融合，状如假膜。血常规检查，可见白细胞增高，若多次急性反复发作，可转为慢性扁桃腺炎。

本病多发于抵抗力下降、受凉、过度疲劳之后，为链球菌或葡萄球菌引起。

☞ **天灸疗法**

【药物】斑蝥。

【穴位】阳溪。

【用法】用斑蝥浸出液，将圆形滤纸浸泡其中。取单侧阳溪穴，左或右均可，但需避开体表静脉；对学龄儿童，为便于其学习，可取其左手。在对穴位进行常规消毒之后，取浸足药液的圆形滤纸贴敷其上，1.5 ~ 2 h后取下，贴敷处就会渐现一滤纸大小水疱，3 ~ 5天内尽量保持水疱不破，待其自然吸收则效果更佳；若在2天内水疱意外破裂，则需保持局部干燥，以防出现溃烂。

【资料来源】《浙江中医杂志》2008年2月第43卷第2期。

☞ **注意事项**

首先在于增强机体的抵抗力，并注意劳逸结合。养成良好的学习、生活习惯。同时，还应积极治疗邻近器官的疾病，如急慢性鼻炎等。

八、小儿疱疹性口炎

疱疹性口炎是疱疹性病毒引起的疾病。婴幼儿发病较多，传染性强，通过飞沫传播，发病季节性不强。表现为患儿高热，常持续5 ~ 7天，口腔黏膜充血，口腔前部黏膜（包括舌面、唇内侧）、颊黏膜出现数个或数十个米粒大小甚至像绿豆大小的疱疹，疱疹周围皮肤发红，不久破裂成为外形不规则的溃疡，上面覆盖白膜。患儿烦躁，局部疼痛、流涎，不想进食。若合并细菌感染，可见颌下淋巴结肿大。

此病与疱疹性咽峡炎不同，后者由柯萨奇病毒引起，夏秋季节发病多，疱疹发生在咽峡和软腭。

☞ **天灸疗法**

【**药物**】巴豆。

【**穴位**】印堂穴。

【**用法**】取生巴豆2粒，去皮，捣碎成泥饼状，敷于印堂穴处，外贴2 cm×2 cm大胶布以固定。贴5 h后去掉。每天1次，连贴2天。去药后局部皮肤微潮红，部分患儿约2 h后潮红处会起水疱，约2～3天后水疱破裂、消失，属正常现象，局部皮肤起水疱后次日不再敷贴药物。

【**资料来源**】《新中医》2008年10月第40卷第10期。

☞ **注意事项**

1. 保持口腔清洁，多饮水，忌食辛辣食物。

2. 有高热的患儿，要注意口腔护理，并保持大便畅通。

九、小儿鼻出血

鼻出血又称鼻衄，是小儿期较常见的症状，一年四季均可发病，但多见于气候干燥的春、秋季节。鼻出血可发生在白天，也可发生在夜间。

☞ **天灸疗法**

【**药物**】吴茱萸。

【**穴位**】涌泉穴。

【**用法**】吴茱萸10～20 g，研粉，每晚加适量水调成糊状，分敷于两足底涌泉穴，第二天早晨揭去，7天为1个疗程。血止后仍须继续1个疗程的治疗。

【**资料来源**】《浙江中医杂志》。

☞ **注意事项**

平日不要让孩子吃过量香口的食物，零食如巧克力、曲奇饼、薯条等亦非常燥热，应尽量少吃。

十、小儿发热

小儿发热是婴幼儿十分常见的一种症状，许多小儿疾病在一开始时就表现为发热。发热是机体的一种防卫反应，它可使单核吞噬细胞系统吞噬功能、白细胞内酶活力和肝脏解毒功能增强，从而有利于疾病的恢复。因此，对小儿发热不能单纯地着眼于退热，而应该积极寻找小儿发热的原因，治疗原发病。

☞ **天灸疗法**

方 1

【药物】吴茱萸，山栀子。

【穴位】涌泉穴。

【用法】取吴茱萸、山栀子各 20 g，共研细末。用食醋调为糊状，外敷足心涌泉穴，敷料覆盖，胶布固定。每 4 h 换药 1 次，连续用药 2 ~ 3 天。

【资料来源】《家庭中医药》2007 年 9 月第 9 期。

方 2（双连吴萸散）

【药物】连翘 100 g，黄连 80 g，吴茱萸 100 g。

【用法】上药混合碾成细小粉末，每次取 6g 加少许米醋调成糊状。临睡时外敷双侧涌泉穴，并用胶布固定，至早晨起床时取下，每晚 1 次。用于小儿高热。

【资料来源】《中医外治杂志》2002 年第 11 卷第 5 期。

方 3

【药物】燕子窝泥 60g，生石膏 100 g，葛根 20 g，雄黄 15 g，冰片 5 g，田螺 10 个，葱白 3 个，鸭蛋清 2 个。

【用法】上药共捣为泥状，做成 3 个饼块，分敷于前额及双涌泉穴，干则更换，一般敷药 20 min 开始退热，2 h 后体温恢复正常。用于小儿炎性高热抽搐者。

【资料来源】《湖南中医杂志》1991 年第 1 卷第 24 期。

方 4

【药物】生栀子、吴茱萸各等份（1 ~ 5 岁用 8 g，5 ~ 10 岁用 10 g）。

【用法】上药共研细末，用生鸡蛋清调成糊状，分 2 份摊在布上。外敷双足心，用绷带固定，8 h 后取下，每日 1 次。取下药物后，足心皮肤呈紫色，为正常现象。用于小儿高热。

【资料来源】《山东中医》1995 年第 14 卷第 4 期。

方 5

【药物】吴茱萸，山栀子，木通，川芎，升麻，白胡椒，葱白，鲜荷叶，面粉，白酒，鸡蛋。

【穴位】涌泉穴。

【制法】取吴茱萸、山栀子、木通、川芎、升麻各 6 g，白胡椒 3 g，葱白 3 根，面粉 20 g，鲜荷叶半张，白酒 50 mL，鸡蛋 1 个。上药共研细末，将葱、荷叶捣烂，加面粉调匀，与白酒、蛋清调为糊状，用米泔水调匀。适用于小儿夏季热。

【用法】将制好的药膏敷贴双足心涌泉穴，敷料覆盖，胶布固定。

【资料来源】《家庭中医药》2007年9月第9期。

☞ **注意事项**

1. 多食高热能、高维生素流食。

2. 选用优质蛋白质食物，如患儿食欲较好，可增加蛋白质量。

3. 少食多餐，每日6～7次为宜。

4. 充分补充液体，多喝饮料、果汁水或绿豆汤。

十一、小儿腹泻

小儿腹泻是指大便次数增多而粪质稀薄，甚则呈水样。本病四季皆有，以夏秋季为多，以2岁以下婴幼儿较多见。其原因主要是饮食不当，喂养不合理，导致消化不良，发为腹泻；也有外感六淫或胃肠道感染所致。轻者仅表现为大便次数增多，每日数次至10余次，呈黄色或黄绿色，稀糊状或蛋花汤样，全身一般状况尚好；重者大便每日可达数十次，伴恶心呕吐、发热、腹痛等全身症状，可出现脱水、酸中毒等危笃征象。

☞ **临床表现**

大便次数增多而粪质稀薄，甚则呈水样。轻者每日数次至10余次，呈黄色或黄绿色，稀糊状或蛋花汤样，全身一般状况尚好；重者大便每日可达数十次，伴恶心、呕吐、发热、腹痛等全身症状，可出现脱水、酸中毒等危笃征象。

☞ **天灸疗法**

方1

【**药物**】吴茱萸。

【**穴位**】脐周，以神阙为中心，范围包括下脘穴、天枢穴、气海穴。

【**用法**】取吴茱萸20 g，把吴茱萸研成细末，用米醋调成糊状，敷在脐周，以神阙为中心，范围包括下脘穴、天枢穴、气海穴，上盖以敷料，用胶布固定，每日换药1次。连敷5日为1个疗程。用于小儿秋季腹泻。

【**资料来源**】《中外医疗》2009年第14期。

方2

【**药物**】思密达3.0 g，盐水20 mL。

【**穴位**】脐。

【**用法**】取思密达3.0 g，加温盐水20 mL保留灌肠，保留时间30～60 min。用于小儿秋季腹泻。

方 3

【药物】吴茱萸。

【用法】患儿给予补液，抗感染，维持水、电解质和酸碱平衡等治疗。在此基础上给予吴茱萸敷脐治疗。具体方法是：取生大米 100 g 加水蒸至八成熟，取吴茱萸 15 g 研磨后放于米中混匀，团压成直径 10 cm、厚约 1 cm 的饼状，温度以温热为宜（患儿皮肤可耐受），直接敷于患儿脐部，外用纱布覆盖，胶布固定，每晚外敷至次日清晨约 12 h，同时用热水袋保持药物始终处于温热状态，1 次 / 日，治疗 3 次为 1 个疗程。用于婴幼儿腹泻。

【资料来源】《齐鲁护理杂志》2008 年第 14 卷第 13 期。

方 4

【药物】吴茱萸 2 ~ 3 g。

【用法】上药捣碎,用水浸湿后均匀置于两块纱布上。贴敷两足心,以胶布固定，一般 2 ~ 3 天后取下。用于小儿泄泻。

【资料来源】《中医杂志》1990 年第 14 期。

方 5

【药物】白胡椒、吴茱萸、苍术、肉桂、丁香（久泻不止者加诃子、罂粟壳、芡实，兼气滞而腹胀者加枳实、木香、砂仁，泄泻重者加芡实，小便少者加车前子）。

【用法】上药按一定比例，研为细末，随证配伍混匀，以姜汁或食醋调糊状。取适量填平脐孔（神阙穴所在），上覆消毒纱布，再以伤湿止痛膏固定，同时以湿热毛巾敷双足涌泉穴并按摩 2 min，再用中药敷涌泉穴，以消毒纱布覆盖，用伤湿止痛膏固定，每日 1 次，重者可每日 2 次。

【资料来源】《云南中医学院学报》2002 年第 25 卷第 4 期。

方 6（桂香止泻散）

【药物】肉桂、吴茱萸、花椒、丁香各等份。

【用法】上药以麻油和之，摊于伤湿止痛膏上，直径约 25 cm，厚约 0.4 cm。使用时用酒精棉球或白酒将脐部周围擦净，药膏对准脐部贴上即可。每次 1 贴，每 2 ~ 3 天 1 次。

【资料来源】《实用中医天灸疗法》。

方 7

【药物】白胡椒 7 粒，桃仁 7 粒，生栀子 7 粒，糯米 7 粒，面粉一茶杯。

【用法】将上药共研细末和匀，用鸡蛋清调敷手心、足心，每日 1 次。

【资料来源】《简易疗法》。

方 8

【药物】黑胡椒。

【用法】将黑胡椒用纱布包好，在 55° 白酒 100 ~ 150 mL 中加热 5 min，热敷于脐部约 20 ~ 30 min。每日 1 ~ 2 次，即能止痛、止泻。用药 1 ~ 3 次大便即可恢复正常。

【资料来源】《山东中医杂志》2003 年 6 月第 22 卷第 6 期。

方 9（胡椒散）

【药物】胡椒 40 g，肉桂 10 g，丁香 10 g，吴茱萸 10 g，砂仁 10 g，马蹄香 10 g。

【穴位】脐部。

【用法】研细末，贮瓶备用。每次用药 10g，用纱布包，敷贴于脐部，用纱布固定，再用 5 cm × 10 cm 的医用橡皮胶外包，顺时针按揉脐部 5 ~ 10 min，每天换药 1 次。若发现脐部皮肤红痒即停止使用。中度脱水者，口服补液盐适量。在治疗中饮食上宜清淡，忌肥甘油腻之品，对母乳喂养以及鲜奶或奶粉、米粉喂养者，减少哺乳次数。以本方法治疗最多治疗 4 天，最少 1 天，平均 3 天。

【资料来源】《云南中医中药杂志》2004 年第 25 卷第 1 期。

☞ **注意事项**

1. 注意休息，病重者应予卧床休息。注意气候变化，适当增减衣着，避免着凉与过热。居室保持清洁卫生、空气流畅，保持安静。

2. 饮食宜清淡富有营养，可给易消化的流质或半流质。小婴儿鼓励母乳喂养。

3. 适当控制饮食，减轻胃肠负担，吐泻严重者可禁食 8 ~ 12 h，病情好转后逐渐增加饮食量。

4. 随时注意观察病情变化，及时用药，防止变证的发生。注意前后二阴的清洁卫生，大便后宜用温开水清洗前后二阴。肛周潮红者可涂金黄膏。

十二、小儿呕吐

呕吐是小儿常见症状之一。可由消化系统疾病引起，也可见于全身各系统和器官的多种疾病。

☞ **天灸疗法**

方 1（大蒜膏）

【药物】大蒜（去皮）31 ~ 63 g。

【穴位】涌泉。

【用法】将大蒜捣烂如泥膏状，分作 2 份分别敷于两脚涌泉穴处，外加纱布包扎。俟足心灼热，鼻有大蒜臭气时即效。敷蒜泥时，先将猪油或凡士林擦脚心，以免起疱过速或过大。用于热性呕吐。

【附注】本法发疱较峻烈，周岁以下婴儿使用，一般敷药 1 ~ 2 h 即去药，否则会引发大水疱。

【资料来源】《中医天灸疗法》。

方 2（吴茱萸膏天灸法）

【药物】吴茱萸 10 ~ 15 g，食醋适量。

【穴位】涌泉。

【用法】将吴茱萸研为细末，用醋调成膏状，取药膏适量，贴于涌泉（双）穴上，外加纱布覆盖，胶布固定之。贴药至呕吐停止即可去药。如局部出现水疱，可按常规处理。用于寒性呕吐。

【附注】若在本法药方中加绿豆，或生姜、大葱，取效更捷。

【资料来源】《中医天灸疗法》。

方 3（葱蒜椒矾膏天灸法）

【药物】大蒜，大葱，胡椒，枯矾。

【穴位】神阙、胃俞、中脘。

【用法】诸药共捣烂如泥，软硬适度，炒热后捏成药饼，如蚕豆大小。将药饼压平，贴敷于穴位上，外加纱布覆盖，胶布固定。敷药后局部有烧灼感、麻痛时即去药，勿令太过，否则会发疱。用于胃肠炎所致的呕吐。

【附注】婴儿用本法时，务须掌握贴药时间，一般以 1 ~ 2 h 为宜，如贴药太久则会刺激皮肤过度而发大水疱。如水疱形成，可按常规处理。

【资料来源】《中医天灸疗法》。

方 4

【药物】吴茱萸、明矾、蓖麻子仁各 15 g，绿豆 10 g，食醋适量。

【穴位】涌泉。

【用法】前 4 味药共研为细末，用食醋调和成膏状，取药膏适量敷贴于神阙穴处，外加胶布固定。敷贴至呕吐停止方可揭去，揭药后如局部出现小水疱，可按常规处理。一般贴药 1 ~ 2 h 呕吐可能停止。用于寒吐、热吐。

【资料来源】《中医天灸疗法》。

☞ **注意事项**

吃容易消化的流质或半流质食物，不宜过饱，一般是平时食量的一半左右。

十三、小儿脱肛

脱肛，现代医学谓直肠脱垂，是肛管、直肠、乙状结肠下段的黏膜层或全层脱出于肛门外的病证。好发于小儿、老人、产后妇女及久病体虚、久泻、久痢的患者。

主要是因直肠黏膜下层组织和肛门括约肌松弛，或直肠发育缺陷及支持组织松弛无力而发病。中医多责之于中气下陷，升举无力。

☞ **临床表现**

本病以肿物脱出为主要临床表现，反复脱出日久可致黏液血便、坠胀不适、肛门潮湿等症状，甚至嵌顿坏死。

☞ **天灸疗法**

方 1（蓖麻子饼）

【**药物**】蓖麻子、五倍子各 15 ~ 30 g。

【**穴位**】百会、神阙、石门。

【**用法**】将二味药物共捣烂如膏，捻成药饼 3 个，烘热后分别敷在 3 个穴位，外加纱布覆盖，胶布固定，2 天换药 1 次。敷药后，外加热敷，每次 15 min，连续贴 6 昼夜为 1 个疗程，连用 5 ~ 10 个疗程。换药时局部可见小水疱，可按常规处理。用于小儿便后肛门脱出，不能自行回缩。

【**附注**】本方可加旱烟叶（烤烟），其效果与五倍子相同。

【**资料来源**】《中医天灸疗法》。

方 2（蓖附膏）

【**药物**】蓖麻子仁 15 g，生附子 15 g，生葱白、大蒜瓣各 5 ~ 10 g。

【**穴位**】囟门或百会、神阙。

【**用法**】将前二味药研为细末，与葱、蒜同研成膏。

【**适应症**】小儿脱肛。

【**资料来源**】《中医天灸疗法》。

方 3（蓖磁膏）

【**药物**】蓖麻子 14 粒，磁石 14g，升麻 14g。

【**穴位**】神阙、百会、囟门。

【**用法**】先将磁石粉碎研末，次将升麻、蓖麻子捣烂如泥，互相混合调和成膏。将药膏分作 3 份，分别贴于神阙、百会、囟门，加胶布固定，或用纱布束紧。每天贴敷 1 次，5 ~ 7 天则可见效。如局部有烧辣感，即去药膏，勿令发疱。用于小儿脱肛，久脱不能回缩。

【**附注**】贴药期间，配合内服补中益气汤 5 ~ 8 剂，则其效更佳。

【**资料来源**】《中医天灸疗法》。

☞ **注意事项**

1. 注意休息。调理大便，防止便秘及腹泻。养成良好的排便习惯，尤其注意不要蹲便时间过长。避免负重远行，积极治疗慢性腹泻、便秘、慢性咳嗽等，防止腹压过度增高。

2. 患脱肛后，应及时治疗，防止发展到严重程度。局部可采用“丁”字形托带垫棉固定，或每日进行提肛运动锻炼。

十四、小儿疝气

小儿常见的有腹股沟斜疝和脐疝。斜疝的临床症状为在腹股沟内侧有一柔软的可复性肿物，当小儿站立、哭闹、咳嗽或用力排便时，肿物出现或增大，平卧时减小或消失，重者可使肿物坠入阴囊，其直径可由 1 cm 渐增至 2 ~ 3 cm，用力时增大，肿物主要是肠管。有部分患儿可自愈。

☞ **临床表现**

在腹股沟内侧有一柔软的可复性肿物，当小儿站立、哭闹、咳嗽或用力排便时，肿物出现或增大，平卧时减小或消失，重者可使肿物坠入阴囊，其直径可由 1 cm 渐增至 2 ~ 3 cm，用力时增大，肿物主要是肠管。

☞ **天灸疗法**

方 1（蓖麻子膏）

【药物】蓖麻子仁 7 粒，面粉适量。

【穴位】涌泉。

【用法】将蓖麻子仁与面粉混合捣烂如膏状。取药膏贴于患儿涌泉穴，外加胶布固定之。左偏坠贴右涌泉穴，右偏坠贴左涌泉穴。每日或隔日敷贴 1 次，至疝愈为度。一般贴药 24 h 后揭去药物。局部有小如芝麻的水疱，可不必处理，嘱患儿不要以手搔抓，3 ~ 4 天可消失。用于小儿疝气，睾丸偏坠、肿大。

【资料来源】《中医天灸疗法》

方 2（萸茴膏）

【药物】吴茱萸、小茴香、川楝子各等份，面粉适量。

【穴位】神阙、气海、中极。

【用法】前 3 味药混合粉碎为末，过筛，加入面粉与适量温开水调和成膏。取药膏如枣大 3 块，分贴在上述 3 个穴位上，盖以纱布，胶布固定，5 日贴 1 次。贴药 6 ~ 12 h 局部灼热、辣痛时即去药，用温湿毛巾拭净敷穴皮肤，勿令发疱。用于疝气偏坠，睾丸肿大。

【附注】吴茱萸，辛、苦，性热，有小毒。使用时嘱患儿不要用手抓药，禁止入口。局部发痒时不要搔抓，以免污损而发生感染。

【资料来源】《中医天灸疗法》。

方 3（三辣膏）

【药物】蒜、葱白（连须）、生姜各等份。

【穴位】气海。

【用法】取上药共捣烂如膏状。取药膏适量敷于气海穴，外加纱布覆盖，胶布固定。再用麸皮炒热隔药熨30分钟以上。用于疝症初起。

【附注】本方用三辣药物（蒜、葱、姜）敷贴，再加热熨，对皮肤刺激性较为峻烈，局部可发疱而形成“灸疮”。对局部务必妥善护理，如有感染，以消炎软膏涂之。

【资料来源】《中医天灸疗法》

方4（蒜螺饼）

【药物】大蒜瓣15粒，大田螺5个，车前子10～20 g。

【穴位】神阙、涌泉（双）。

【用法】诸药混合共捣烂如泥，软硬适度，捏成小饼10个，分别贴敷于神阙、双足涌泉穴处，外加纱布覆盖，胶布固定。每天换药1次。如患儿感觉敷穴热辣难忍，可将药取下，以免刺激太过而发大水疱。如起疱，可按常规处理，5～7天后再敷。用于小儿急慢性肾炎，面、目、下肢浮肿，小便短少。

【附注】贴药期间，嘱患儿少吃咸味之物，并禁食食盐。

【资料来源】《中医天灸疗法》。

方5（甘遂散）

【药物】甘遂5～30 g，另备甘草5 g。

【穴位】神阙、水分、涌泉。

【用法】先将甘遂研末，取甘遂末10～15 g，以温水调和如泥，取蚕豆大1团，贴敷于神阙、水分或涌泉穴，每次1～2穴，外加纱布覆盖，胶布固定。之后嘱患儿将甘草汤饮下。约24 h后去药，局部如有小水疱，可按常规处理。用于小儿面、目、全身浮肿，小便不利。

【附注】甘遂与甘草二味药性相反，故使用时此二味不可混杂在一起，以免发生意外事故。甘遂有毒，不作内服，仅供外用。

【资料来源】《中医天灸疗法》。

☞ **注意事项**

本病宜及早治疗。若外治法疗效不佳，应手术治疗。

十五、小儿口疮

小儿口疮（口腔溃疡）是一种最常见的口腔黏膜疾病，可以自愈，可发生于口腔黏膜的任何部位，以唇、颊、舌部多见，严重者可以波及咽部黏膜。

☞ **天灸疗法**

方1（巴豆雄矾膏）

【药物】巴豆仁1 g，雄黄0.2 g，明矾1 g。

【穴位】印堂。

【用法】诸药混合捣融如膏状，制成17粒小药丸。每取药丸1粒，放于圆形胶布中间，贴于印堂穴位上。24 h后去掉，一般2～3天自愈。揭药后局部发疱，按常规处理。用于小儿口疮，口腔黏膜溃疡疼痛，吮乳困难，口流涎水。

【资料来源】《中医天灸疗法》。

方2（附萸桂膏）

【药物】附子、吴茱萸、肉桂各等量，酸醋适量。

【穴位】涌泉（双）。

【用法】将前3味药共研为细末，以醋调如膏状，分别放双足涌泉穴，外加纱布覆盖,胶布固定。8～12 h后除去。3～5天敷1次。局部如发水疱,可按常规处理。用于小儿口疮，反复发作，口腔黏膜溃疡，口流涎水，吮乳困难。

【附注】小儿肌肤薄嫩，敷贴时间不宜太长，一般为8 h。

【资料来源】《中医天灸疗法》。

方3

【药物】吴茱萸30 g，鸡蛋清适量。

【穴位】涌泉（双）。

【用法】将吴茱萸研为细末，加入鸡蛋清调和为丸，分别嵌于2块胶布中间，贴于双足涌泉穴，6～8 h取下，2天贴药1次，一般贴敷3次可痊愈。局部如发水疱可按常规处理。用于小儿口腔糜烂，唇、颊、舌生口疮。

【附注】小儿肌肤娇嫩，每贴药不宜过久，以6～8 h以内为宜，以免刺激过久而发大水疱。

【资料来源】《中医天灸疗法》。

方4

【药物】吴茱萸、五倍子各10 g。

【用法】共研极细末，以老陈醋适量调成饼状。每晚临睡前，先将患儿双脚用温水洗净擦干，然后将药饼贴涌泉穴，外以纱布固定。男左女右，每日1次，3次为1个疗程。用于小儿流涎。

【资料来源】《长治医学院学报》1995年第9卷第1期。

方5

【药物】天南星1个，附片10 g，吴萸6 g。

【用法】上药研细粉，醋调。睡前调敷于两足心。用于小儿流涎伴口舌糜烂者。

【资料来源】《江西中医药》1997 年第 28 卷第 4 期。

方 6（黄辛散）

【药物】细辛 5 g，黄连 3 g。

【用法】将上药研末混匀，加陈醋调成糊状，贴敷于脐部，以伤湿止痛膏覆盖固定。每日换药 1 次。

【资料来源】《实用中医天灸疗法》。

☞ **注意事项**

1. 注意口腔清洁，避免食用过烫、过硬或刺激性食物，防止损伤口内黏膜。

2. 婴儿奶具注意清洁与消毒，母乳喂养应用冷开水冲洗奶头后再喂奶，喂奶后给服少量温开水。

3. 注意患儿营养，适量补充 B 族维生素。

十六、小儿水肿

小儿水肿系指小儿血管外的组织间隙中有过多的体液积聚，为临床常见症状之一。最常见于小儿急性肾炎，多发于秋凉季节。

小儿肾炎属自体免疫性疾病，患儿多为 5 ~ 10 岁的儿童，而水肿最早出现的部位是眼睑，尤以清晨起床时最为明显，下肢水肿亦常见。

☞ **天灸疗法**

（吴茱萸糊天灸法）

【药物】生吴茱萸 10 ~ 30 g，陈醋适量。

【穴位】涌泉（双）。

【用法】将吴茱萸研成细末，每次用 10 ~ 20 g，加陈醋适量，调和如糊状。取药糊一团如蚕豆大，敷贴于双足涌泉穴。用于小儿水肿。

【资料来源】《中医天灸疗法》。

☞ **注意事项**

注意卧床休息和低盐饮食。

十七、小儿夜啼

小儿夜啼，多见于 3 个月以内的幼小婴儿。其特征为白天嬉笑如常，入夜则啼哭不安，或每夜定时啼哭，甚至通宵达旦；或伴有烦躁不安、受惊易醒等症。中医多认为系心经积热、脾脏虚寒及暴受惊恐所致。若因饥饿、伤食、尿布浸湿、皮肤瘙痒等引起夜啼，则不属于本病范围。

☞ **临床表现**

患儿白天嬉笑如常，入夜则啼哭不安，或每夜定时啼哭，甚至通宵达旦；或伴有烦躁不安、受惊易醒等症。

☞ **天灸疗法**

【药物】吴茱萸 12 g，乌药、香附、紫苏、陈皮、小茴香、食盐各等量。

【用法】研末调醋，敷两足心涌泉穴，外用纱布固定。用于脏热心烦。

【资料来源】《常见病中草药外治法》。

☞ **注意事项**

1. 在治疗期间，密切观察小儿有无过敏现象。如果有过敏现象，应及时去除药勿。
2. 朱砂、黑丑等药物有毒，应注意不要让小儿塞入口中引起中毒。
3. 平时避免小儿受到惊吓。

十八、小儿疳积

疳证为古代儿科四大证之一，以面黄肌瘦、腹部膨胀、青筋暴露、皮肤干枯、毛发稀疏、精神委靡为其临床特征。多由乳食不节、长期吐泻、脾胃受损、运化失常、营养不良所致。本病可发生于任何年龄的小儿，但以婴幼儿为多。随着人民生活的改善，发病率已有明显下降，重症已不多见。本证西医学泛指小儿营养不良及多种维生素缺乏症，以及由此而引起的合并症。

☞ **临床表现**

主要表现为面黄肌瘦、腹部膨胀、青筋暴露、皮肤干枯、毛发稀疏、精神委靡。

☞ **天灸疗法**

方 1

【药物】巴豆仁 1 粒，甜瓜子 7 粒，朱砂 1.5 g。

【用法】共研为细末，用麻油和成药饼，贴印堂穴。

【资料来源】《俞穴敷药疗法》。

方 2

【药物】蓖麻子仁 1 ~ 2 粒，杏仁 1 粒，朱砂少许。

【用法】共研为细末，贴印堂穴。1 ~ 3 日去掉，留有粟米大的小水疱。

【附注】以上两方，对小儿消化不良引起的面黄肌瘦、发不润泽，有一定的效果。

【资料来源】《俞穴敷药疗法》。

方 3

【药物】野麻草（海蚌含珠）鲜全草 16 g，生姜、小葱各 30 g。

【用法】上药捣烂，加入鸡蛋清搅匀，外敷脚心一夜，隔 3 天 1 次，连用 6 ~ 7 次。另用全草 60 g 切碎，水煎去渣，加猪肝 150 g 再煎，吃肝喝汤，连服 5 ~ 7 次，外用、内服同时进行可获良效。

【资料来源】《常见病中草药外治法》。

方 4

【药物】艾叶、酒、胡椒末各适量。

【用法】将艾叶捣烂，加酒、胡椒末调成糊状，敷于脐部。用于虚寒型。

【资料来源】《常见病中草药外治法》。

方 5（萸连散）

【药物】吴茱萸、胡黄连各 6 g。

【用法】上药共为细末，加适量醋、面粉共调敷足心，一夜取下，次夜再行。

【资料来源】《实用中医天灸疗法》。

方 6

【药物】杏仁、桃仁、艾叶各 15g，公丁或母丁 12g，栀子、吴茱萸、木通、川芎、升麻各 6 g，白胡椒 3 g，葱白 3 根，面粉 20 g（夏季热加鲜荷叶半张、白酒 50 g、鸡蛋清 1 个）。

【用法】上药研细末，用米泔水调成糊状。敷贴双涌泉，24 h 后去掉药物，足心局部呈青紫色为好，连续 1 ~ 2 次。用于小儿疳积。

【资料来源】《中医外治杂志》1994 年第 38 卷第 4 期。

方 7

【药物】吴茱萸 3 g。

【用法】上药研为细末，用食醋调成糊状，分成 2 份分别摊涂于两块纱布上，贴敷于双侧涌泉穴，用胶布固定。每天 1 次，10 次为 1 个疗程。用于小儿疳积。

【资料来源】《上海针灸杂志》1998 年第 17 卷第 1 期。

☞ **注意事项**

1. 如发现小儿体重不增或减轻，皮下脂肪减少，肌肉松弛，面色无华，应引起注意，分析原因，及时治疗。

2. 改变不合理饮食习惯，授乳定时定量，饮食宜易于消化，含丰富营养，添加辅食掌握先稀后干、先素后荤、先少后多的原则，合理喂养。

3. 定时测量并记录体重和身长，以检验治疗效果。每周测量 2 次。

十九、小儿肠痉挛

肠痉挛常常表现为突然发生的一过性腹痛，多没有固定的疼痛部位，有时比较轻，有时疼痛难忍，但多可自然缓解，小儿常见。

☞ **天灸疗法**

【药物】干姜、川椒、草豆蔻、枳壳、木香、焦三仙、鸡内金、元胡各 20 g。

【用法】研碎后以蜂蜜、食醋调和成膏状备用。每次取药膏 20 g，置于无菌纱布上，贴敷于脐窝处，每日 2 次，3 天为 1 个疗程，期间不使用阿托品等止痛药物。

【资料来源】《现代中西医结合杂志》2002 年第 11 卷第 11 期。

☞ **注意事项**

1. 应注意水分以及纤维素类食品的补充。
2. 可吃解痉类药物。
3. 要特别注意勿大量食用生冷食物，尤其是冷饮。

二十、小儿遗尿

小儿遗尿俗称尿床，是指小儿睡中小便自遗，醒后方知的一种病证。多发生于 3 岁以上的儿童，由小儿肾气不足，下元虚冷，或病后体弱，肺脾气虚不摄所致。随着年龄的增长，大部分患儿可自愈，但不包括有器质性病变的遗尿患者。

☞ **临床表现**

小儿睡中小便自遗，醒后方觉。小儿年龄多在 3 周岁以上。小儿睡眠较深，不易唤醒，每夜或隔天发生尿床，甚则每夜遗尿 2 次以上。

☞ **天灸疗法**

方 1（胡椒止遗散）

【药物】白胡椒 6 g，川芎 10 g，肉桂 15 g，丁香 6 g，乌药 10 g，吴茱萸 20 g。

【穴位】关元、中极、次髎、肾俞。

【用法】以上诸药共研细末，白酒调敷。取直径约 1 cm 大小药饼，橡皮膏固定，贴敷时间 12 h，隔日贴敷 1 次，治疗 10 次为 1 个疗程。

【资料来源】《中医实用天灸疗法》。

方 2

【药物】白芥子 20 g，白芷 20 g，川乌 10 g，草乌 10 g，细辛 5 g，甘遂 10 g，

山栀子 10 g，红花 10 g，桃仁 10 g，杏仁 10 g，使君子 10 g，皂角 10 g，草决明 10 g，芦荟 10 g，白胡椒 5 g。

【穴位】第 1 组取身柱、阳关、神阙、关元、三阴交；第 2 组取水道、命门、膻中、足三里。

【用法】将上药共研细末，密封保存于干燥处。用时以鲜姜汁调成膏状，每块约 3 ~ 5 g，摊于硬纸上，贴所取穴位，以胶布固定。每次治疗取 2 ~ 4 个穴，每晚贴 12 h，治疗 2 次为 1 个疗程。

【资料来源】《中医实用天灸疗法》。

方 3

【药物】生硫磺末 45 g，鲜葱根 7 个。

【用法】先将葱根捣烂，合硫磺末拌匀，于晚间睡前将脐部做常规消毒，然后把药敷于脐部，外以绷带轻扎，以防夜间脱落，翌晨取下，次日晚可继续用药 1 次。一般敷药 5 ~ 7 次可愈。

【资料来源】《常见病中草药外治法》。

方 4

【药物】硫磺 20 g，大葱 120 g。

【用法】先把硫磺研为细末，再和大葱共捣一起，烘热，于晚上敷神阙穴及下腹部，外用热水袋热敷，次日去掉，可用 10 次以上。

【资料来源】《俞穴敷药疗法》。

方 5

【药物】附子、白术、吴茱萸各等份。

【用法】碾碎成细末，过 100 目筛，装瓶备用。每晚先取鲜姜捣汁少许，取上药末两汤勺，用生姜汁拌匀，搓成 1 元硬币大小的药饼 3 个，分别敷于小儿双足涌泉（足心）、神阙（肚脐眼）3 处，外用塑料纸覆盖，用胶布固定，第二天早起时取下，用温水洗净穴位处，晚上继续上述方法。个别出现红肿瘙痒及水疱者，可将姜汁改为麻油或米糊等调敷，也可改为 4 天外敷 1 次，1 周为 1 个疗程。嘱家长每天按揉百会穴（头顶最高点），时间不限，避免患儿睡前过多饮水、奶、果汁等饮料，并定时叫醒患儿排尿，以养成良好的排尿习惯。用于小儿遗尿。

【资料来源】《中医外治杂志》2004 第 3 卷第 13 期。

☞ 注意事项

1. 小儿遗尿是儿科常见病之一，在泡脚治疗的同时，家长在晚上孩子睡后，定时唤醒孩子，起床排尿，养成良好的习惯。

2. 在中药泡脚治疗小儿遗尿的过程中，也可配合其他易于被接受的治疗方法，如耳穴压丸法，以提高治疗效果。

3. 对于遗尿患儿，家长应正面鼓励孩子，让孩子树立正面战胜疾病的信心，千万不要歧视、打骂孩子，以免使孩子产生自闭感而影响智力发育。

二十一、小儿流涎

小儿流涎多见于1岁左右的婴儿，常发生于断奶前后，是一种以流口水较多为特征的病证。中医称为“滞颐”，认为引起本病的病因主要是脾胃积热或脾胃虚寒。脾之液为涎，廉泉乃津液之道路。若小儿脾胃素蕴湿热，致廉泉不能制约，故涎液自流而黏稠，甚至口角赤烂；或因小儿素体脾胃虚寒，不能收摄其津液，以致口角流涎清稀、大便溏薄、面白唇淡。

☞ **天灸疗法**

方1

【药物】南星30 g。

【用法】上药研末醋调，于晚间敷两足涌泉穴，外用纱布包扎，每次敷12 h。

【资料来源】《常见病中草药外治法》。

方2（醋制天南星）

【药物】天南星100 g。

【用法】将天南星碾碎，用一干净容器盛装，将白醋25 ~ 50 mL慢慢倒入盛装天南星的容器内充分和匀，再将配制好的天南星装入一干净广口瓶内，瓶口拧紧待用。每日晨起取用蚕豆大小两团，分别敷于两涌泉穴，然后用约3 cm × 3 cm胶布固定，穿好鞋袜，晚上睡觉前撕开胶布，去掉药物。每日1次，10次为1个疗程。

【资料来源】《实用中医天灸疗法》。

方3

【药物】吴茱萸、五倍子各10 g。

【用法】共研极细末，以老陈醋适量调成饼状。每晚临睡前，先将患儿双脚用温水洗净擦干，然后将药饼贴涌泉穴，外以纱布固定，男左女右，每日1次，3次为1个疗程。用于小儿流涎。

【资料来源】《长治医学院学报》1995年第9卷第1期。

方4

【药物】天南星1个，附片10 g，吴萸6g。

【用法】上药研细粉，醋调。睡前调敷于两足心。用于小儿流涎伴口舌糜烂者。

【资料来源】《江西中医药》1997年第28卷第4期。

☞ **注意事项**

注意观察婴儿的表现，找出流涎原因，特别是婴儿发烧、拒绝进食时，要进行口腔检查，观察有无溃疡。如果是脾胃虚弱引起，平时不要给婴儿穿着过多或过厚，饮食上注意节制，以防体内存食生火而加重流涎现象甚至引起呼吸道感染。

二十二、小儿肺炎

概念见内科“肺炎”部分。

☞ **天灸疗法**

方 1（莨菪消喘膏）

【药物】炙白芥子、元胡、细辛、甘遂按 2∶2∶2∶1 的比例研成粉末，密封保存。

【穴位】肺俞、膈俞、百劳、膏肓及阿是穴（肺部啰音显著处）。

【用法】每次取药粉 5 g，以东莨菪碱 0.6 mg 注射液混合成膏状，分成两等份，每份压成 2 cm 直径的药饼，置于 3.5 cm × 3.5 cm 胶布中心，贴敷于穴位上，一般 2 ~ 8 h 局部有痒、烧灼、疼痛感觉，即可取掉药饼。

【资料来源】《疼痛中药外治奇术大全》。

方 2

【药物】白芥子 30 g，苏子 30 g，吴茱萸 30 g，制香附 30 g，生姜 30 g，食盐 250 g。

【用法】上药共炒至烫手为度，以稍厚的布包裹，立即在患儿背部熨烫，来日更换部位，每次 30 min，使皮肤潮红、出汗为度，每日 1 次。一剂药可连用 6 次，6 次为 1 个疗程。

【资料来源】《外敷中药治百病》。

方 3

【药物】肉桂 12 g，丁香 18 g，川乌 15 g，草乌 15 g，乳香 15 g，没药 15 g，红花 30 g，当归 30 g，赤芍 30 g，透骨草 30 g。

【用法】上方做成 10% 油膏，每日 2 次，5 ~ 7 天为 1 个疗程。用于肺炎湿啰音不消失的患儿。

【资料来源】《外敷中药治百病》。

方 4

【药物】白芥子（炒）30 g，面粉 30 g。

【用法】将白芥子研为细末，加入面粉，用水调成糊状，以细纱布包好，敷于背部第 3、4 胸椎处，每天 1 次，每次 15 min，敷后检查 2 次，如见皮肤发红，即可将药去掉，连敷 3 次。用于小儿肺炎后期，痰多不净者。

【资料来源】《外敷中药治百病》。

方 5

【药物】鲜地龙、吴茱萸、胆南星各适量。

【用法】上药捣烂，敷涌泉穴。用于小儿肺炎。

【资料来源】《针刺研究》1998 年第 3 期。

☞ **注意事项**

见内科“肺炎”部分。

二十三、小儿目赤肿痛

概念见“五官科”目赤肿痛部分。

☞ **天灸疗法**

方 1

【药物】鲜积雪草。

【用法】鲜积雪草捣烂敷寸口处，或捣烂绞汁点患眼，每日 3 ~ 4 次。

【资料来源】《江西民间草药》。

方 2

【药物】独蒜 1 颗。

【用法】捣烂敷于手寸口经渠穴（手寸口动脉陷中）。用纱布盖上缚住，起疱时立即将疱挑破，用龙胆紫抹上即愈。用于白喉。

【资料来源】《常见病食疗验方》。

☞ **注意事项**

注意不可用污物接触眼睛。

第五章　皮肤科病症

一、神经性皮炎

神经性皮炎又称慢性单纯性苔藓。是以阵发性皮肤瘙痒和皮肤苔藓化为特征的慢性皮肤病。本病与中医的“牛皮癣”“摄领疮”等相类似。因风湿蕴肤，经气不畅所致。好发于颈部、四肢、腰骶，以对称性皮肤粗糙肥厚、剧烈瘙痒为主要表现。为常见、多发性皮肤病，多见于青年和成年人，儿童一般不发病。夏季多发或季节性不明显。

神经性皮炎根据皮损范围大小，临床分为局限性神经性皮炎和播散性神经性皮炎两种。现代医学认为，本病与大脑皮层兴奋与抑制过程平衡失调有关。精神因素被认为是主要的诱因，情绪紧张、神经衰弱、焦虑都可以促使皮损发生或复发。

☞ **天灸疗法**

方 1（蒜泥敷灸）

【药物】独头蒜适量。

【用法】方法①：取独头蒜适量，捣如泥膏状，敷于皮损局部，覆盖纱布，胶布固定，每次敷灸 1 天，7 ~ 10 天敷灸 1 次。

方法②：把蒜捣成泥，放在纱布上直接敷患处，持续数小时后取下敷料，见患部的表皮全部脱落。为预防创面感染，遂用敷料包扎。10 多天后创面即可愈合，不遗留瘢痕。

【资料来源】《中医民间灸法绝技》、《现代中西医结合杂志》2004 年 10 月第 13 卷第 20 期。

方 2（斑蝥液）

【药物】斑蝥。

【用法】取斑蝥适量，用醋或酒精浸泡，涂抹患处，2 ~ 3 天涂抹 1 次即可。

【附注】此法患者痛苦较大，涂沫药液后，皮肤发疱，可用消毒纱布包扎，结痂后，皮炎亦能痊愈。

【资料来源】《中医民间灸法绝技》。

方 3

【药物】斑蝥 30 个，青皮 6 g，白酒 250 g。

【用法】将药及酒装入瓶内浸 2 ~ 7 天。以棉签蘸取药液，反复擦，直至患处不感发热及疼痛并起白疱，然后刺破白疱，用清水洗去脱皮。如不易脱去，可再搽药液 2 ~ 3 次，皮脱乃愈。

【资料来源】《外敷中药治百病》。

方 4（半斑散）

【药物】生半夏、斑蝥、白狼毒各等份。

【用法】上药共研极细末，以适量米醋调成糊状擦患处，敷药后局部有刺激感，遂起水疱。24 h 后水疱消失，继而结痂，痂掉后皮损痊愈。

【资料来源】《外敷中药治百病》。

方 5

【药物】细辛、半夏、花椒各 30 g。

【用法】上药用 95% 酒精 500 mL 浸泡 1 周备用。每日涂擦患处 2 ~ 3 次，用药时避免饮酒与吃刺激性食物。涂药后，夜间瘙痒减轻，甚至无瘙痒现象。涂擦 1 周后，局部肥厚部分变薄，有轻度脱皮现象，经 3 ~ 4 周或较长一段时间即可痊愈。

【资料来源】《常见病中草药外治法》。

方 6

【药物】韭菜、辣蒜（剥皮）各等量。

【用法】上药混合捣烂外敷，一般 3 ~ 6 次即可。开始敷时有痛痒感，2 ~ 3 次后痛痒感消失，皮炎部分开始结痂，逐渐脱落而愈。敷料尽量少接触健康皮肤。

【资料来源】《常见病中草药外治法》。

方 7

【药物】天南星适量。

【用法】将上药研细末，加入煤油，调成糊状擦患处，每日 2 ~ 3 次。

【资料来源】《常见病中草药外治法》。

方 8（芙蓉花方）

【药物】新鲜芙蓉花。

【穴位】阿是穴。

【用法】采傍晚时的芙蓉花洗净，擦干水分，将生品捣烂如泥状黏稠汁，外敷于病灶部，其药物覆盖厚度为 1 cm，次用药物薄膜包裹在药物的外表，然后再用绷带缠绕，每日贴敷 1 次，每次天灸 6 ~ 8 h，连续敷几天，至苔藓完全剥脱为止。

【资料来源】《实用中医天灸疗法》。

方 9（斑夏方）

【药物】斑蝥、生半夏。

【穴位】阿是穴。

【用法】取斑蝥、生半夏各 1 份捣碎，用鱼石脂软膏调和后装瓶，用前调匀，用角匙取适量平摊于肤肌宁软膏上，药膏约厚 1 mm，贴在皮损处，如在关节活动处，可用胶布固定。24 h 左右若贴药处有灼热感，表皮下有组织液渗出并在皮肤形成水疱，疱内有淡黄色水液时，即可除去药膏，再用注射器吸出水疱中的液体。易摩擦处用消毒纱布敷盖，5 ~ 8 天后表皮愈合。嘱患者注意保护皮肤，以防感染。如皮损增厚，贴药处皮肤灼痛感出现时间延长，可以 24 h 换药 1 次，直至皮肤灼痛起疱。8 天为 1 个疗程，如果 1 次皮损不能完全治愈，8 天后可重复治疗，直至皮损部位呈现正常皮肤。

【资料来源】《实用中医天灸疗法》。

方 10

【药物】斑蝥 15 g，土槿皮 15 g，马钱子 15 g，细辛 10 g 等。

【用法】上药研极细末，储瓶内备用。治疗时视病变范围大小将风湿膏剪掉同样大面积，然后贴于病损周围，将皮损露在外面，然后将上药粉薄薄敷于病损上，再将一大片风湿膏贴在上面。24 h 后取下，水疱小者不需处理，大水疱表面用 75% 酒精消毒后，用 5 mL 注射器抽放。不愈者于 2 周后行第二次治疗，直到痊愈为止。

【适应症】颈后神经性皮炎。

【资料来源】《中国社区医师》2005 年第 7 卷第 19 期（总第 124 期）。

☞ **注意事项**

1. 避免精神刺激，保持情绪稳定。
2. 少食辛辣食物，忌饮酒、浓茶、咖啡。
3. 禁用手搔抓及热水烫洗，避免硬质衣领摩擦。

二、银屑病（牛皮癣）

银屑病，中医又名“白疕”“牛皮癣”，初起为皮肤局限性针头或绿豆大小红色点疹，逐渐扩大融合形成斑片，表面覆盖有干燥的银色鳞屑，轻轻刮除鳞屑，可见小片血点。本病没有传染性，现代医学认为该病与遗传、感染、代谢障碍、免疫功能障碍、内分泌失调等有关。临床上多数患者皮疹表现为冬春季加重而夏秋季节自然减轻。因冬春季节气候寒冷、干燥，表皮血管收缩，皮肤供血差，肌肤失养。在个体免疫机能失调的情况下，可以导致抵抗力低下而致病。本病在已发展的城市已变得愈来愈普遍。

☞ **天灸疗法**

方 1（斑蝥星夏糊）

【**药物**】斑蝥、南星、半夏各 8 g，食醋适量。

【**穴位**】阿是穴（患处局部）。

【**用法**】前 3 味药共研为细末，以食醋调成稀糊，取药棉蘸药糊涂搽患处局部（阿是穴），每日 1 次。涂药后局部起疱，然后将疱挑破，俟数日后结痂脱落可愈。再发者，可再涂之，反复多次结痂脱落后，可不再复发。

【**附注**】本方有大毒，发泄作用大，用时宜谨慎，谨防入目伤目。

【**资料来源**】《中医天灸疗法》。

方 2（巴豆油）

【**药物**】巴豆仁适量，川槿皮 15 g，生南星 0.15 g。

【**穴位**】患处局部（阿是穴）。

【**用法**】将巴豆榨取油（巴豆油），再将川槿皮、生南星共研细末。先将巴豆油涂在患处，使之起疱，然后将疱刺破，再用上述药末搽敷，俟数日后结痂自落可愈。

【**适应症**】顽癣，牛皮癣。

【**附注**】据《上海中医药杂志》介绍，本方发疱疗顽癣，大多能治愈。但巴豆油含大毒，谨防入口，并防止误入目内。

【**资料来源**】《中医天灸疗法》。

方 3（斑蝥酒）

【**药物**】斑蝥 30 个，青皮 6 g，白酒 250 mL。

【**穴位**】患处局部。

【**用法**】将前 2 味药及白酒入瓶内浸泡 2 ~ 7 天。之后以棉签蘸药酒，反复擦癣上，直至患部感到发热及痛痒并起水疱时，刺破水疱，用清水洗去脱皮。如不易脱出，可再搽药酒 2 ~ 3 次，皮脱乃愈。

【**附注**】本文酒液含大毒，不可内服，仅供外搽用，使用时应妥善保管，不可误入口、目中。

【**资料来源**】《中医天灸疗法》。

方 4（复方斑蝥酊）

【**药物**】斑蝥 4 g，雄黄、铜青各 6 g，苦参 30 g，冰片 9 g，75% 酒精 500 mL。

【**穴位**】患处局部。

【**治法**】将前 5 味药共研细末，泡入酒精中，密封容器，7 天后即成。以棉签蘸药液搽患处，每日 2 ~ 3 次。搽药后局部发水疱，任其自行结痂脱落而愈。

【适应症】牛皮癣，神经性皮炎。

【资料来源】《中医天灸疗法》。

方5

【药物】大蒜、韭菜。

【穴位】患处。

【用法】大蒜韭菜捣烂为泥，火上烘热，即敷患处，包扎，每日换1次。

【资料来源】《药膳食疗》2004年9月。

方6

【药物】斑蝥10 g，白酒500 g，凡士林适量。

【穴位】头癣患处。

【用法】斑蝥10 g，加优质白酒500 g，浸泡30天备用。治疗时用小毛刷蘸药酒涂刷头癣患处，致局部充血发红为止，然后上敷凡士林膏6 h，每日擦换。

【资料来源】《家庭科技》2003年6月。

方7（隔蒜灸）

【药物】大蒜

【用法】大蒜头剥去皮，研糊成薄饼样，在患处先垫一块薄布，艾炷放在蒜上灸，如感觉剧痛，可将布慢慢移动，以患处均热遍并转为红色。如起白色水疱，可一次痊愈；如一次不愈，隔7天后再灸1次。

【资料来源】《中医民间灸法绝技》。

方8（蒜泥敷灸）

【药物】大蒜。

【用法】取大蒜适量，去皮捣如泥膏状，敷于患处，上覆纱布，纱布固定。每次敷灸1天，根据病情，隔日、3日或1周灸治1次。5～7次为1个疗程。

【资料来源】《中医民间灸法绝技》。

☞ **注意事项**

1. 忌口：忌酒、忌海鲜、忌辛辣。

2. 多食富含维生素的食品，如新鲜水果、蔬菜等。

3. 消除精神紧张因素，避免疲劳，注意休息。

4. 居住条件要干爽、通风。

5. 清洗患处时，动作要轻柔，不要强行剥离皮屑，以免造成局部感染，如红、肿、热、痛等，影响治疗，使病程延长。

三、尿布皮炎

尿布皮炎又称“尿布皮疹”“尿布红斑”及“婴儿臀部红斑”，是发生在尿布遮盖部位的局限性皮炎。与祖国医学文献记载的“湮尻疮”“猴子疳”类似。多由小儿皮肤娇嫩，尿布粗糙，浸渍过久，致使皮肤淹渍所致。

本病症状表现为局限性被尿布掩盖部位的皮损，尤其是阴囊、会阴、大腿内侧、臀部、外阴等处，有大片红斑，大小与尿布覆盖皮肤相吻合，边缘清楚，以手压迫红色易消退，离手后又迅速恢复，严重者可有水疱、糜烂、渗液等。

☞ **天灸疗法**

【药物】大蒜，75% 酒精，红汞。

【穴位】患处。

【用法】将新鲜大蒜粉碎成糊状，加入 75% 酒精浸泡 30 天，再加入适量红汞配制而成。用时将大蒜红汞液涂抹于患处，每日 2 ~ 3 次。

【资料来源】《中国民间疗法》2004 年第 12 卷第 4 期。

☞ **注意事项**

1. 注意勤换尿布、清洗臀部，保持局部皮肤清洁干燥。

2. 房间的温度不宜过高，穿衣盖被不要过多，尽量减少出汗，避免湿热对皮肤的影响。

四、癣

癣是发生在表皮、毛发、指（趾）甲的浅部真菌性皮肤病。癣都具有传染性、长期性和广泛性的特征，一直是皮肤病防治工作的重点。本病发生部位不同，名称各异。临床常见的癣病有发于头部的白秃疮、肥疮，发于手部的鹅掌风，发于足部的脚湿气，发于面颈、躯干、四肢的圆癣、紫白癜风等。隋代《诸病源候论》，明代《外科正宗》，清代《医宗金鉴·外科心法要诀》《疡科心得集》等对本病均有详细记载。本节讨论浅在的常见皮肤真菌病，如头癣、手脚癣、甲癣、体癣、股癣、花斑癣等。

☞ **临床表现**

1. 白秃疮（相当于现代医学的白癣）：本病是头癣的一种，多见于学龄儿童，男性多于女性。

皮损特征是在头皮有圆形或不规则的覆盖灰白鳞屑的斑片。病损区毛发干枯无泽，常在距头皮 0.3 ~ 0.8 cm 处折断而参差不齐。头发易于拔落且不疼痛，病发根部包绕有白色鳞屑形成的菌鞘。自觉瘙痒。发病部位以头顶、枕部居多，但发缘处一般不被累及。青春期可自愈，秃发也能再生，不遗留疤痕。

2. 肥疮（相当于现代医学的黄癣）：本病为头癣中最常见的一种，俗称“黄癞”，多见于农村，好发于儿童。皮损多从头顶部开始，渐及四周，可累及全头部。初起红色丘疹，或有脓疱，干后结痂，呈蜡黄色。其特征是：有黄癣痂堆积，癣痂呈蜡黄色，肥厚，富黏性，边缘翘起，中心微凹，上有毛发贯穿，质脆易粉碎，有特殊的鼠尿臭。除去黄癣痂，其下为鲜红湿润的糜烂面，病变部位可相互融合，形成大片黄痂。病变区头发干燥，失去光泽。久之毛囊被破坏而成永久性脱发。当病变痊愈后，则在头皮留下广泛、光滑的萎缩性疤痕。病变四周约 1 cm 左右头皮不易受损。

本病多由儿童期染病，延至成年始趋向愈，甚至终生不愈。少数糜烂化脓，常致附近出现臖核肿痛。

3. 鹅掌风（相当于现代医学的手癣）：本病以成年人多见，男女老幼均可染病。多数为单侧发病，也可波及双手。夏天起水疱病情加重，冬天则枯裂疼痛明显。

皮疹特点是初起为掌心或指缝水疱或掌部皮肤角化脱屑、水疱，水疱多透明如晶，散在或簇集，瘙痒难忍。水疱破后干涸，叠起白屑，中心向愈，四周继发疱疹，并可延及手背、腕部。若反复发作，可致手掌皮肤肥厚，枯槁干裂，疼痛，屈伸不利，宛如鹅掌。损害若侵及指甲，可使甲板被蛀蚀变形，甲板增厚或萎缩翘起，色灰白而成灰指甲（甲癣）。鹅掌风病程为慢性，反复发作。

4. 脚湿气（相当于现代医学的脚癣）：本病以脚丫糜烂瘙痒并有特殊臭味而得名。若皮损处感染邪毒，足趾焮红肿痛，起疱糜烂渗液而臭者称“臭田螺”“田螺疱”。我国南方地区气温高、潮湿，发病率高。多发于成年人，儿童少见。夏秋病重，多起水疱、糜烂；冬春病减，多干燥裂口。

脚湿气主要发生在趾缝，也见于足底。以皮下水疱，趾间浸渍糜烂，渗流滋水，角化过度，脱屑，瘙痒等为特征。分为水疱型、糜烂型、脱屑型，但常以 1 ~ 2 种皮肤损害为主。

①水疱型：多发在足弓及趾的两侧，为成群或分散的深在性皮下水疱，瘙痒，疱壁厚，内容物清澈，不易破裂。数天后干燥脱屑或融合成多房性水疱，撕去疱壁可显示蜂窝状基底及鲜红色糜烂面。

②糜烂型：发生于趾缝间，尤以了 3、4 趾间多见。表现为趾间潮湿，皮肤浸渍发白。如将白皮除去后，基底呈鲜红色。剧烈瘙痒，往往搓至皮烂疼痛、渗流血水方止。此型易并发感染。

③脱屑型：多发生于趾间、足跟两侧及足底。表现为角化过度，干燥，粗糙，脱屑，皲裂。常由水疱型发展而来，且老年患者居多。

水疱型和糜烂型常因抓破而继发感染，致小腿丹毒、红丝疔或足丫化脓，局部红肿，趾间糜烂，渗流腥臭滋水，胯下臖核肿痛，并可出现形寒发热、头痛骨楚等全身症状。

5. 圆癣（相当于现代医学的体癣）：本病因皮损多呈钱币状、圆形，故名圆癣，亦称铜钱癣。发于股胯、外阴等处者，称阴癣（股癣）。以青壮年男性多见，多发于夏季，好发于面部、颈部、躯干及四肢近端。圆癣初起为丘疹或水疱，逐渐形成边界清楚的钱币形红斑，其上覆盖细薄鳞屑。病灶中央皮疹消退，呈自愈倾向，但向四周蔓延，有丘疹、水疱、脓疱结痂等损害。圆癣的皮损特征为环形或多环形、边界清楚、中心消退、外围扩张的斑块。斑块一般为钱币大或更大，多发时可相互融合形成连环形。若发于腰间，常沿扎裤带传播，因此处皮肤多汗潮湿，形成带状损害。

阴癣发于胯间与阴部相连的皱褶处，向下可蔓延到阴囊，向后至臀间沟，向上可蔓延至下腹部。由于患部多汗潮湿，易受摩擦，故瘙痒明显，发展较快，皮肤损害基本同圆癣。

自觉瘙痒，搔抓日久皮肤可呈苔藓样变，病情多在夏季发作或扩大，入冬痊愈或减轻。

6. 紫白癜风（相当于现代医学的花斑癣，俗称汗斑）：本病常发于多汗体质青年，可在家庭中互相传染。

皮损好发于颈项、躯干，尤其是多汗部位以及四肢近心端，为大小不一、边界清楚的圆形或不规则的无炎症性斑块，色淡褐、灰褐至深褐色，或轻度色素减退，或附少许糠秕状细鳞屑，常融合成片。有轻微痒感，常夏发冬愈，复发率高。

☞ **天灸疗法**

方 1

【药物】大蒜 1 头，白矾适量。

【穴位】患处。

【用法】取鲜大蒜 1 头，白矾适量，捣烂为泥，外敷患处，每日 2 次，一般 5 ~ 7 天痊愈。

【适应症】手癣。

【资料来源】《中国民间疗法》2006 年 10 月第 14 卷第 10 期。

方 2（斑雄胆糊）

【药物】斑蝥 8 g，雄黄 3 g，猪（鸡）胆汁少量。

【穴位】患处皮肤表面。

【适应症】白秃疮（白癣）。

【用法】将前 2 味药共研为细末，用胆汁调成糊状后，用棉签蘸药糊搽患处，每天2次，连搽3天。搽药后局部皮肤起水疱，白秃疮随之浮离皮肤，5～7天结痂脱落而愈。若再发者，可如法再搽之至痊愈。

【附注】本方有大毒，嘱患儿勿以手抓涂药处，以免误入口中而发生中毒。

【资料来源】《中医天灸疗法》。

方3（斑蝥酒）

【药物】斑蝥（去头、翅，足）7～10 g，青皮6～8 g，白酒100 mL。

【穴位】阿是穴（患处局部）。

【用法】将前2味药及酒装入瓶内，浸泡7～10天即成斑蝥酒。以棉签蘸药液，反复擦患处皮肤，直至患部感到发热，痛痒并起水疱，然后刺破水疱，用清水洗去脱皮，如不易脱去，可再擦药酒2～3次，皮脱乃愈。

【适应症】白秃疮、头癣。

【附注】本方有大毒，对皮肤有强烈发疱作用。使用过程中，务须谨慎操作，勿令入眼，并避免涂擦健康皮肤。

【资料来源】《中医天灸疗法》。

方4（大蒜姜星糊）

【药物】鲜大蒜瓣、鲜生姜、鲜南星各等份，食醋适量。

【穴位】患处局部。

【适应症】白秃癣。

【用法】前3味药共捣烂，加食醋适量调成糊。用棉签蘸糊，反复涂擦患处，直至局部皮肤发热、辣痛，并发水疱，白秃疮即浮离皮肤，5～7天后结痂脱落而愈。若再复发者，可如法再涂之。局部发疱后可按常规处理。

【资料来源】《中医天灸疗法》。

方5

【药物】紫皮独头蒜。

【穴位】患处。

【用法】取紫皮独头蒜适量，剥去皮，用冷水冲洗2～3次，置干净乳钵或器皿内捣碎成浆，再用消毒纱布滤去残渣，取滤液装入消毒好的大口瓶内备用。嘱患者先剃头，用温开水将头洗干净，揩干后，用消毒毛刷或棉棍蘸大蒜液直接涂于病变部位，在癣区由外向内涂搽。每日进行1次，一般搽7天见效，最多20天可愈。搽药后最好戴上布帽，以防搔抓患处。

【适应症】白癣。

【资料来源】《家庭中医药》2005年第12期。

方6（斑蝥酒）

【药物】斑蝥2 g，65° 白酒100 mL。

【用法】将斑蝥 2 g 浸入白酒，7 天后滤去斑蝥即成斑蝥酒。取斑蝥酒涂患处，每天涂 1 ~ 2 次，涂药酒后数小时，局部发生水疱，用针挑破，敷料包扎，3 ~ 4 天后即结痂脱落而愈，如未愈可再涂药酒，直至痊愈。

【适应症】圆癣、牛皮癣。

【附注】本方斑蝥味辛、性寒，有大毒，含有斑蝥素成分，外敷或涂药后可通过皮肤吸收，进入肝、肾，凡肝、肾有疾者不宜常用。本方禁止内服，外用时务须谨慎，不要误入口、目内，以防发生损伤。

【资料来源】《中医天灸疗法》。

方 7（斑黄糊）

【药物】斑蝥、腰黄各 1.6 ~ 2 g，食醋适量。

【穴位】患处局部。

【用法】前 2 味药共研细末，以食醋调成糊状，用棉签蘸药涂患处，每日 2 次，连续 2 天，涂药后局部起疱，然后将疱挑破，俟数日后结痂脱落可愈。如再发者再涂之，经反复多次可不再复发。

【适应症】铜钱癣、牛皮癣。

【附注】本方斑蝥味辛、性寒，有大毒，含有斑蝥素成分，外敷或涂药后可通过皮肤吸收，进入肝、肾，凡肝、肾有疾者不宜常用。本方禁止内服，外用时务须谨慎，不要误入口、目内，以防发生损伤。

【资料来源】《中医天灸疗法》。

方 8（巴豆油）

【药物】巴豆去壳（1 枚），菜油适量。

【穴位】患处局部。

【用法】将菜油适量倒入碗底，将巴豆在碗底反复辗转，磨尽即成巴豆油。用棉签蘸巴豆油涂于患处，每日涂 1 ~ 3 次，连续 3 天。涂药后局部发水疱，圆癣患处即浮离皮肤，5 ~ 7 天后结痂脱落而成愈。10 天后观察局部，如再发，可如法再涂至痊愈为止。

【适应症】圆癣、牛皮癣、头癣。

【附注】巴豆有大毒，制药过程中，谨防入口、目内，并防止污染健康皮肤，以免引起继发感染。

【资料来源】《中医天灸疗法》。

方 9

【药物】花椒 15 粒，生大蒜 8 瓣。

【穴位】患处。

【用法】用温水（加点盐）洗净患处后，揩干。先将花椒 15 粒放在铁锅里，以微火慢慢炒焦后碾压成极细粉末，然后与生大蒜瓣8瓣放在一起捣成糊状，敷在患处，隔日换药1次，1周基本痊愈。敷药20 min后，敷药处会有少许淡黄色渗出液，并伴有微痛的情况，这是正常反应，切不可擦去药糊中断治疗。

【适应症】足癣。

【资料来源】《中华养生保健》2005年第8期。

☞ **注意事项**

1. 加强癣病基本知识的宣传，对其预防和治疗要有正确的认识。

2. 注意个人、家庭及集体卫生。对幼儿园学校、理发室、浴室、旅店等公共场所要加强卫生管理。

3. 要早发现、早治疗，坚持治疗，巩固疗效。对患癣病的动物也要及时处理，以消除传染源。

4. 要针对不同癣病传染途径做好消毒灭菌工作。白秃疮、肥疮患者要注意理发工具及患者梳、帽、枕巾等的灭菌；脚湿气患者要注意保持足部干燥，勿与他人共用洗脚盆、浴巾、鞋袜等，鞋袜宜干爽透风，并经常洗涤曝晒；圆癣、阴癣、紫白癜风患者的内衣、裤、床单等要常洗换、曝晒，并宜煮沸消毒。

五、斑秃

斑秃是指头发突然成片迅速脱落，呈圆形或不规则形的斑块，俗称“鬼剃头”“咬发癣”“油风”。本病可发生于任何年龄，但多见于青壮年，男女均可发病。脱发区皮肤光滑，而无炎症，或仅有微痒或麻木感。边缘的头发松动，容易拔出，拔出时可见发根近端萎缩，呈上粗下细的感叹号（！）样。

脱发严重者，脱发区可相互连接成片，或头发全部脱光而成全秃。更甚者，眉毛、胡须、腋毛、阴毛甚至毳毛等全身毛发脱落，称“普秃”。

本病一般无自觉症状，多在无意中发现。常在过度劳累、睡眠不足精神紧张或受刺激后发生。病程较长，可持续数月或数年，多数能自愈，但也有反复发作或边长边脱者。开始长新发时，往往纤细柔软，呈灰白色毳毛，类似毫毛，以后逐渐变粗变黑，最后与正常毛发相同。

☞ **天灸疗法**

方1（斑蝥酒）

【药物】斑蝥5～10个，75%酒精50～100 mL。

【穴位】斑秃患处。

【用法】将斑蝥放到酒精中，封闭浸泡7天，再根据患病的时间长短配合梅花针治疗。发病 1 周以内者，只单用斑蝥液涂抹患处，每日涂药 1 次，待药液干后，用干棉球揉搓患处，令患处潮红发热为止；发病 2 周以上者，用梅花针轻轻叩打局部，使局部出现小的渗血点，用干棉球擦去血渍后，涂上斑蝥药液，每日早晚各 1 次，1 个月为 1 个疗程。

【资料来源】 ACMP February，2003，Vol（31），No（1）.

方 2

【药物】 大蒜 250 g。

【穴位】 患处。

【用法】 将大蒜捣烂，滤去渣，取汁，以汁外涂斑秃处，每日 2～3 次，连用 1～2 个月，即有新发生出，但毛囊破坏者疗效欠佳。

【适应症】 适于局限性脱发、斑秃。

【资料来源】《药膳食疗》2004 年 9 月。

方 3（斑骨羊花酊）

【药物】 斑蝥 40 只，骨碎补 40 片（每片约 6 cm），闹羊花 40 朵，95% 酒精 500 mL。

【穴位】 患处局部。

【用法】 将上述药物与酒精装入瓶内，浸泡 5～7 天后滤去药渣，取药液涂擦患处，每天 1 次。擦药前，先用土大黄、一枝黄花煎洗患处。涂药后局部发赤，可见小如芝麻样的水疱，任其自然吸收消失，连续涂 1 个月以上可见效。

【附注】 斑蝥含有斑蝥素成分，外涂可由皮肤吸收入肝、肾，故肝、肾病患者不宜使用。

【资料来源】《中医天灸疗法》。

方 4（蒜蜜膏）

【药物】 独头蒜 1 个，蜂蜜 9～12 mL。

【穴位】 患处局部。

【用法】 将独蒜与蜂蜜共捣如泥膏状。取蒜蜜膏涂擦患处，每日涂 1～2 次，涂至痊愈为止。涂药后局部皮肤可见小水疱，可按常规处理，俟吸收后再继续擦药。

【附注】 本病患者在搽药期间，忌食寒凉之品，避免精神紧张，解除思想顾虑，坚持不懈搽药，直至患处长出毛发为度。

【资料来源】《中医天灸疗法》。

方 5（姜葱蒜汁）

【药物】 鲜生姜、鲜葱白、鲜蒜头各 30 g。

【穴位】 患处表面。

【用法】 将三味鲜药榨出原汁，用棉签蘸药汁搽患处，每天 3 次。约搽月余毛发可生长。搽药后局部如出现小水疱,候 5 ~ 7 天可自行吸收,之后可继续进行治疗。

【资料来源】《中医天灸疗法》。

方 6

【药物】生姜 6 g，生半夏（研末）15 g。

【用法】先以生姜擦患部 1 min。稍停，再擦 1 ~ 2 min，然后用生半夏细末，调香油涂擦之，连续应用一段时期，有刺激生发之效。

【资料来源】《常见病中草药外治法》。

方 7

【药物】鲜生姜 30 g。

【用法】将生姜榨出汁，用小毛刷蘸姜汁，刷头发脱落处，每日 3 次。

【资料来源】《常见病中草药外治法》。

方 8

【药物】川乌、醋各适量。

【用法】将上药研成粉末，调醋涂患部。

【资料来源】《常见病中草药外治法》。

方 9（复方斑秃灵搽剂）

【药物】A 组：黄芪 50 g，当归、丹参各 30 g，侧柏叶、川芎、干姜、花椒、尖干辣椒各 20 g。

B 组：新鲜鸡蛋 10 枚，食醋 200 mL。

【穴位】阿是穴。

【制法】A 组加入 75% 酒精 1 000 mL，浸泡 2 周，去渣取液，加入适量二甲基亚砜，装瓶备用。B 组打碎鸡蛋，加入食醋搅匀后倒入一小瓦罐内，密封 2 周，备用。

【用法】外搽复方斑秃灵搽剂，先搽 A 液后按摩患处，至皮肤呈充血状态，再外搽 B 液，每日 2 次，1 个月为 1 个疗程。

【资料来源】《实用中医天灸疗法》。

方 10（斑秃酊）

【药物】补骨脂 120 g，党参 30 g，黄芪 30 g，川芎 30 g，干姜 90 g，桃仁 30 g，红花 60 g，生大黄 30 g，百部 30 g，蜈蚣 10 条，斑蝥 10 g。

【穴位】阿是穴。

【用法】上药用 75% 酒精 6 000 mL、食醋 25 kg 浸泡 1 周。每日局部涂擦斑秃酊 3 次，每次反复涂擦，直至局部微红，自感发热为止。同时内服养血生发胶囊，连用 1 个月。

【资料来源】《实用中医天灸疗法》。

方 11（生发露）

【药物】人参 9 g，当归 9 g，川芎 12 g，干姜 9 g，红花 6 g，桃仁 9 g，丹参 9 g。

【穴位】阿是穴。

【用法】上药加 40% 酒精 200 mL 左右，浸泡 1 周，去渣取出 70 mL，加纯二甲基亚砜 30 mL，兑成 100 mL，再加入 0.1 g 氯氟舒松及 50 μg 甲碘安片。每月 2 ~ 3 次，涂擦患处。涂擦后局部按摩 2 ~ 3 min，每月为 1 个疗程。

【资料来源】《实用中医天灸疗法》。

方 12（复方斑蝥酊）

【药物】斑蝥 10 g，樟脑 10 g，紫荆皮 10 g，百部 10 g。

【用法】将上药共泡于黄酒之中 24 h（浸泡越久越好）即可使用，用时将棉签蘸上药液，先小面积涂擦患处，每天 2 ~ 3 次，7 天为 1 个疗程。本药有较强的毒副作用，面积较大的应分小面积涂擦，局部在使用时，若起水疱，当立即停止用药，待水疱吸收后，如不愈，结痂后再用。

【资料来源】《实用中医天灸疗法》。

方 13（斑秃验方）

【药物】补骨脂 10 g，斑蝥 5 只，白酒 90 mL。

【用法】将补骨脂、斑蝥入白酒 90 mL 浸 12 天后，过滤，装瓶备用。先用毛刷每日将患部刷数次，然后将药涂上，数日后患部有灼热感，继之形成赤褐色痂皮，待痂皮脱落，再涂上药 8 ~ 10 天。痂皮脱落后患处即生长纤细毫毛，经 1 ~ 2 周，即变成与周围相同的毛发。

【附注】用于斑秃，为周明福在《福建中医药》上介绍的经验方。

【资料来源】《中医外治求新》。

☞ **注意事项**

1. 节房事，保持心情舒畅，切忌烦躁、忧愁、动怒等。
2. 生活有规律，要劳逸结合，保证睡眠。
3. 加强营养，多食富含维生素的食物，纠正偏食的不良习惯。
4. 注意头发卫生，加强头发护理，不用碱性强的肥皂洗发，少用电吹风吹烫头发。

六、毛虫皮炎

毛虫皮炎是指毛虫体表毒刺刺伤皮肤所致的皮炎，包括桑毛虫皮炎、松毛虫皮炎及刺毛虫皮炎。其中刺毛虫为接触虫体而致病。桑毛虫和松毛虫则不仅是接触虫体致病，接触受毒毛污染的衣物、草木等均可致病。

本病一般于接触毒毛后数分钟至数小时发病，常见于体表暴露部位。皮疹常见为斑丘疹、丘疹，偶尔出现风团或大片水肿性红斑。有不同程度痒感，刺毛虫皮炎则为火灼样刺痛感。松毛虫皮炎还可引起骨关节炎及耳廓炎。

☞ **天灸疗法**

【药物】大蒜。

【穴位】患处。

【用法】取生大蒜（独头或大瓣为好）切开或掰开，用断切面摩患处，或捣蒜泥敷患处。每次治疗在 2 h 内，以无痛痒为止。停治后若痒痛复发，可用上法继续治疗。

【适应症】刺毛虫炎。

【附注】若有皮肤破损、水疱，要抗感染等治疗，皮损、水疱消失方可再用本法治疗。

【资料来源】《中医外治杂志》2004 年 10 月第 13 卷第 5 期。

☞ **注意事项**

1. 剪除树叶上的卵块及茧蛹，喷洒 0.1% 敌百虫灭虫。

2. 室外劳动时穿戴防护衣帽或长袖衣裤，绑紧袖口和裤脚，戴口罩等。

3. 不要在有毛虫的树下及草丛中野营、乘凉、玩耍及晒衣物。毛虫多的地方，若遇大风要关闭门窗，防止刺毛飘入污染。

七、带状疱疹

带状疱疹是由水痘—带状疱疹病毒引起的一种以簇集状丘疱疹、局部刺痛为特征的急性疱疹性皮肤病。该病毒潜伏于脊髓后根神经节的神经元中，当细胞免疫功能下降时被激活而发病。上呼吸道感染、劳累过度、精神创伤、恶性肿瘤放射治疗或应用皮质类固醇激素及一些免疫抑制剂等均可成为本病的诱因。疱疹多沿某一周围神经分布，排列成带状，出现于身体的某一侧，好发于肋间神经、颈神经、三叉神经及腰神经分布区域。若不经治疗，一般 2 周左右疱疹可结痂自愈。

本病中医学称为“缠腰火丹”“蛇丹”“蛇串疮”“蜘蛛疮”。中医认为本病的发生是感受风火或湿毒之邪引起的，与情志、饮食、起居失调等因素有关。情志不遂则肝气郁结、郁而化热；饮食不节则脾失健运、湿浊内停；或起居不慎，卫外功能失调，使风火、湿毒之邪郁于肝胆。肝火脾湿郁于内，毒邪乘虚侵于外，经络瘀阻于腰腹之间，气血凝滞于肌肤之表，而发为本病。

☞ **临床表现**

发病前常有轻度发热、疲倦乏力、食欲不振、全身不适、皮肤灼热刺痛等症状，亦可不发生前驱症状而直接出现丘疱疹。

皮损部神经痛为本病的主症之一，但疼痛程度不一，且不与皮损严重程度成正比。

疱疹好发于腰腹之间，其次是颈项、面部。呈带状排列，刺痛。有些患者在皮疹完全消失后还遗留神经痛。

☞ **天灸疗法**

方1

【药物】大蒜200 g，牛蒡子70 g，板蓝根70 g，虎杖70 g，红花50 g，冰片20 g。

【穴位】患处。

【用法】牛蒡子炒熟捣碎，板蓝根、虎杖捣碎，3药与红花混合，加75%酒精400 mL，浸泡1周，过滤。大蒜去皮捣成烂泥，与冰片浸泡在药液中，搅拌即成，放冰箱备用。不加大蒜、冰片的药液可以久存，在用时加入大蒜、冰片可存2周，每次涂完放入冰箱。每日用棉球涂6次，用药越早效果越好。

【资料来源】《中国民族医药杂志》2003年2月第9卷第1期。

方2（复方雄黄散）

【药物】雄黄5 g，马钱子5 g，大黄10g，五倍子10 g。

【穴位】阿是穴。

【用法】上药共研细末，以食醋调成糊状，涂于皮损处及疼痛部位，轻者日涂2～4次，重者3～5次。有大疱者，抽吸液体后再行外敷1次。

【资料来源】《实用中医天灸疗法》。

☞ **注意事项**

1. 本病配合针灸治疗，疗效更好。

2. 本病的前驱期可以不出现丘疱疹，而只有刺痛，容易与心绞痛、胆囊炎相混淆，临床上注意区分。

3. 患病期间禁食牛、羊、鱼、韭菜、酒、辛辣等发物。

八、疣

疣是一种发生于皮肤浅表的良性赘生物。因其皮损形态及发病部位不同而名称各异，如发于手背、手指、头皮等处者，称千日疮、疣目、枯筋箭或瘊子；发于颜面、手背、前臂等处者，称扁瘊；发于胸背部有脐窝的赘疣，称鼠乳；发于足跖部者，称跖疣；发于颈周围及眼睑部位，呈细软丝状突起者，称丝状疣或线瘊。本病现代医学亦称疣，一般分为寻常疣、扁平疣、传染性软疣、掌跖疣和丝状疣等。尖锐湿疣归入性传播疾病叙述。

早在春秋时代《五十二病方》中即有“疣”的记载，在《灵枢·经脉》中有“虚则生疣”的说法，以后诸书叙述则更为详细，如隋代《诸病源候论》、明代《外科正宗》、清代《医宗金鉴·外科心法要诀》等的记载，至今仍有一定的临床价值。

☞ **临床表现**

1. 疣目相当于现代医学的寻常疣。多发于儿童及青年。最初为一个针头大至绿豆大的疣状赘生物，呈半球形或多角形，突出表面，色灰白或污黄，表面蓬松枯槁，状如花蕊，粗糙而坚硬。以后体积渐次增大，发展成乳头状赘生物，此为原发性损害，称母疣。此后由于自身接种，数目增多，一般为两三个，多则十余个至数十个不等，有时可呈群集状。好发于手背、手指，也可见于头面部。病程慢性，有自然消退者。一般无自觉症状，常因搔抓、碰撞、摩擦破伤而易出血。

2. 扁瘊相当于现代医学的扁平疣。多发于青年男女，故又称青年扁平疣。皮损为表面光滑的扁平丘疹，针头、米粒到黄豆大小，呈淡红色、褐色或正常皮肤颜色。数目很多，散在分布，或簇集成群，有的互相融合，常因搔抓沿表皮剥蚀处发生而形成一串新的损害。好发于颜面部和手背。一般无自觉症状，偶有瘙痒感，有时可自行消退，但也可复发。

3. 鼠乳相当于现代医学的传染性软疣。多见于儿童。皮损为半球形丘疹，米粒到黄豆、豌豆大小；中央有脐凹，表面有蜡样光泽，挑破顶端可挤压出白色乳酪样物质；数目不定，数个到数十个不等，呈散在性或簇集性分布，但不相互融合。好发于躯干和面部。有轻度传染性，愈后不留疤痕，可自行消失。

4. 跖疣相当于现代医学的掌跖疣。发生在手掌、足底或指（趾）间。皮损为角化性丘疹，中央稍凹，外周有稍带黄色高起的角质环，除去表面角质后，或见疏松的白色乳头状角质物，掐或挑破后易出血，数目多时可融合成片。有明显的压痛，用手挤压则疼痛加剧。常在外伤部位发生，足部多汗者易生本病。

5. 丝状疣中年妇女较多见。多生于颈项或眼睑部位。皮损为单个细软的丝状突起，呈褐色或淡红色，可自行脱落，不久又可长出新的皮损。一般无自觉症状。

☞ **天灸疗法**

方 1

【药物】疣必治（或疣必克），鲜大蒜 10 g。

【用法】用疣必治（或疣必克）和大蒜泥交替外用治疗。取新鲜大蒜 10 g 去皮，制成蒜泥备用。常规消毒局部皮肤后，取胶布一小块，中间剪出一洞口，略大于疣体表面，然后将洞口对准疣的部位，贴于患处，以保护周围健康皮肤。取少量蒜泥敷于疣体上，最后盖上消毒纱布，胶布固定。每日更换蒜泥 2 ~ 3 次，次日将蒜泥弃去，用刀削去疣的角质硬块，暴露出较为疏松的软蕊，再用消毒细滴管蘸疣必治（疣必克）药水，涂于疣体上至药液吸收，每日 2 次。如此交替使用 1 周后，如果出现疣体苍白、松动，去除胶布，用刀削去已被药物腐蚀的软蕊，再局部包扎 1 ~ 2 天而愈。如果有疣体残留，且不易削去，可继续交替使用 1 周，直至痊愈。

【资料来源】《护理与康复》2003 年 8 月第 2 卷第 4 期。

方 2

【药物】大蒜

【用法】将大蒜瓣去皮，将其切成与疣体一样大小的薄片（厚度 0.1 ~ 0.15 cm）贴于疣体。如为指、趾及甲周，先用胶布固定中间，再固定两侧，将整个大蒜片密封于疣体上；如为其他部位，则先用圆形胶布将大蒜片固定于疣体上，再用胶布再次密封固定圆胶布。疣≤ 6 个者，一次性贴完；≥ 7 个者，分 2 ~ 3 次贴敷，先治疗最先长出的疣。病程较长、疣体较大（直径≥ 0.3 cm）、表面粗糙呈黄色、质地硬、顶端呈花蕊状者贴敷 3 ~ 4 次；病程较短，疣直径＜ 0.3 cm、疣体较软者贴敷 2 次。每天晚间睡觉前贴敷，第 2 天晨起去除。

【适应症】寻常疣。

【资料来源】《医药导报》2003 年 6 月第 22 卷第 6 期。

方 3

【药物】鸦胆子仁适量。

【用法】将上药捣烂，加水少量，调成糊状，涂在疣上，每日早晚各 1 次。

【资料来源】《常见病中草药外治法》。

方 4

【药物】25% 的鸭胆子仁捣烂，25% 血竭粉，50% 生石灰粉。

【用法】将上药充分混合即成去疣粉。用时以左手绷紧局部皮肤，右手拇指用药粉一小撮在疣上揉搓，并加一定压力，约 1 ~ 2 min 疣即脱落。少量渗血，以去疣粉压迫片刻即可，不需包扎。

【适应症】寻常疣。

【资料来源】《常见病中草药外治法》。

方 5

【药物】独头大蒜适量。

【用法】根据疣体面积大小及数目的多少，选取不同的治疗方法。①对疣体面积大而数目少者采用疣体点注合并使用隔蒜灸的方法。疣体点注者，取独头大蒜数枚，榨液取汁，无菌针管吸入，疣体点状点注后，以艾炷灸或隔蒜灸，每日 1 次。以一大疣体为主、其他小疣体周围散在分布类型者，一般先对大疣体进行点注后，艾炷灸或隔蒜灸任选一种合并使用，一般大疣体治愈后散在分布者也会自行消退。

②对全身泛发者，取数枚独头大蒜捣烂，包于消毒纱布内，清洁患部皮肤后，将蒜汁涂擦于疣处，多次反复涂擦至液汁浸入，以皮肤发红为度，每日1次。③对于个数不多的小疣体，可用医用小棉签蘸蒜汁，逐个涂擦至其消退为止。对于发于手部者，合并陈醋外部涂擦效果更好。

【适应症】扁平疣。

【附注】面部不宜使用，以免局部感染时色素沉着。

【资料来源】《中国民间疗法》2006年8月第14卷第8期。

方6（斑雄膏）

【药物】斑蝥（去头、足）12.5 g，雄黄2 g，蜂蜜适量。

【用法】将前2味药物共研为粉末，加蜂蜜适量，调制成膏。另外将疣的角化层削去，以碘酒消毒，然后取相当于疣大小的斑雄膏，搓成扁圆状置于疣面上，以胶布固定。经10～15 h，患部即起水疱，疣便浮离皮肤。通常敷1～2次药膏即可愈。

【适应症】寻常疣、扁平疣、传染性疣。

【附注】临床上传染性软疣以局部外治为主。涂擦、擦洗等方法，可以在某种程度上避免由直接挑治所造成的恐惧心理，患者比较容易接受。对于软疣数目较多，分布范围较大的病例，选择发疱法时需谨慎，必要时可适当配合中药内服治疗。

【资料来源】《中医天灸疗法》《外敷中药治百病》。

方7（巴豆朱砂散）

【药物】巴豆仁、朱砂各等份。

【用法】上药各研细并混合调匀，每用药物粉末0.5～1 g置胶布上，贴于疣表面。经12～24 h后局部发疱，疣即脱落皮肤，后结痂脱落而愈。另外，敷药前宜先将疣的角化层削去，并用碘酒消毒后，再可敷本方药末。本方毒性大，使用时谨防入口、目中。

【适应症】各种疣。

【资料来源】《中医天灸疗法》。

方8（毛盐膏）

【药物】鲜毛茛根、食盐各1～3 g。

【用法】将上药共捣烂如膏，制成如黄豆大药丸1粒，置疣表面，外加胶布固定之。6～8 h后将药膏除去，皮肤出现水疱，疣即浮离皮肤，俟5～7天后可结痂脱斑剥脱。

【附注】毛茛，味辛，性温，又名天灸草。对皮肤有刺激性，敷贴面积不宜过大，时间不宜过长。

【适应症】各种疣赘。

【资料来源】《中医天灸疗法》。

方9（半斑膏）

【药物】生半夏、斑蝥各等份。

【用法】上药共研为极细末，用食醋适量调成糊膏。将疣部皮肤消毒，然后用消毒针叩打疣的硬端，使之微微出血，取药膏涂于疣的顶端，外加纱布覆盖、胶布固定。贴药 1 h 后患处烧灼，继之起疱，俟干燥结痂，1 周后可脱痊愈。

【适应症】扁平疣、寻常疣。

【附注】本方二味药具有攻毒蚀癍发疱作用。据《河南中医》1983 年第 8 期临床报告，使用本方药膏贴 1 次即可治愈。

【资料来源】《中医天灸疗法》。

☞ **注意事项**

1. 扁瘊忌搔抓，抓破后损害加重。
2. 疣目应避免摩擦和撞击，以防出血。生于甲下者，疼痛异常，宜早治。
3. 跖疣应避免挤压。
4. 鼠乳应保持局部清洁，抓破后可自身接种，并应避免继发感染。

九、冻疮

冻疮是人体遭受寒邪侵袭所引起的局部性或全身性损伤。相当于西医的冻伤。临床上以暴露部位的局部性冻疮最为常见，根据受冻部位的不同，分别称为“水浸手”“水浸足”“战壕足”等，全身性冻伤称“冻死”，西医称为“冻僵”。本病的临床特点是轻者局部红肿发凉，瘙痒疼痛，皮肤青紫或起水疱、溃烂；重者可发生肢体坏死、脱疽；全身性冻伤体温下降，四肢僵硬，甚则阳气亡绝而死亡。

冻疮病名始见于隋《诸病源候论·冻烂肿疮候》,历史文献中,尚有“冻烂疮”“冻风”“冻裂”等名称。唐代《备急千金要方·卒死第一》，运用缓慢复温法救治全身性冻伤；清代《外科大成·冻疮》主张：“宜服内托之药，以助阳气”，强调从整体上应用内服药治疗冻疮等。

☞ **临床表现**

以儿童、妇女多见。有在低温环境下长时间停留史。

局部性冻疮主要发生在手足、耳廓、面颊等暴露部位，多呈对称性。轻者受冻部位先有寒冷感和针刺样疼痛，皮肤苍白、发凉，继而出现红肿硬结或斑块，自觉灼痛、麻木、瘙痒；重者受冻部位皮肤呈灰白、暗红或紫色，并有大小不等的水疱或肿块，疼痛剧烈，或局部感觉消失。如果出现紫血泡，势将腐烂，溃后渗液、流脓，甚至形成溃疡。严重的可导致肌肉、筋骨损伤。

根据冻疮复温解冻后的损伤程度将其分为 3 度。

Ⅰ度（红斑性冻疮）：损伤在表皮层。局部皮肤红斑、水肿，自觉发热、瘙痒或灼痛。

Ⅱ度（水疱性冻疮）：损伤达真皮层。皮肤红肿更加显著，有水疱或大疱形成，疱液呈黄色或为血性。疼痛较重，对冷、热、针刺感觉不敏感。

Ⅲ度（坏死性冻疮）：损伤达皮肤全层，严重者可深及皮下组织、肌肉、骨骼。初似Ⅱ度冻疮，但水疱液为血性，继而皮肤变黑，直至出现干性坏疽。皮温极低，触之冰冷，痛觉迟钝或消失。或坏死组织周围水肿，疼痛明显。若坏死区域波及肌肉、骨骼甚至整个肢体，则局部完全丧失感觉和运动功能。

全身性冻伤开始时全身血管收缩，产生寒战，随着体温下降，患者出现发冷、发绀、知觉迟钝、头晕、四肢无力、昏昏欲睡等表现。继而出现肢体麻木、僵硬、幻觉、视力或听力减退、意识模糊呼吸浅快、脉搏细弱、知觉消失甚至昏迷。

☞ **天灸疗法**

方 1

【药物】大蒜适量。

【用法】将适量大蒜（视冻疮面积而定）捣烂为泥。于夏季选择三伏天的一个傍晚，在冬天患过冻疮的皮肤上均匀地敷上大蒜泥，数小时后，敷处皮肤局部有灼痛感，甚则起水疱。若灼痛起水疱待敷 0.5 ~ 1 h 左右用凉开水洗掉大蒜泥；若灼痛无水疱，则在次晨用冷水洗掉大蒜泥即可。

【附注】本方主治冻疮红肿疼痛者。功用温经散寒，活血通络。本法为冬病夏治的治根之法，无疼痛和副作用。

【资料来源】《外敷中药治疗百病》。

方 2

【药物】红辣椒粉（甜椒、青椒无效）10 g，凡士林 100 g。

【用法】先将凡士林放锅中加热融化（不可冒烟），加辣椒粉拌匀，辣味刺鼻即取起，冷却凝成油膏。取油膏外涂患部，每日换药 1 次。

【适应症】对未溃冻疮有良效。

【资料来源】《常见病中草药外治法》。

方 3（涂擦法方）

【药物】生姜自然汁。

【用法】熬膏涂之。

【适应症】两耳冻疮。

【资料来源】《本草纲目外治疗法》。

方 4

【药物】辣椒适量。

【用法】煎汤，频洗患处。

【适应症】冻疮日久。

【资料来源】《药浴治百病》《中医熏洗疗法大全》。

方5

【药物】茄根100 g，大葱50 g。

【用法】煎汤，熏洗患处。

【适应症】冻疮。

【资料来源】《外科正宗》《中医熏洗疗法大全》。

方6（冻疮王）

【药物】干姜、小茴香、肉桂、辣椒各50 g，大黄70 g，辅料用60%酒精500 mL。

【用法】上述中药捣碎后，浸饱在60%酒精500 mL内，3天后加阿托品针剂100 mg，装瓶备用。治疗组在对Ⅰ度、Ⅱ度患者使用前先用食醋湿敷冻疮部位，5 min后再用棉棒蘸自制冻疮王遍涂冻疮部位3次（面部冻疮不需要用食醋湿敷）。早、中、晚各2次，疗效甚佳；Ⅲ度冻疮需用75%酒精消毒后以无菌棉球擦干，再用自制冻疮王外敷，适当包扎一下，每天换药1次，对严重继发感染者可酌情给予抗生素治疗。

【资料来源】《中医外治法效方300首》。

方7

【药物】干红辣椒（研末）100g，干姜（研末）35 g，生大蒜头（切细）36 g，樟脑10 g。

【用法】先用酒精500 mL浸前3味药，1周后收集滤液，药渣再加250 mL酒精浸数日，过滤弃渣，两次滤液混合加入樟脑，密储备用，用时用药棉蘸药水频擦患处，若加局部按摩效果更佳。

【资料来源】《中医外治法效方300首》。

方8（特效冻疮膏）

【药物】当归、紫草、黄蜡、白蜡各35 g，赤芍、白芷各18 g，生乳香、血竭各10 g，轻粉、冰片各3 g。

【用法】先将当归、紫草、赤芍、白芷浸入500 mL麻油中7天，置铜勺内加热熬枯，过滤弃渣，再依次将血竭、轻粉、冰片、生乳香、黄蜡、白蜡放入融化，收膏退火，密储备用。膏药外敷患处，隔日1次，一般2~3次痊愈。

【适应症】已破溃冻疮。

【资料来源】《中医外治法效方300首》。

☞ **注意事项**

1. 普及预防知识，加强抗寒锻炼。

2. 在寒冷环境下工作的人员注意防寒保暖。尤其是对手、足、耳、鼻等暴露部位的保护。

3. 应保持服装鞋袜干燥，脚汗多者，可涂3% ~ 5%甲醛液。冬天户外作业过程中，静止时间不宜过长，应适当活动以促进血液循环。

4. 受凉后不宜立即用火烤，防止溃烂成疮。

5. 冻疮未溃发痒时，切忌用手搔抓，防止皮肤破伤后感染。用独蒜捣膏，于夏季头伏、中伏、末伏之日在冻疮发作处涂擦，可预防复发。

十、荨麻疹（隐疹）

荨麻疹是一种以皮肤出现红色或苍白色风团，时隐时现为特征的瘙痒性、过敏性皮肤病。俗称“风疹块”，中医称之为“隐疹”。其特点是风团突然发生，发无定处，瘙痒剧烈，迅速消退，不留任何痕迹。如发生在眼睑、口唇等组织疏松部位，水肿特别明显，则称“游风”。

“隐疹”之名首见于《素问·四时刺逆从论》：“少阴有余病皮痹隐疹。”隋·巢元方《诸病源候论·卷二·风瘙身体隐疹候》曰：“邪气客于皮肤，复逢风寒相折，则起风瘙隐疹。”清·吴谦《医宗金鉴·外科心法要诀·卷七十四》曰“由汗出受风或露卧乘凉，风邪多中表虚之人”，阐明了本病的病因病机。

☞ 临床表现

本病可发生任何年龄和季节。

发病突然，皮损可发生于任何部位。为大小不等的红色或白色的风团，形态不一，可为圆形、类圆形或不规则形，皮损可随搔抓而增多、增大，亦可相互融合成地图状或环行，境界清楚，一般迅速消退，不留任何痕迹，以后成批出现，时隐时现。发生在眼睑、口唇、阴部的游风，其局部不痒或有轻微的痒感，或麻木胀感，水肿经2 ~ 3天消退，也有持续更长的时间者，消退后亦不留痕迹。

自觉灼热、剧烈瘙痒。部分患者可有怕冷、发热等症状；如侵犯消化道黏膜，可伴有恶心、呕吐、腹痛、腹泻等症状；发生于咽喉和支气管黏膜时可导致喉头水肿及呼吸困难，有明显气闷窒息感，甚至发生晕厥。皮肤划痕征试验阳性。

☞ 天灸疗法

【药物】吴茱萸、防风各2 g，米醋适量。

【穴位】神阙。

【用法】以吴茱萸、防风各2 g研细末，米醋调成糊状敷脐，以填平脐窝为度，覆以保鲜膜，胶布固定。每天1次，7天为1个疗程。

【资料来源】《四川中医》2006年第24卷第16期。

☞ **注意事项**

1. 禁用或禁食对机体致敏的药物或食物，避免接触致敏物品，积极防治某些肠道寄生虫病。

2. 忌食鱼腥虾蟹、牛羊肉、葱、蒜，忌饮酒等。

3. 注意气温变化，自我调摄寒温，加强体育锻炼。

十一、瘢痕

瘢痕是人体创伤修复过程中的一种自然产物。创伤修复有两种类型：一种类型是皮肤的表浅伤口，仅仅影响皮肤，由毛囊、皮脂腺的上皮细胞起始，通过简单的上皮形成而愈合，修复后均能达到结构完整性和皮肤功能的完全恢复；另一种类型是深达真皮和皮下组织的损伤，通过瘢痕来修复。

☞ **临床表现**

临床上根据瘢痕组织学形态和形态学的区别，可以将其分为以下几种类型。

1. 表浅性瘢痕（一般累及表皮或真皮表层）：表面粗糙，有时有色素改变。局部平坦、柔软，有时与周边正常皮肤界限不清。一般无功能障碍，不需特殊处理。

2. 增生性瘢痕（损伤累及真皮深层）：瘢痕明显高于周围正常皮肤，局部增厚变硬。在早期因有毛细血管充血，瘢痕表面呈红色、潮红或紫色。在此期，痒和痛为主要症状，甚者可因搔抓而致表面破溃。经过一段时期后，充血减少，表面颜色变浅，瘢痕逐渐变软、平坦，痒痛减轻、消失。而关节部位大片的增生性瘢痕，由于其厚硬的夹板作用，可妨碍关节活动，致功能障碍。位于关节屈面的增生性瘢痕，在晚期可发生较明显的收缩，从而产生如颌颈粘连等明显的功能障碍。

3. 萎缩性瘢痕（损伤累及皮肤全层及皮下脂肪组织）：瘢痕坚硬、平坦或略高于皮肤表面，与深部组织如肌肉、肌腱、神经等紧密粘连。瘢痕局部血液循环极差，呈淡红色或白色，表皮极薄，不能耐受外力摩擦和负重，容易破溃而形成经久不愈的慢性溃疡。如长期时愈时溃，晚期有发生恶变的可能，病理上多属鳞状上皮癌。萎缩性瘢痕具有很大的收缩性，可牵拉邻近的组织、器官，而造成严重的功能障碍。

4. 瘢痕疙瘩（大部分瘢痕疙瘩通常发生在局部损伤 1 年后，包括外科手术、撕裂伤、文身、灼伤、注射、动物咬伤、接种、粉刺及异物反应等）：瘢痕疙瘩的临床表现差异较大，一般表现为高出周围正常皮肤的、超出原损伤部位的持续性生长的肿块，扪之较硬，弹性差，局部痒或痛，早期表面呈粉红色或紫红色，晚期多呈苍白色，有时有过度色素沉着，与周围正常皮肤有较明显的界限。病变范围大小不一，从 2 ~ 3 mm 丘疹样到大如手掌的片状。

大多数病例为单发，少数病例呈多发性。瘢痕疙瘩在损伤后几周或几月内迅速发展，可以连续生长，也可以在相当长一段时期内处于稳定状态。病变内可因残存的毛囊腺体而产生炎性坏死，或因中央部缺血而导致液化性坏死。瘢痕疙瘩一般不发生挛缩，除少数关节部位引起轻度活动受限外，一般不引起功能障碍。瘢痕疙瘩一般不能自行退化，偶有报道病变在绝经期后退化，其退化与病程、部位、病因或症状无关。瘢痕疙瘩的恶变曾有报道，但发生率很低。

5. 其他：在临床上，根据瘢痕的形态，又可分为线状瘢痕、蹼状瘢痕、凹陷性瘢痕、桥状瘢痕等数种。

☞ **天灸疗法**

【药物】鸦胆子仁（取中药鸦胆子仁，按瘢痕面积计算，0.8 ~ 1.0 g/cm^2，剥去外壳，洗净，晾干，研成粉末）。

【穴位】患处。

【用法】用时，加蒸馏水或 45% 酒精（每克药中加 1.5 ~ 2.0 mL）调成糊状，调匀后均匀涂布于无菌纱布上（厚度 1.5 ~ 2.5 mm）。患者取坐位或卧位，局部皮肤用 75% 乙醇消毒，将药物外敷于患处，用胶布固定。每天用 75% 乙醇消毒患处，换药，1 次 / 日，连续 7 ~ 10 日。

【附注】治疗结束后，告知患者治疗后局部皮肤出现短暂疼痛，敷药部位可能出现水肿、水疱、渗出液及结痂，1 ~ 2 周可自行吸收消退。注意保持治疗部位干燥，勿搔抓、挤压、暴晒，预防感染，定期到医院复查。

【资料来源】《护理学杂治》2007 年 10 月总 122 卷第 120 期。

☞ **注意事项**

1. 预防瘢痕的根本点在于尽可能地减少创口的第二次创伤，促使创口早期期愈合。

2. 对早期的新鲜创口，应彻底清除血块、异物和碎片，对确定已失去活力的组织也应彻底清除。

3. 对存在较大组织缺损的创口，可以考虑尽早采用组织移植的方法来覆盖创面，以减少肉芽组织和瘢痕组织形成。

十二、痤疮

痤疮又称“粉刺”，是一种颜面、胸背等处毛囊与皮脂腺的慢性炎症性皮肤病。其特点是皮损丘疹如刺，可挤出白色碎米粉汁。

早在隋·巢元方的《诸病源候论·卷之二十七·面疱候》中就有本病症状的描述：“面疱者，谓面上有风热气生疱，头如米大，亦如谷大，白色者是。”《外科正宗·肺风粉刺酒口鼻第八十一》则指出了本病的病因和治法。而《医宗金鉴·卷六十五·肺风粉刺》论述较为全面。

☞ **临床表现**

好发于颜面、颈、胸背部或臀部。多发于青春发育期，皮疹易反复发生，常在饮食不节、月经前后加重。

皮损初起为针头大小的毛囊性丘疹，或为白头粉刺、黑头粉刺，可挤出白色或淡黄色脂栓，因感染而成红色小丘疹，顶端可出现小脓疱。愈后可留有暂时性色素沉着或轻度凹陷性疤痕。

严重者现代医学称聚合型痤疮，病程长，不易治愈，男子多见，感染部位多较深，出现紫红色丘疹、结节、脓肿、囊肿，甚至破溃形成窦道和疤痕，或呈橘皮样改变，常伴皮质溢出。穿通性脓肿和不规则疤痕同时存在是此型的特征。

自觉轻度瘙痒或无自觉症状，炎症明显时自感疼痛。

☞ **天灸疗法**

方 1（斑蝥膏）

【药物】斑蝥（去足、翅）1 ~ 8 只，蜂蜜少许。

【用法】将斑蝥研为细末，以蜂蜜少许调成泥膏。取药膏适量（相当于痤疮大小），敷贴在痤疮表面，外加纱布覆盖胶布固定，经 10 ~ 15 h，患部即起水疱，痤疮便浮离皮肤脱落，局部涂以消炎膏，经 5 ~ 7 天后可结痂而脱出。一般用药 1 次可痊愈。

【附注】本方药物斑蝥有大毒，使用时宜慎重，勿误入口、目内。

【资料来源】《中医天灸疗法》。

方 2（毛茛膏）

【药物】鲜毛茛叶或根适量。

【用法】将上药捣烂如泥膏状。取相当于痤疮大小的毛茛膏，敷贴于痤疮表面，以胶布固定。经 8 ~ 10 h 后患部即起水疱，痤疮被药物腐蚀而浮离皮肤，俟 5 ~ 7 日自然结痂脱落。

【适应症】各种痤疮（脓疱性、结节性、囊肿性痤疮均可治）。

【附注】毛茛，又名天灸草，味辛，性温，有大毒。禁止内服，仅作外用。因其对皮肤有烈性发疱作用，故贴药不可过久，敷药面积不宜过大。

【资料来源】《中医天灸疗法》。

方 3（蒜葱泥膏）

【药物】紫皮大蒜瓣 5 ~ 10 瓣，葱白 5 ~ 10 根。

【穴位】患处局部（疮顶端及其周围）

【用法】将上 2 味药捣烂如泥膏状。取药膏如痤疮大一点若干粒，分别敷贴于痤疮面上，纱布覆盖，胶布固定。2 h后揭去，局部发疱，痤疮即浮离皮肤，5 ~ 7天后，可自然结痂脱落。

【附注】敷药后局部发疱较大，可不用处理，用敷料包扎，任其自行吸收、结痂。局部发痒时不可以手搔抓，以免感染。

【资料来源】《中医天灸疗法》。

☞ **注意事项**

1. 养成用温水洗面的习惯，不用冷水洗面，以防毛孔收缩，皮脂堵塞；皮脂较多时，可用硫磺皂洗面，每天 3 ~ 4 次。

2. 忌食辛辣刺激性食物，如辣椒、酒类，少食油类、甜食，多食新鲜蔬菜、水果，保持大便通畅。

3. 禁止用手挤压粉刺，以免炎症扩散，愈后遗留凹陷疤痕。

4. 不要乱用化妆品，尤其粉质化妆品易堵塞毛孔，造成皮脂淤积而成粉刺。

十三、白癜风

白癜风，又称“白驳风”，中医文献中有“白癜”“白驳”“斑白”“斑驳”等名称。是指以皮肤上出现大小不同、形态各异的白色斑片为主要临床表现的局限性色素脱失性皮肤病。其特点是白斑边界清楚，可发生于任何部位、任何年龄，可局限亦可全身发病；慢性过程，无自觉症状，诊断容易，治愈困难，影响美容。

☞ **临床表现**

皮损呈白色或乳白色斑点或斑片，逐渐扩大，边境清楚，周边色素反见增加，患处毛发也可变白。大小不等，形态各异，往往融合成片。可对称或单侧分布，甚至沿神经走行呈带状分布。泛发全身者，仅存少许正常皮肤。患处皮肤光滑，无脱屑、萎缩等变化，有的皮损中心可出现色素岛状褐色斑点，称谓“晕痣”。自觉症状不明显。

☞ **天灸疗法**

【药物】斑蝥 10 g，白芥子 10 g，分别研末和匀，以 30% 二甲基亚砜调成软膏，盒装备用。

【用法】先以胶布贴于白斑周围保护正常皮肤，取适量软膏涂于皮损上，胶布覆盖，3 h 后揭去全部胶布，待水疱隆起时，用创可贴覆盖，待结痂脱落后视色素沉着情况，10 天后再进行第二次发疱，4 次为 1 个疗程。

【附注】此法只适宜于单发斑块数目不多的患者。患在手背处的白斑，用药时间要延长或待水疱发生后再除药。发疱后可使表面皮损脱落，同时刺激皮下组织，使其代谢旺盛，而促使皮肤产生正常色素。由于病例不多，未经系统观察。剂型亦可考虑改为酊剂。

【资料来源】《中医内病外治》。

☞ **注意事项**

1. 可进行适当的日光浴及理疗，注意光照的强度和时间，并在正常皮肤上搽避光剂和盖遮挡物，以免晒伤。

2. 避免滥用外擦药物，尤其是刺激性强的药物，以防损伤肌肤。

3. 坚持治疗，树立信心；愈后巩固治疗，防止复发。

4. 少吃含维生素 C 高的蔬菜、水果，多吃豆类制品。

十四、狐臭

狐臭是分布在体表皮肤如腋下、会阴、背上部位的大汗腺分泌物中散发出的一种特殊难闻的狐狸腥臭样气味之病证。又名“体气”“胡臭”“狐骚”“腋臭”。

本病夏重冬轻，特别是夏季，出汗多、衣服薄，气味散发在公共场所，人们往往掩鼻而避，严重影响患者社会交往、学习、就业恋爱及家庭生活，使患者产生自卑感、创伤感。腋臭患者多数有家族史，青春期最为严重。

☞ **临床表现**

主要表现为体表皮肤如腋下、会阴、背上部位的大汗腺出汗多且有特殊难闻的狐狸腥臭样气味，夏季、青春期病状加重。

☞ **天灸疗法**

（碘椒酊）

【药物】辣椒 2 ~ 3 个，2% ~ 2.5% 碘酊 10 mL。

【用法】将辣椒切成小段，放入瓶内，加入 2% ~ 2.5% 碘酊 10 mL，密封摇匀。涂抹腋下，每日 1 ~ 3 次，连用 7 天。

【适应症】腋臭。

【资料来源】《中医外治求新》。

☞ **注意事项**

1. 勤洗澡、勤换衣，可用中性皂如舒肤佳清洗大汗腺较集中的地方，养成早晚沐浴的习惯。

2. 注意个人卫生，勤洗澡，勤换内衣，经常保持腋窝部的干燥和清洁，这样可以减少臭味的散发。不做过量的运动，少食刺激性的食物，保持生活规律，情绪稳定。局部应用对腋臭有抑制作用的香露以去除臭味。

十五、鸡眼

鸡眼是由长期摩擦和受压引起的圆锥形角质层增厚，有角质中心核，尖端深入皮内，基底露于外面，黄豆大或蚕豆大。好发于脚底、趾间、趾骨和小趾外侧等处，行走时可有明显疼痛。

☞ **临床表现**

多见于青年人，好发于足底及足趾。患者站立或行走时，鸡眼可压迫局部的感觉神经，而引起剧烈的疼痛，致使病人走路艰难。当去除局部压迫或摩擦的病因后，多数鸡眼可逐渐变软，恢复为正常皮肤。

☞ **天灸疗法**

方 1（鸦胆子泥）

【药物】鸦胆子去壳取泥。

【用法】先用温水洗患脚，然后削去厚皮及坚硬的角质物，使患处呈凹陷状，勿损伤正常组织，然后挑少许鸦胆子泥覆上，胶布固定，5 ~ 7 天后用盐水清洗被腐蚀的组织，再覆鸦胆子泥少许，一般 2 次可愈。

【附注】鸦胆子对皮肤有一定的刺激作用，可用于疣、鸡眼等的治疗，部分病人使用后患处出现红肿、瘙痒和炎症现象，可继续治疗至愈。

【资料来源】《中医外治求新》《常见病中草药外治法》。

方 2

【药物】大蒜 1 头，葱白 1 个。

【用法】将大蒜、葱头洗净，压碎如泥，再加入醋调匀备用（现配）。用药前先在患处做常规消毒，用锋利刀片割除鸡眼表面粗糙的角质层，以不出血为度。接着在盐水（温开水 200 mL 加食盐 5 g）中浸泡 20 min，使真皮软化，以发挥药物的最大作用。然后用布将脚擦干，取蒜葱泥塞满切口，用消毒纱布、绷带和胶布包好即可。每天或隔 1 天换药 3 次，一般用药 5 ~ 7 天为 1 个疗程。

【资料来源】《农家参谋·健康顾问》。

方 3

【药物】鸦胆子 5 粒（打破去皮），乌梅 1 粒（去核），纯石炭酸适量。

【用法】上药共捣成泥状，敷于患处，用药前先以针刺破患部表皮。

【资料来源】《常见病中草药外治法》

方 4

【药物】生半夏适量。

【用法】上药研末，用药前先用温水将鸡眼浸泡软，削去角化组织，然后放上药末，盖贴 5 ~ 7 天，使组织坏死干落。

【资料来源】《常见病中草药外治法》。

方 5

【药物】蓖麻子适量。

【用法】先用热水使鸡眼周围角质层浸软，用小刀刮去，然后将蓖麻子串起置火上烧，待烧去外壳出油时，即趁热按在鸡眼上，一般 3 次可愈。

【资料来源】《常见病中草药外治法》。

☞ **注意事项**

1. 预防鸡眼首先要矫正足畸形，穿着宽松、大小合适的鞋，减少局部摩擦和压迫。

2. 如各种方法均治疗无效，则可行鸡眼挖除术。

十六、脓疱疮

脓疱疮是一种常见的急性化脓性皮肤病，由化脓性球菌感染皮肤而致，好发于小儿。引起脓疱疮的病原菌主要为金黄色葡萄球菌，少数为链球菌。这两种细菌寄生于正常人体皮肤的表面，通常并不致病，要感染皮肤发病，必须有一定的诱发因素，主要有以下几点。

1. 机体抵抗力降低：如糖尿病病人或严重感染性疾病患者，细菌就容易侵入皮肤而引起脓疱疮。

2. 瘙痒性皮肤病：如痱子、湿疹或蚊虫叮咬，或因机械搔抓致使皮肤受损，寄生在皮肤表面的金黄色葡萄球菌、链球菌乘机侵入皮肤的表层而发生感染。

3. 皮肤损伤：个人因职业关系，皮肤易受到各种刺激如机械摩擦而损伤，也易引起脓疱疮。

4. 生理弱点：小儿尤其是新生儿皮肤细腻、薄嫩，局部抵抗力差，易遭受伤害，细菌较易侵入而发病。加之婴幼儿皮肤分泌功能未充分发育，全身免疫力低下（免疫球蛋白 G 水平低于正常），神经调节功能也不健全，感染后病变易扩散到全身，病情较为严重。

5. 接触传染：脓疱疮具有传染性。因此也有一些患儿是由于直接接触脓疱疮病人皮肤或间接接触病人用过的物品而被传染。

☞ **天灸疗法**

方 1

【药物】干辣椒 3 g，豆油 30 g。

【穴位】患处。

【用法】将辣椒炸油去渣，每日涂患处 2～3 次，一般 3～4 日可愈。

【资料来源】《常见病中草药外治法》。

方 2

【药物】炒吴茱萸 30 g，海螵蛸 21 g，硫磺 6 g。

【穴位】患处。

【用法】上药共研为末，有渗液者干撒，无渗液者调麻油外涂，每日 1 次。

【资料来源】《常见病中草药外治法》。

方 3

【药物】黄连粉 25 g（或以黄柏粉代替），蓖麻油 75 mL。

【用法】调匀涂患处。

【适应症】本方尚可用于治疗急慢性湿疹。

【资料来源】《常见病中草药外治法》。

☞ **注意事项**

1. 做好防护措施，防止蚊虫叮咬。
2. 注意个人卫生，养成饭前便后勤洗手的好习惯。
3. 积极治疗原发病。

第六章 五官科病症

一、目赤肿痛

目赤肿痛又称“赤眼”“风火眼”“天行赤眼”，俗称“红眼病”。往往双眼同时发病，春夏两季多见。常见于西医学的流行性（出血性）结膜炎。

中医学认为，本病多由外感时疫病毒所引起。风热之邪侵袭目窍，经气阻滞，火郁不宣；或素体阳盛，脏腑积热，复感疫毒，内外合邪，循经上扰于目而发病。

☞ **临床表现**

急性眼球充血、眼睑红肿，甚则不敢睁眼，怕光流泪。

☞ **天灸疗法**

方 1

【药物】吴茱萸末适量，以姜汁调如厚糊备用。

【用法】取上药如蚕豆瓣大一团，置伤湿止痛膏中心，贴涌泉（双），每日 1 次。

【资料来源】《中医外治求新》。

方 2

【药物】白花丹或自扣草嫩叶 2 ~ 3 片。

【用法】将上药任选一种捶烂，敷桡动脉搏动处，皮肤发痒或有灼热感时即除去，以免引起水疱。每日 2 ~ 3 次。用于化脓性角膜炎。

【资料来源】《外敷中药治百病》。

方 3

【药物】威灵仙鲜叶适量。

【用法】取鲜叶半斤捣烂。取 2.5 cm × 2.5 cm 的胶布一块，在其中间剪豆粒大的小孔，将其贴于患眼对侧内关穴上，使胶布的小孔对准内关穴，然后取约黄豆粒大小捣烂的威灵仙叶置于胶布的小孔内，用另一块较大的胶布盖上将其固定，并在敷药的穴位上以拇指轻按半分钟，以加强药物对该穴的刺激作用。约 40 min 后将胶布和药去掉。用于结膜炎。

【资料来源】《外敷中药治百病》。

方 4

【药物】鲜茅根草。

【穴位】少商。

【用法】取鲜茅根草适量，加少许食盐共捣如膏状，取黄豆粒大小的药膏一粒，敷少商穴上，左眼患病敷右侧穴位，右眼患病敷左侧穴位。待局部起疱后将药丸洗掉，水疱不必挑破，加盖敷料，令其自愈。用于结膜炎。

【资料来源】《外敷中药治百病》。

方 5（毛盐膏）

【药物】鲜毛茛根 1 ~ 2 棵，食盐 10 余粒。

【穴位】内关。

【用法】将毛茛根与食盐同捣烂如泥膏状。敷药时先取古钱（带孔者）一枚垫于手上内关穴，然后将毛盐膏敷在内关穴上。病右眼敷左手内关，病左眼敷右手内关穴。敷后用布包扎，俟感灼痛起疱即除去。水疱勿弄破，以消毒纱布覆盖，任其自行吸收。用于火眼、红眼病（急性结膜炎）。

【附注】毛茛，俗称虎脚迹草、天灸草，味辛性温，有大毒。不可内服，仅作外用。

【资料来源】《中医天灸疗法》。

方 6（巴雄散）

【药物】巴豆少许，雄黄 0.9 g。

【穴位】太阳。

【用法】将巴豆、雄黄共研为细末。取药束一小撮如绿豆大，放在普通膏药（或胶布）上，贴敷太阳穴，左眼病敷右太阳穴，右眼病敷左太阳穴。外加胶布固定。待局部烧灼辣痛，起水疱时即除去。水疱可按常规处理。用于急慢性结膜炎。

【资料来源】《中医天灸疗法》。

方 7（茅膏菜天灸法）

【药物】鲜茅膏菜 1 棵。

【穴位】太阳（双）。

【用法】将茅膏菜洗净捣烂如泥膏状。取药泥敷贴两侧太阳穴上，用胶布固定。俟 3 ~ 4 h 后，局部水疱可按常规处理。用于急性结膜炎（暴发红眼病）。

【附注】本方茅膏菜，又名落地珍珠、陈伤子，属茅膏兼科，茅膏菜属植物，味辛，性温，有毒，对皮肤刺激性强烈，使用时务须谨慎，防止入眼内，也应避免接触穴位周围皮肤。

【资料来源】《中医天灸疗法》。

方 8

【药物】一见消叶 1～2 张。

【穴位】内关（双）。

【用法】将一见消叶捣烂如泥。取药泥敷贴于双侧内关穴，用胶布固定。一夜后除去，局部水疱可按常规处理。用于急慢性结膜炎。

【附注】一见消，为蓝雷科蓝雪屉植物，别名白花丹，因其有毒性，一般仅作外用。

【资料来源】《中医天灸疗法》。

方 9（斑麝散）

【药物】斑蝥 10 g，麝香 0.3 g。

【穴位】内关、阿是穴（阳性反应点）

【用法】将斑蝥、麝香分别研末。使用时取斑蝥末用酒制成黄豆大的药饼，然后取麝香少许放在药饼上，贴敷内关、阿是穴上，1～2 h 后除去，局部出现小水疱，可按常规处理。用于急慢性结膜炎。

【附注】（1）本方有大毒，含有斑蝥素，外敷可由皮肤吸收，对肾脏有强烈副作用，故患肾脏病者不宜应用。（2）本病在背部胸椎两旁出现的压痛点或红色疹点即为阳性反应点。

【资料来源】《中医天灸疗法》。

方 10（铅丹膏）

【药物】巴豆仁 7 粒，黄丹 1 g。

【用法】共研为细末，以麻油或蜜少许制成药膏，敷百会穴。

【资料来源】《俞穴敷药疗法》。

方 11

【药物】吴茱萸、附子各等份。

【用法】研为细末，用醋调成膏，敷足涌泉穴。

【资料来源】《俞穴敷药疗法》。

方 12

【药物】任选一种发疱药物。

【穴位】（1）太阳穴；（2）印堂穴；（3）太渊穴。

【用法】选贴于：（1）太阳穴；（2）印堂穴；（3）太渊穴。皮肤红晕时去掉。左右交替敷，每日 2～3 次。

【资料来源】《俞穴敷药疗法》。

方 13

【药物】任选一种有刺激性的中草药。

【用法】选敷于（1）内关穴；（2）手脉搏处（太渊）；（3）太阳穴。一般取健侧内关穴和手脉搏处，可敷至发疱。如不愈，可敷另一侧俞穴。一般 1 ~ 3 次即见效。用于角膜溃疡。

【资料来源】《俞穴敷药疗法》。

方 14

【药物】苍耳子适量。

【用法】上药捣烂，取黄豆大，敷手腕脉搏处，3 h 起疱去药。用于角膜溃疡。

【附注】患有目赤肿痛之人，宜吃清淡蔬菜及水果、具有疏散风热作用的凉性食物、具有清泻肝胆之火作用的凉肝食品。忌吃性属温热的暖性食品、辛辣刺激性食品以及煎炸炒爆、油腻助热、香燥上火的食物。

【资料来源】《外敷中药治百病》。

方 15

【药物】鲜积雪草。

【用法】捣烂敷寸口处，或捣烂绞汁点患眼，每日 3 ~ 4 次。

【资料来源】《江西民间草药》。

方 16（毛茛敷灸）

【药物】毛茛、食盐适量。

【用法】取鲜毛茛草适量，与食盐少许共捣如膏状，制成黄豆大或绿豆大药丸数粒，备用。敷灸时取药丸 1 粒，敷于少商或合谷穴处，待局部起疱后将药丸去掉，水疱不必挑破。左眼患病敷右侧穴位，右眼患病敷左侧穴位，双眼患病两侧穴位均取。

【资料来源】《中国民间灸法绝技》。

☞ **注意事项**

1. 注意用眼卫生。
2. 用眼药水。
3. 饮食清淡，忌葱蒜。

二、闪辉性暗点

闪辉性暗点为眼科门诊常见病，其发病机理为大脑枕叶视皮质血管痉挛而致的视觉功能障碍。本病中医辨证为厥阴虚寒、胃阳被困、寒浊内扰、经络受阻。

☞ **天灸疗法**

【药物】吴茱萸 9 g，干姜 9 g，清半夏 9 g，党参 9 g，陈皮 9 g，甘草 3 g。

【用法】上方诸药以厚白布包裹，热敷脐部，每日 1 次，7 日为 1 个疗程。

【资料来源】《中医外治杂志》2004 年第 13 期。

☞ **注意事项**

保证充足的睡眠，生活、饮食要有规律。

三、巩膜炎

常见的巩膜炎多是指由于身体其他部位患风湿结核、梅毒、红斑狼疮和其他原因不明的感染，引起机体变态反应，造成巩膜的非特异性炎症。因巩膜裂伤引起的巩膜局部感染的巩膜炎在临床较为少见。巩膜炎的共同特点是自觉疼痛、畏光和流泪，炎症局部的深红色结节状隆起，一般不形成溃疡，病程缓慢，对药物治疗反应较顽固，易复发。

☞ **天灸疗法**

【**药物**】吴茱萸 20 g，大黄 12 g，黄芩 6g，黄连 6 g。

【**用法**】共研细末，每次用量 6g，用醋适量调成糊状。敷贴于双涌泉穴，外用纱布包扎，每日 2 次，7 天为 1 个疗程。用于表层巩膜炎。

【**资料来源**】《福建中医药》1998 年第 29 期。

☞ **注意事项**

避免污物接触眼睛。

四、麦粒肿

麦粒肿又称“针眼”“土疳”，即胞睑边缘生小硬结，红肿疼痛，形似麦粒。相当于西医学的外睑腺炎。多发于一只眼睛，且有惯发性，青少年为多发人群。

中医学认为，本病多为风热之邪客于胞睑，火灼津液，变生疖肿；或过食辛辣炙烤之物，脾胃积热；或心肝之火循经上炎，热毒结聚于胞睑，发为疖肿；或脾虚湿热，上攻于目，热毒壅阻于胞睑而发肿痛。

☞ **临床表现**

初起有眼睑痒、痛、胀等不适感觉，之后以疼痛为主，少数病例能自行消退，大多数患者逐渐加重。检查见患处皮肤红肿，触摸有绿豆至黄豆大小结节，并有压痛。如果病变发生在近外眼角处，肿胀和疼痛更加明显，并伴有附近球结膜水肿。部分患者在炎症高峰时伴有恶寒发热、头痛等症状。外麦粒肿 3 ~ 5 日后在皮肤面，内麦粒肿 2 ~ 3 日后在结膜面破溃流脓，炎症随即消退。也有部分麦粒肿既不消散，也不化脓破溃，硬结节长期遗留。

☞ **天灸疗法**

方 1

【药物】威灵仙鲜叶适量。

【用法】取鲜叶半斤捣烂。取 2.5 cm × 2.5 cm 的胶布一块，在其中间剪豆粒大的小孔，将其贴于患眼对侧内关穴上，使胶布的小孔对准内关穴，然后将约黄豆粒大小捣烂的威灵仙叶置于胶布的小孔内，用另一块较大的胶布盖上将其固定，并在敷药的穴位上以拇指轻按半分钟，以加强药物对该穴的刺激作用。约 40 min 后将胶布和药去掉。用于麦粒肿。

【资料来源】《外敷中药治百病》。

方 2

【药物】生南星、生地黄各等份。

【用法】研细末，放在普通膏药中间，将膏药贴在两太阳穴，每日一换，连续用药 3 ~ 4 日。

【资料来源】《常见病中草药外治法》。

方 3（生地南星膏，又名麦粒肿软膏）

【药物】生地、南星各等份。

【用法】共研为细末，加凡士林配成 30% 软膏，用豆大 1 粒，贴患侧的太阳穴，再用纱布、胶布固定，24 h 换药 1 次。

【资料来源】《俞穴敷药疗法》。

☞ **注意事项**

1. 注意用眼卫生，杜绝用脏手及脏手帕擦眼等不良习惯。
2. 注意休息，不熬夜，不要使眼睛过度疲劳。
3. 忌食辛辣食物，如大蒜、花椒、辣椒等。
4. 不宜多吃油腻厚味菜肴，多吃蔬菜，少吃糖。
5. 急性期不宜受油烟热气熏灼。
6. 保持大便通畅。

五、鼻炎

鼻炎指的是鼻腔黏膜和黏膜下组织的炎症。表现为充血或者水肿，患者经常会出现鼻塞、流清水涕、鼻痒、喉部不适、咳嗽等症状。现代医学认为，过敏性鼻炎（也称变应性鼻炎）是体外环境因素作用于机体导致异常免疫反应，造成 Th1 和 Th2 免疫反应失衡而引发的，以鼻腔黏膜 Th2 免疫反应为主的变应性炎症反应，其主要的免疫病理学特征是组织中大量表达 Th2 细胞因子的细胞浸润。具备遗传学特征的个体（特应性个体）更容易发生上述反应，这种鼻腔黏膜的免疫异常引起的超敏反应就表现为鼻塞、流鼻涕、鼻痒、打喷嚏等鼻炎症状。

☞ **天灸疗法**

方 1

【药物】大蒜。

【穴位】鼻腔内。

【用法】将大蒜 1 瓣捣烂，用干净的豆包布包好，挤出蒜汁滴入每个鼻孔内两滴（当时刺激得很痛），再用手压几下鼻翼使鼻孔内都能粘敷到蒜汁，轻者 1 次，重者 2 次即愈。

【附注】大蒜刺激性强，应从微量试起；大蒜过敏者禁用。

【资料来源】《祝您健康》2007 年 9 月。

方 2

【药物】大蒜。

【穴位】鼻腔。

【用法】大蒜适量，去皮捣烂，开水调匀，过滤，制成 40% 大蒜液，装瓶。每日用大蒜液涂鼻腔 3 ~ 4 次。

【资料来源】《蔬菜》2003 年 3 月。

方 3

【药物】斑蝥。

【穴位】大椎、肺俞（双）、膏肓（双）、肾俞（双）、膻中穴。

【用法】将斑蝥生药粉碎后过 80 目筛，用电子天平称取，每穴 0.05 g，将 3 cm × 3 cm 胶布中间剪一个直径 1 cm 的圆洞贴在大椎、肺俞（双）、膏肓（双）、肾俞（双）、膻中穴上，穴位露出圆洞，药物水调后放在圆洞中，另取胶布覆盖住圆洞。每次敷贴时间 2 h，若期间患者贴敷处皮肤见发红起水疱，随即揭去胶布。10 天 1 次，3 次为 1 个疗程。用于过敏性鼻炎。

【资料来源】《新疆中医药》2006 年第 24 卷第 4 期（总第 104 期）。

方 4

【药物】白芥子、延胡索、甘遂、白芷、细辛、制川乌、制草乌。

【穴位】大椎、肺俞（双）、膏肓（双）、肾俞（双）、膻中穴。

【用法】白芥子 2 份，延胡索、甘遂、白芷、细辛、制川乌、制草乌各 1 份（此为张氏医通经典贴敷方剂）研粉，过 80 目筛，用电子天平称取，每穴 0.05 g，将 3 cm × 3 cm 胶布中间剪一个直径 1 cm 的圆洞贴在大椎、肺俞（双）、膏肓（双）、肾俞（双）、膻中穴上，穴位露出圆洞，药物用生姜汁调后放在圆洞中，另取胶布覆盖住圆洞。每次敷贴时间 2 h，10 天 1 次，3 次为 1 个疗程。

【资料来源】《新疆中医药》2006 年第 24 卷第 4 期（总第 104 期）。

方 5

【药物】大蒜。

【穴位】患侧鼻腔。

【用法】紫皮大蒜榨取汁液过滤，加生理盐水配成 40% 溶液或用甘油配成 50% 溶液。先将患者鼻腔痂皮抹净，用小棉球浸透药液放入鼻腔内，约 3 h 后取出。每日 1 次，10 次为 1 个疗程。

【资料来源】《中国民间疗法》2003 年 3 月第 11 卷第 3 期。

方 6

【药物】白芥子、细辛、元胡、甘遂。

【穴位】大椎、肺俞、心俞、膈俞。

【用法】先用 75% 酒精棉球将穴位消毒，用梅花针弱刺激，叩刺穴位局部微红为度，然后再将膏状药每穴 0.5 g 贴敷于以上穴位 6 ~ 8 h，以局部皮肤潮红或起小水疱为度，10 天 1 次。适用于肺虚寒型过敏性鼻炎。

【资料来源】《针灸临床杂志》2009 年第 25 卷第 01 期。

方 7

【药物】斑蝥一味（南方大斑蝥或黄黑小斑蝥均可），生用，去足翅，研细末，瓶贮备用。

【穴位】印堂穴。

【用法】斑蝥粉适量，以水醋或蜂蜜调为糊状（不宜太稀，以免流溢他处）。印堂穴擦洗干净，患者仰坐位或仰卧位。胶布一小块，中间剪一黄豆粒大小的孔，先贴于印堂穴处，然后将药物直接涂于小孔之内，外以胶布贴盖，24 h 后去掉，1 次不愈者，1 周后重复使用。

【附注】斑蝥为剧毒药品，有强烈的发赤、发疱作用，外贴面积不宜过大，尤其注意不要让药物误入眼内或口中，以免发生意外。

斑蝥冷灸一般均会引起皮肤局部不同程度的发红起疱，水疱局限于表皮，不浸入深层，除短期色素沉着外，不遗留瘢痕，而且停药后色素沉着也会逐渐自行消失。水疱较小者用 75% 的酒精棉球轻压片刻，促使其尽快吸收，较大者以消毒针头或毫针穿破，放出疱液，涂以 2% 龙胆紫或红霉素眼药膏，外用消毒纱布覆盖，以防感染。

【资料来源】《基层医学论坛》2009 年第 13 卷 1 月中旬刊。

方 8

【药物】白芥子、延胡索、细辛、甘遂等。

【穴位】天突、膻中、双定喘、膏肓、肺俞、脾俞、大肠俞、足三里。

【用法】将各药物研成粉末，以鲜榨生姜汁调成膏状，做成 1 cm×1 cm 大小方块，以 5 cm×5 cm 胶布固定在所选穴位上，小儿贴 1～2 h，成人贴 4～8 h，三伏天，与三九天共贴 6 次。适用于过敏性鼻炎。

【资料来源】《中国中医急症》2008 年第 10 期。

方 9（蒜附葱饼）

【药物】生大蒜、生附子、生葱白各等量，面粉少许，黄酒适量。

【穴位】涌泉。

【用法】前三味药共捣烂如泥，与面粉少许拌匀，以黄酒调和成膏，捏成 2 个直径约 8 cm 大的厚药饼，分别敷贴于双足涌泉穴，外加纱布包扎，勿令脱落。俟 24 h 后除去。局部如出现小水疱者，可按常规处理。7 天贴药 1 次，至病愈为度。用于鼻渊。

【资料来源】《中医天灸疗法》。

方 10（三生膏）

【药物】生附子 100 g，生大蒜汁、生葱汁各适量。

【穴位】涌泉。

【用法】将生附子研为细末，以蒜、葱汁调和成膏状，取药膏 35 g 敷贴双足心涌泉穴，覆以纱布，胶布固定。俟局部感觉灼热、辣痛时即去药，勿令起疱。3 天敷 1 次，至病愈为止。用于鼻渊，鼻流浊涕，臭秽，鼻塞不通。

【资料来源】《中医天灸疗法》。

方 11（大蒜拨附饼）

【药物】独头大蒜 2 枚，荜拨、香附各 15 g。

【穴位】涌泉。

【用法】先将后 2 味药物研细末，与大蒜共捣烂如泥，捏成 2 个厚饼子，直径约 3 cm 大，分别敷贴在双侧涌泉穴，外以纱布覆盖，胶布固定。俟局部有烧灼、辣痛感时即及时去药，勿令过久，以免发疱。用于鼻渊，鼻塞，流浊涕。

【资料来源】《中医天灸疗法》。

方 12

【药物】白芥子 5 份，细辛 2 份，元胡索 1 份，甘遂 2 份。

【用法】共研细末，用姜汁和适量蜜糖调成糊状，并撮取少许麝香撒入，于三伏天敷贴于穴位，头伏取百劳、肺俞、膏肓俞，中伏取大椎、风门、脾俞，末伏取大杼、肺俞、肾俞，以治疗过敏性鼻炎。

【资料来源】《民间敷灸疗法》。

方 13

【药物】炙白芥子、延胡索、鹅不食草、细辛、甘遂。

【用法】上药共研细末，取适量姜汁调匀，制成枣核大小，再加几滴麝香风湿油于药上，贴于定喘、肺俞、膏肓俞，治过敏性鼻炎。

【资料来源】《民间敷灸疗法》。

方 14

【药物】斑蝥。

【用法】研为细末，用蜜调成药膏，取绿豆大 1 粒贴印堂穴，外套塑料小圆圈，并用胶布固定，局部有烧灼疼痛感时去掉。一般可敷 8 ~ 24 h，局部起一小水疱，不要弄破，待水疱自行吸收后，再做第二次治疗。3 次为 1 个疗程。必要时，隔 1 周再进行第 2 个疗程。

【资料来源】《俞穴敷药疗法》。

方 15

【药物】白芥子 50%，细辛 30%，甘遂 20%。

【用法】上药烘干，共研细末，过筛，用鲜生姜汁或蜜糖调成膏药，于每个伏天的第 1 天贴敷。取穴：肺俞、风门、大杼、膏肓、肾俞、脾俞。每次 3 个穴位，贴 1 ~ 3 h；若病人感觉灼热难耐，可提前将药物自行除去。如局部皮肤未愈，第二次暂停敷药。用于过敏性鼻炎。

【附注】孕妇、血证及明显湿热证者禁用。治疗期间，禁食生冷，避免感冒，谨慎房事，嘱其多做鼻部按摩，以疏通经络，提高疗效。

【资料来源】《外敷中药治百病》。

方 16

【药物】斑蝥。

【穴位】第 4、5 颈椎压痛点。

【用法】研为细末，用胶布贴于压痛点处。2 ~ 8 h 取下，局部起一小水疱，不要弄破，待水疱自行吸收后，再做第二次治疗。3 次为 1 个疗程。必要时，隔 1 周再进行第二个疗程。适用于过敏性鼻炎。

【资料来源】高树中经验。

方 17（斑蝥敷灸）

【药物】斑蝥。

【用法】斑蝥炒酥，不拘多少，研末过筛，装瓶备用。用时，取 1 cm^2 胶布一块，中间剪好黄豆大圆孔，对准穴位贴在内关或印空穴处，然后置少许药粉于穴上，再用稍大胶布一块盖在原胶布上。24 h 后，揭去胶布，可见穴位表皮上出现水疱，不需处理。1 次不愈者，1 周后重复使用。

【资料来源】《中国民间灸法绝技》。

方 18（鼻炎膏穴贴）

【药物】白芥子、元胡各 30 g，细辛、甘遂各 15 g，辛夷、白芷、苍耳子各 10 g，研末备用。

【穴位】肺俞、膈俞、心俞（均为双穴）。

【用法】临用时取药末 18 g，用陈醋适量调糊，分摊于 6 张塑料纸上，贴于肺俞、膈俞、心俞（均为双穴），胶布固定，一般 3h 去药，若贴后热辣感明显可提前去药，若舒适微痒可适当延长贴药时间，每年伏天贴药 3 次，连贴 3 年为 1 个疗程。

【资料来源】《中医内病外治》。

方 19（发疱膏穴贴）

【药物】斑蝥、白芥子各 20 g，分别研细末，和匀，以 30% 二甲基亚砜调成软膏。

【穴位】内关和外关穴（均双侧）。

【用法】取麦粒大一团，置 2 cm × 2 cm 胶布中心，贴于穴位上。内关和外关穴（均双侧）交替贴治。贴后 3 h 揭去膏药，用创可贴覆盖于水疱上，过 2 ~ 3 天即逐渐干瘪结痂。每周 1 次，4 次为 1 疗程，可连续贴 2 ~ 3 个疗程。适用于过敏性鼻炎。

【附注】我们用发疱膏穴贴治过敏性鼻炎 64 例，经系统观察，结果：显效 39 例，有效 19 例，无效 6 例，总有效率为 90.6%。一般贴治 1 ~ 3 个疗程。报道于《中医杂志》1988 年 9 期。

高树中发现凡鼻炎病人，第 5 颈椎有明显压痛或者条索状物，于此处发疱，结合针灸鼻通、迎香、印堂、通天、合谷，过敏性鼻炎加飞扬，针药并用，常获佳效。摘于《针药并用临证经验琐谈》一文，载《中医外治杂志》2002 年第 2 期。

河南邓州市卫校史正跃用斑蝥白芥子醋调贴印堂穴发疱治过敏性鼻炎 80 例，总有效率达 97.5%。报道于《中医外治杂志》1997 年第 1 期。山东郓城大人乡卫生院李霞等单用斑蝥印堂发疱治疗过敏性鼻炎及单纯急慢性鼻炎、慢性副鼻窦炎，有效率 87%。载《中医外治杂志》1997 年第 3 期。

【资料来源】《中医内病外治》。

方 20

【药物】白芥子、细辛、甘遂以 5∶3∶2 的比例共研细末，用生姜汁调和，做成直径 2 cm 大小药饼。

【用法】将药饼放在 4 cm 防潮纸上，用胶布固定。选取肺俞、风门、厥阴、心俞，其中 3 个腧穴（均为双侧）贴敷，每次 1 ~ 3 h，皮肤感觉灼热即取下，小儿 40 min 即可。

【资料来源】《中医内病外治》。

方 21（天灸鼻炎散）

【药物】白芥子、细辛、甘遂、麝香。

【穴位】大杼、风门、肺俞、膏肓、脾俞及肾俞。

【用法】将中药白芥子、细辛、甘遂按 5∶3∶2 的比例共研为细末，临用时加入少许麝香，以姜汁调成糊状。穴位处用75%酒精棉球消毒，以1寸毫针点刺皮下后，将上药制成直径约1 cm药饼，贴敷于穴位表面，再以4 cm×6 cm胶布固定。其贴敷穴位为大杼、风门、肺俞、膏肓、脾俞及肾俞。每次选贴3对穴位，交替使用，每次贴敷2～3 h，分别于初伏、二伏及三伏（即每年7月上、中、下旬）各贴1次，一般连续贴敷3年。

【资料来源】《实用中医天灸疗法》。

方22（白芥子灸）

【药物】白芥子粉、延胡索粉、细辛粉、甘遂粉各等份。

【穴位】双侧肺俞、风门、肾俞、脾俞。

【用法】按白芥子粉、延胡索粉、细辛粉、甘遂粉等份比例称取药物，用生姜汁调和成糊状，分做成直径1 cm大小的药饼，放入麝香面少许。用胶布将药饼固定。在三伏天的初伏、中伏、末伏的第一天这三天治疗。每次贴药时间1～3 h，小儿贴敷半小时即可，如病人感觉灼热难受，可提前将药物自行除去。此法在贴敷处易起水疱，嘱患者不要搔破，防止感染。如水疱较大，可用穿刺吸水。涂上龙胆紫，再用消毒纱布包扎。对有明显热证者禁用。

【资料来源】《实用中医天灸疗法》。

方23（藿香通鼻膏）

【药物】藿香、白芥子、细辛各占20%，甘遂、白芷各占15%，延胡索占10%。上药共为细末，加冰片和麝香少许，用鲜姜汁调成糊状待用。

【穴位】肺俞、风门、膈俞、大杼、脾俞、肾俞。

【用法】患者取坐位，头部稍低，穴位常规消毒，用梅花针叩刺穴位到微出血为止，然后再将上药贴敷在穴位上，24 h后取下。10天贴1次，3次为1个疗程。

【资料来源】《实用中医天灸疗法》。

方24（鼻炎膏）

【药物】公丁香、吴茱萸、肉桂、白芥子、细辛、甘遂、延胡索各等份。

【穴位】急性发作期取大椎、陶道、定喘、肺俞、肾俞、风府，慢性迁延期取肺俞、肾俞、脾俞、定喘、膻中，两者兼有者，两组穴位交替选用。

【用法】将上述药物烘干后分别碾成细粉备用。用时用生姜汁调成膏状。治疗时先用0.75%碘酒对皮肤常规消毒，用消毒后的梅花七星针叩刺选穴如1分硬币大小，至皮肤发红或微似出血为度，将适量药膏均匀涂于消毒的、约3 cm×3 cm大小的纱布上，用胶布将药膏纱布固定，也可将药膏直接涂于麝香壮骨膏或伤湿止痛膏上，直接贴敷，24 h后自行除去。治疗时间是每年夏日初、中、末伏各贴敷1次。连续3年为1个疗程。

【资料来源】《实用中医天灸疗法》。

方 25（独头蒜方）

【药物】独头大蒜。

【穴位】印堂。

【用法】取独头大蒜捣如泥。再将约 20 mm 见方的胶布中央剪一个直径约 6 mm 的圆孔，然后胶布贴在两眉之间，圆孔对准印堂穴，取蒜泥如绿豆大放入孔内部。约经 15 ~ 20 min（或时间更长）后，又贴上一层胶布。穴位处感觉灼热不可忍时去掉贴敷物，可见起一水疱。约经 3 ~ 4 天让水疱吸收愈合后，再做第二次贴敷治疗，3 次为 1 个疗程。必要时隔 10 天再做第二个疗程。如果不慎疱破，用紫药水涂搽即可，一般不会感染，愈后不留疤痕，仅有色素加深，不久自行消退。

【资料来源】《实用中医天灸疗法》。

方 26（白芥子肉桂方）

【药物】白芥子、甘遂、细辛、肉桂、鹅不食草、辛夷、苍耳子、白芷、皂角比例为 3∶3∶3∶3∶2∶2∶2∶1∶1。

【穴位】印堂、大椎、风门、肺俞、脾俞、肾俞。

【用法】上药按比例配齐，机器加工成细末，姜汁、凡士林各半调成膏，制成直径 2 cm、厚 0.3 cm 大小药饼备用。每年夏季初伏第一天开始，初、中、末伏各治疗 1 次，每次间隔 10 天，每年治疗 3 次，3 年为 1 个疗程。

【资料来源】《实用中医天灸疗法》。

☞ **注意事项**

治疗期间嘱患者禁食生冷辣腥，注意保暖，防止感冒。

六、鼻衄

鼻衄即鼻出血，是多种疾病的常见症状之一。它可由鼻部损伤而引起，亦可因脏腑功能失调而致，本节重点讨论后者所引起的鼻衄。鼻衄一症最早见于《内经》，始称“衄”，如《灵枢·百病始生》：“阳络伤则血外溢，血外溢则衄血。”根据病因和症状不同尚有不同命名，如伤寒鼻衄、时气鼻衄、温病鼻衄、虚劳鼻衄、经行鼻衄、红汗、鼻洪、鼻大衄等。

☞ **临床表现**

即鼻中出血，常伴有多种疾病的其他疾状。

☞ **天灸疗法**

方 1

【药物】紫皮大蒜 50 g，大黄粉 15 g。

【穴位】涌泉。

【用法】将大蒜去掉紫皮，与大黄粉共捣如泥，做饼，贴敷同侧涌泉穴。如双侧鼻衄不止，贴敷双侧涌泉穴。

【资料来源】《中国民间疗法》2003 年 8 月第 11 卷第 8 期。

方 2

【药物】大蒜 60 g。

【用法】捣烂贴足心约 15 min。

【资料来源】《常见病中草药外治法》。

方 3

【药物】大蒜（或加附子）。

【用法】捣烂，用油纱布 2 ~ 4 层包裹，压成药饼，外敷涌泉穴。局部有烧灼疼痛时去掉，并洗净蒜汁，或左右两足交替敷。

【资料来源】《俞穴敷药疗法》。

方 4

【药物】吴萸。

【用法】研为细末，用酒或醋调成膏贴涌泉穴。

【资料来源】《俞穴敷药疗法》。

方 5

【药物】红皮独头蒜 1 头，川牛膝 30 g，肉桂 3 g，冰片 1 g（研末）。

【用法】红皮蒜去皮，余药研细末，与蒜共捣为糊状。将药物外敷足心。12 h 换药 1 次。用于治疗鼻衄。亦可用于口鼻同时出血。

【资料来源】《中国民间疗法》2001 年 9 月第 11 期。

☞ **注意事项**

1. 饮食和营养：鼓励病人多吃高蛋白、高维生素、富含铁质而容易吞咽的食物，如冷牛奶等流质、半流质或软食。

2. 休息与活动：轻度鼻出血以安静休息为主，采取半卧位或坐位，头部抬高。重度鼻出血应住院治疗，病人可根据病情轻重安排好休息和活动，但禁忌长时间低头活动，以免加重出血。

七、口疮

口疮是口腔黏膜中最常见的一种溃疡病，因其有周期性反复发作的特点，故又称为复发性口疮。本病多发于青壮年，以发生于唇、颊、舌黏膜为多见。

☞ **临床表现**

口舌浅表溃疡，边缘整齐而有红晕，中央凹陷，边面附有浅黄色或灰白色薄膜，自觉有烧灼样疼痛，咀嚼或遇到咸辣等刺激时疼痛加剧。

☞ **天灸疗法**

方 1

【药物】大蒜粉，大蒜软膏（含 0.1% 大蒜素）。

【穴位】患处。

【用法】嘱患者先用消毒棉签擦干患处，然后用消毒棉签蘸少许大蒜软膏涂于患处往返 2 ~ 3 次，每天涂 3 ~ 5 次，7 日为 1 个疗程。

【资料来源】《中南大学学报（医学版）》，2004 年第 29 卷第 3 期。

方 2

【药物】思密达大蒜。

【穴位】患处。

【用法】取思密达 0.1 g，新鲜剥皮大蒜 50 g，消毒、水冲洗后置研钵内捣成粥状，用双层纱布包好，挤压取汁，与思密达 0.1 g 混合成糊状。病人于饭后清洁口腔，用消毒棉签取药糊点涂口腔溃疡面，涂药后张口呼吸 1 ~ 2 min，每天 3 ~ 4 次。每次配药在 48 h 内用完。

【资料来源】《齐鲁医学杂志》2005 年 6 月第 20 卷第 3 期。

方 3

【药物】鲜毛茛全草。

【用法】将上药捣烂，敷于印堂穴处，敷药后敷处会起疱，停止敷药，放出疱中黄水，加敷消毒纱布，2 天即愈。用于各型舌疮。

【资料来源】《外敷中药治百病》。

方 4

【药物】细辛。

【穴位】神阙穴。

【用法】细辛 2 g 研末，加适量面粉与水调为稠糊状，制成直径约 3 ~ 4 cm、厚约 0.5 cm 的面饼，外敷神阙穴，24 h 1 次，忌内服。

【资料来源】《山西中医》2006 年 8 月第 22 卷第 4 期。

方 5

【药物】吴茱萸、0.02% 呋喃西林和 1% ~ 4% 碳酸氢钠溶液。

【穴位】涌泉。

【用法】采用吴茱萸外敷涌泉穴加 0.02% 呋喃西林和 1% ~ 4% 碳酸氢钠溶液含漱。其方法是：先予温水浸泡双足 10 min，擦干后将吴茱萸用醋调好后外敷于涌泉穴，涂抹直径约 10 mm，厚 3 mm，外敷纱布并用胶布固定，2 h 后揭去，每日 2 次。含漱液漱口，也是每日 2 次，早晚各 1 次，3 min 每次。疗程 3 ~ 5 天，治愈后停药。用于化疗后口腔溃疡。

【资料来源】《中国中医药科技》2008 年 1 月第 15 卷第 1 期。

方 6

【药物】吴茱萸。

【穴位】涌泉。

【用法】取吴茱萸 10 g 研末，用食醋调匀，取黄豆大小，放于涌泉穴，用胶布固定。每日 1 换，连用 3 ~ 5 日。用于复发性口腔溃疡。

【资料来源】《山东中医杂志》2008 年 11 月第 27 卷第 11 期。

方 7（附萸桂膏）

【药物】附子、吴茱萸、肉桂各等量。

【穴位】涌泉（双）。

【用法】诸药共捣碎，研成细末，以醋调成泥膏，分别敷贴于双足涌泉穴，外加纱布覆盖，胶布固定。24 h 后去药。隔 3 ~ 5 天敷 1 次，治愈为度。敷药后局部发赤，有烧灼感，务须忍受之。用于复发性口疮炎。

【资料来源】《中医天灸疗法》。

方 8（斑辛星糊）

【药物】斑蝥 1 g，细辛 6 g，生南星 1g，米醋适量。

【穴位】神阙。

【用法】以上前三味药物共研为细末，分作 5 包用。每次用 1 包以米醋调成糊状，敷布于神阙穴，外加纱布覆盖，胶布固定之。敷药 3 ~ 4 h 局部发痒，有烧灼痛感时即去掉，如脐部皮肤起小疱时，可挑破流出黄水，3 ~ 5 天结痂脱落。7 天敷 1 次，连敷 4 ~ 5 次。用于复发性口疮、口腔溃疡。

【附注】本方有大毒，对皮肤刺激峻烈，敷药时间一般控制在 4 h 以内为宜，并谨防入口、目。

【资料来源】《中医天灸疗法》。

方 9

【药物】吴茱萸 30 g。

【用法】上药研末，用水调成糊状，外敷足底涌泉穴。本方对溃疡性口腔炎有效，尤其对小孩口腔炎有良效。

【资料来源】《常见病中草药外治法》。

方 10（吴萸散）

【药物】吴萸（半生半炒）。

【用法】研为细末，用醋调成膏，敷足涌泉穴。或研为细末，用甘油或麻油调成膏，敷神阙穴。

【附注】以吴茱萸为主药组成的复方很多，有的加：(1) 生半夏；(2) 附子；(3) 白芷；(4) 大葱；(5) 大蒜；(6) 生南星、生姜各等份；(7) 细辛。

【资料来源】《俞穴敷药疗法》。

方 11

【药物】巴豆仁 1 粒，西瓜籽 7 粒。

【用法】研为细末，用麻油调成膏，贴印堂穴，皮肤发赤后去掉。

【资料来源】《俞穴敷药疗法》。

方 12（敷脐法）

【药物】黄柏、细辛各等份，烘干，共研为细末，用醋调成膏状。

【用法】敷神阙穴，外用胶布固定。

【资料来源】《中医脐疗大全》。

方 13（口疮散）

【药物】吴萸、细辛各 10 g，上肉桂 2 g，共研细末，装瓶密贮备用。

【用法】取药末 5 g，用食醋调如薄饼 2 个，分别敷于双侧涌泉穴，纱布敷料覆盖，胶布固定，每日换药 1 次。

【附注】《本草纲目》载有用细辛或吴茱萸敷涌泉治疗口疮的方法。我们将其合二为一，再加上善治虚火上炎、引火归元的肉桂组成口疮散，可获满意疗效。

【资料来源】《中医外治求新》。

方 14（肉萸散）

【药物】吴茱萸、肉桂各等份。

【用法】取上药共研细末，将适量葱白捣碎，同上二药拌匀，外敷双侧涌泉穴，用麝香壮骨膏外贴（对胶布过敏者可用塑料薄膜包扎），每日 1 次，疗程最短者 3 日，最长者半个月。用于顽固性口疮。

【资料来源】《中药外治法效方 300 首》。

方 15（细辛脐贴膏）

【药物】细辛 1.5 g，醋 4 mL，甘油 1 mL。

【穴位】神阙。

【用法】细辛研末，加醋、甘油调匀后，直接贴敷于神阙穴上，盖以纱布，外用胶布固定。每日换药 1 次。

【资料来源】《实用中医天灸疗法》。

方 16（三子足贴膏）

【药物】莱菔子、白芥子、地肤子各 10 g，食醋适量。

【穴位】涌泉。

【用法】上药用沙锅文火炒至微黄，共研成细末。将食醋煮沸，冷却至温热，再放入药末，调成糊状软膏。把药膏分次涂于 2 cm 见方的白布或纱布上，使膏厚 2 mm，见方 1 cm 左右，然后分别贴在患儿两足涌泉穴，胶布固定，每日换药 1 次。

【资料来源】《实用中医天灸疗法》。

方 17（巴豆足贴膏）

【药物】枯矾 2 g，巴豆仁 2 g，雄黄 0.4 g。

【穴位】印堂穴。

【用法】将上 3 味药捣如膏状，分成 35 粒备用。使用时取药 1 粒，放于胶布中心，贴于印堂穴上，24 h 取下，局部红肿或发疱者用 5% 的碘伏外涂以防感染。

【资料来源】《实用中医天灸疗法》。

方 18（吴茱萸足贴膏）

【药物】吴茱萸末适量。

【穴位】涌泉穴。

【用法】将吴茱萸末用醋适量调成糊状，晚上临睡前敷于患儿双足涌泉穴，并以纱布包扎，以免脱落，次日除去。每日换药 1 次。

【资料来源】《实用中医天灸疗法》。

方 19（生附子足贴膏）

【药物】生附子 1 个。

【穴位】涌泉穴。

【用法】将生附子切焙为末，用醋调为膏状，临睡前敷于患儿一侧足心涌泉穴，盖以纱布，外用胶布固定。

【资料来源】《实用中医天灸疗法》。

方 20（生大黄足贴膏）

【药物】生大黄 9 g，炒绿豆 6 g，丁香 1.5 g。

【穴位】涌泉穴（双侧）。

【用法】将上述 3 味药共研细末，用醋调和成稠糊状，贴敷于患儿双足涌泉穴，盖以纱布，外用胶布固定。

【资料来源】《实用中医天灸疗法》。

方 21（口愈膏）

【药物】细辛、吴茱萸、肉桂。

【用法】上药按 1∶2∶2 的比例研末过筛装瓶备用。取药粉 20 g，用醋调成糊状敷双足涌泉穴，并以敷料及胶布固定，每日换药 1 次。用于口疮。

【资料来源】《中国民间疗法》。

方22（天吴粉）

【药物】天南星、吴茱萸。

【用法】取等量的天南星、吴茱萸，共为细末，置玻璃瓶内备用。先于临睡前洗净双足，晾干，取已备好的天吴粉适量，用陈醋调成糊状，贴敷两足底涌泉穴，用塑料薄膜覆盖，以防陈醋挥发；再用布包扎固定好，次日晨取下。敷药期间停用一切治疗本病的药物。孕妇忌用。用于口疮。

【资料来源】《山东中医杂志》。

方23（肉萸散）

【药物】吴茱萸、肉桂各等份，葱白适量。

【用法】吴茱萸、肉桂共研细末适量，用葱白适量捣碎后同上二药拌匀。外敷双侧涌泉穴，用麝香壮骨膏外贴（对胶布过敏者可用塑料薄膜包扎），每日1次，疗程最短者3日，最长者半月。用于口疮。

【资料来源】《现代中医药》2002年第5期。

方24

【药物】蓖麻子、吴茱萸各30 g，大黄、制南星各6 g。

【用法】研末，睡前蛋清调糊。敷涌泉，次晨取掉。上方1料分5次贴完，为1个疗程。用于口疮。

【资料来源】《江西中医药》1997年第28期。

方25

【药物】大黄40 g，吴茱萸30 g，胡黄连、天南星各20 g。

【用法】上药共研细末，贮瓷瓶内备用。取药末20 g，加醋适量，调成糊状。临睡前敷双侧涌泉穴，上用塑料布覆盖（以防药汁外浸流失），再用纱布固定，次晨起床后除去敷贴药物，连用5次为1个疗程。用于口疮。

【资料来源】《安徽中医学院学报》1994年第13卷第4期。

方26（归原贴膏）

【药物】吴萸、细辛、肉桂饮片按2∶1∶1.5的比例称重，冰片、薄荷脑、樟脑、水杨酸甲酯适量。

【用法】吴萸、肉桂、细辛饮片，以醇提法提取有效成分制成浸膏，按每千克浸膏加入冰片、薄荷脑、樟脑各100 g，水杨酸甲酯150 g调匀，再加入适量橡胶、松香等基质制成涂料，最后进行涂膏、切段、盖衬加工成药物胶布，每片4 cm×4 cm，约含生药2 g。每晚临睡前，患者洗净双脚，擦干，将归原膏贴于双侧涌泉穴，每日换药1次，一般用药4～5天即见溃疡愈合，同时新发的溃疡点得到控制继而痊愈。对于病程较长者可适当延长敷贴天数，以巩固疗效。用于复发性口疮。

【资料来源】《中医外治杂志》，2004；13（1）：3。

方 27

【药物】吴萸、细辛各等份。

【用法】上药共为细末，用食醋调成膏状备用。治疗前先用温水浸泡双足 10 min 左右，擦干后取指腹大小膏药，敷于双足的涌泉穴（足心正中的凹陷处），外用胶布固定，2 h 后揭去，早晚各 1 次，同时常规服用多种维生素，5 天为 1 个疗程，一般治疗 1 ~ 2 个疗程即可。用于口腔溃疡。

【资料来源】《河南中医》2003 年第 23 期。

☞ **注意事项**

平时要注意保持口腔卫生，少吃烟熏、腌制、烧烤、油炸和油腻食物，不吃酸辣刺激食物及热性食品如辣椒、生葱、生姜、大蒜、烟、酒、羊肉等。饮食多样化，多吃蔬菜、水果。

八、牙痛

牙痛是指以牙齿及牙龈红肿疼痛为主要表现的病证。多因平素口腔不洁或过食膏粱厚味、胃腑积热、胃火上冲，或风火邪毒侵犯、伤及牙齿，或肾阴亏损、虚火上炎、灼烁牙龈等引起。

☞ **天灸疗法**

方 1

【药物】苦杏仁、大蒜。

【穴位】太阳穴。

【用法】苦杏仁 7 枚，大蒜 7 个，共捣碎为泥，外敷太阳穴（左侧牙痛敷右侧，右侧牙痛敷左侧），然后用胶布固定 4 ~ 8 h，一般用 1 ~ 2 次即可痊愈。

【资料来源】《新中医》2004 年 5 月第 36 卷第 5 期。

方 2

【药物】独头蒜 1 枚（或去膜蒜瓣 5 g）。

【用法】将大蒜捣烂如泥。取适量敷于合谷穴上（男左女右），用贝壳盖上，并用绷带固定 15 ~ 20 min。待有烧灼感时，揭去贝壳与药膏，随即起一水疱（可用针刺破，不必敷药），牙疼可止。用于牙痛。

【资料来源】《外敷中药治百病》。

方 3

【药物】小独头蒜 1 枚，白芥子 12 g。

【用法】先将白芥子研细末，然后将蒜去皮捣烂如泥，与白芥末搅匀，将药膏敷颊车穴，约 2～3 h 起疱，取下即可。用于风寒牙痛。

【资料来源】《外敷中药治百病》。

方 4

【药物】独头蒜 3 枚。

【用法】将独头蒜去皮，放在火上煨热，趁热切开敷贴患牙，蒜凉即换。用于风寒牙痛。

【资料来源】《外敷中药治百病》。

方 5

【药物】老蒜 2 瓣，轻粉 1 钱。

【用法】上药捣碎敷经渠穴上，患左敷左，患右敷右，用贝壳盖上固定。少顷微觉其辣，即可揭去，遂起一疱，立时痛止，疱须挑破，揩尽毒水。

【资料来源】《外敷中药治百病》。

方 6

【药物】斑蝥。

【穴位】牙痛侧颊车穴。

【用法】斑蝥 1 个去头、翅、足，研细末，置于伤湿止痛膏（大小约 3 cm × 3 cm）中间，贴于牙痛侧颊车穴处。24 h 后揭去膏药，可见患处起一水疱，用消毒针挑破，出尽黄水即可。

【资料来源】《家庭科技》2003 年 6 月。

方 7（麝脐散）

【药物】牛膝、木槿、黄茄、郁李仁、麝香（原方载《太平惠民和剂局方》）。

【穴位】患处。

【用法】以上每味，捣碎入罐子内，上用瓦子盖口，留一小窍，用盐泥封固，烧火令罐子通赤，其窍口冒出白烟时，即住火将药取出，埋在新土之内 1 h，然后取出，加入升麻、细辛，皆为粉末。用时将药少许揩患处，其痛即止。

【资料来源】《中国社区医师（综合版）》2007 年第 17 期（第 9 卷总第 170 期）。

方 8（赴筵散）

【药物】良姜、草乌、细辛、荆芥（原方为吴直阁增诸家名方）。

【穴位】患处。

【用法】以上 4 味碾为细末，擦涂于痛处。

【资料来源】《中国社区医师（综合版）》2007 年第 17 期（第 9 卷总第 170 期）。

方 9（回回蒜膏）

【药物】回回蒜（鲜者）适量。

【穴位】合谷。

【用法】先取纱布一小块垫在合谷穴上，取捣烂如泥的回回蒜药膏如黄豆大，隔纱布敷贴合谷穴，左牙痛敷右合谷，右牙痛敷左合谷。外加纱布覆盖，胶布固定。8～12 h后取下，局部出现水疱，可按常规处理。7～8天可自行痊愈。用于风火牙痛、胃火牙痛。

【附注】回回蒜，为毛茛科植物回回蒜的全草，又名水胡椒、土细辛，味苦辣，性微温，有小毒，不可内服。

【资料来源】《中医天灸疗法》。

方10（蒜椒矾膏）

【药物】独蒜1瓣，花椒20粒，白矾6 g。

【穴位】合谷。

【用法】先将后2味药物共研为细末，与独蒜头共捣烂如泥膏。取药泥膏一团如黄豆大，敷贴于合谷处，左牙痛贴右合谷，右牙痛贴左合谷。外加纱布覆盖，胶布固定，俟一夜后去药，局部出现水疱可挑破，涂以龙胆紫。用于风火牙痛。

【资料来源】《中医天灸疗法》。

方11（大蒜轻粉膏）

【药物】大蒜1瓣，轻粉0.03 g。

【穴位】合谷。

【用法】二味药共捣如泥膏，敷贴于合谷穴，外加纱布包扎，勿令脱落。俟局部起疱后挑破，流去黄水，牙痛自愈。用于风火牙痛、胃火牙痛。

【资料来源】《中医天灸疗法》。

方12（毛附饼）

【药物】生附子、生毛茛根各等量。

【穴位】涌泉。

【用法】先将生附子研为细末，与生毛茛根共捣如泥，制成2个药饼子，如铜钱大，分别敷贴双足涌泉穴，外用纱布包扎，极效。俟局部发疱牙痛即消失。水疱可按常规处理。用于虚火牙痛、风火牙痛。

【附注】本方有大毒，不可内服，仅供外用。毛茛，又称自灸草，俗名老虎脚迹草。如无鲜品，可用干品研末代之。

【资料来源】《中医天灸疗法》。

方13（斑蝥粉）

【药物】斑蝥0.03 g。

【穴位】囟门。

【用法】先在囟门处刺血，再将研细的斑蝥末分放在出血点。用于龋齿、牙痛。

【附注】斑蝥，有大毒，发疱峻烈，不可久用，止痛即止。

【资料来源】《中医天灸疗法》。

方14

【药物】大蒜（或加轻粉少许）。

【用法】捣烂，取少许，敷合谷穴，上叩杏仁壳，外用胶布固定。局部有烧灼感时去掉。

【资料来源】《俞穴敷药疗法》。

方15

【药物】大蒜。

【用法】将7个大蒜瓣中间的芽芯取出，捣烂如泥。用75%酒精棉球消毒患侧养老穴，干后，将蒜泥敷于穴上，用敷料覆盖，胶布固定，10 h后去掉敷料，将穴位上的水疱刺破，放出液体，擦干，涂上紫药水，再包扎3天，局部皮肤平复。一般治疗1次牙痛即止。

【资料来源】《中医外治杂志》1996;（6）：8。

☞ **注意事项**

1. 注意口腔卫生，养成早晚刷牙、饭后漱口的良好习惯。
2. 发现蛀牙，及时治疗。
3. 睡前不宜吃糖、饼干等食物。
4. 宜多吃清胃火及清肝火的食物，如西瓜、荸荠、芹菜、萝卜等。
5. 忌酒及热性动火食品。
6. 脾气急躁易怒会诱发牙痛，故宜心胸豁达，情绪宁静。
7. 保持大便通畅，勿使粪毒上攻。
8. 勿吃过硬食物，少吃过酸、过冷、过热食物。

九、喉蛾

喉蛾是指以咽痛或有异物感，喉核红肿，表面或有黄白脓点为主要特征的咽部疾病。本病是临床常见病、多发病之一，以儿童和青年为多见。急性发病者多为湿热证，好发于春秋两季，有传染性，偶有流行暴发。病程迁延、反复发作者，多为虚证或虚实夹杂证。本病可诱发喉痈及痹证、水肿、心悸、怔忡等全身疾病。西医学的扁桃体炎可参考本病进行辨证施治。

历代医著有关喉蛾的名目繁多。因喉核肿胀突出于喉关两侧，形似乳头，或如蚕蛾，故又名乳蛾。

☞ **临床表现**

本病患者常有受凉、疲劳、外感病史或咽痛反复发作史。急剧发作者，咽痛剧烈，吞咽困难，痛连耳窍。全身可伴有畏寒、高热、头痛、纳差、乏力、周身不适等。小儿可有高热、抽搐、呕吐、昏睡等症。迁延日久者，咽干痒不适，哽咽不利，或咽痛、发热反复发作。检查可见：起病急骤者，喉核红肿，连及舌腭弓、咽腭弓，喉核上可有黄白色脓点，重者喉核表面腐脓成片，但不超出喉核范围，且易拭去。迁延日久可见喉关暗红，喉核肥大或干瘪，表面凹凸不平，色暗红，上有白星点，挤压喉核，有白色腐物自喉核隐窝口溢出。

☞ **天灸疗法**

方 1

【药物】斑蝥 10 g，乳香 5 g，没药 5 g，血竭 5 g，元参 2 g，僵蚕 5 g，冰片 1 g，樟脑 2 g，全虫 5 g。

【用法】上药共研成细面，密封贮存备用。取双侧列缺穴，先用一小块伤湿止疼膏，中间剪一小孔贴穴上，然后取适量药撒在小孔上，再用一块伤湿止疼膏盖在上面即可，2.5 h 取下。每日 2 次，3 天为 1 个疗程。

【资料来源】《中医外治杂志》1994 年第 3 期。

方 2（贴喉异功散）

【药物】斑蝥 12 g，冰片、乳香、没药、全蝎、血竭、玄参、樟脑各 1.8 g。

【用法】上药共研极细末，装瓶备用。用时取药末少许，置小块伤湿止痛膏或医用胶布上，贴列缺穴（左右均可），2 ~ 3 h 后揭下，咽痛可明显减轻，一般 1 ~ 2 次即可痊愈。

【资料来源】《外敷中药治百病》。

方 3

【药物】生白芥子、斑蝥各等份，分别研细末，和匀，以 30% 二甲基亚砜调成软膏，装盒备用。

【用法】取发疱膏如麦粒大一团，置于 2 cm × 2 cm 胶布中心，贴双侧人迎穴，3 h 揭去。带水疱形成后，以创可贴覆盖。一般 1 次可愈。

【附注】用发疱膏穴贴治疗扁桃体炎，以局部（即扁桃体对应部位）发疱效果显著。如为女患者，可改用列缺、合谷穴，亦有效果。此法亦治慢性咽炎。其机制有 待研究阐明。《中医外治杂志》1994 年第 3 期李兴瑞有类似报道。

吴鸿斌等用斑蝥、血竭、冰片各 5 g，炙乳、没各 10 g，制成“速效异功贴”穴位发疱。治疗咽炎、扁桃体炎贴天容，喉炎贴廉泉、阿是穴，异感症贴天突。每周 1 次。曾治急性扁桃体炎 34 例，3 天内痊愈 32 例，治愈例占 94.12%，慢性咽喉炎、异感症等症状均有改善。于《中医外治杂志》2000 年第 6 期报道。

【资料来源】《中医内病外治》。

方 4

【药物】胡椒粉 1 g，面粉 8 ~ 10 g。

【穴位】患侧腮腺。

【用法】取胡椒粉 1 g，面粉 8 ~ 10 g，温水调成糊状，涂于肿大的腮腺上，用纱布固定。

【资料来源】《民族医药报》。

方 5

【药物】大米、斑蝥。

【穴位】肿胀腮腺中心。

【制法】首先取大米适量，浸水后置锅内摊平，再加斑蝥 20 g 加热，翻炒至大米呈棕黑色时去米留药，凉后研细，加炼蜜制成丸，如绿豆大小，同时将丸捏略扁贴敷。

【用法】取上述药丸置于肿胀腮腺中心处，以纱布敷盖，胶布固定，24 h 后去药，可见皮肤有小水疱，用无菌针头将水疱挑破即可。注意局部清洁卫生。

【资料来源】《中医外治杂志》2009 年 6 月第 18 卷第 3 期。

方 6（大蒜膏）

【药物】大蒜 12 枚。

【穴位】太渊或经渠。

【用法】将大蒜捣烂如泥膏后，取如黄豆大，敷贴于太渊穴或经渠穴上，外用纱布包扎。24 h 后除去，局部小水疱可按常规处理。用于喉蛾（急性扁桃体炎）。

【资料来源】《中医天灸疗法》。

方 7（豆砂散）

【药物】巴豆、朱砂各 0.3 g。

【穴位】印堂。

【用法】将上述两药分别研末，混合调匀后，置于普通膏药上，贴印堂穴，8 h 后去掉。局部可出现小水疱者，按常规处理。谨防疱液入眼。用于扁桃体炎（喉蛾）。

【资料来源】《中医天灸疗法》。

方 8（巴蒜膏）

【药物】巴豆、独蒜头各适量。

【穴位】合谷。

【用法】将巴豆研末，与独蒜头共捣烂如膏状备用。取药适量，敷贴于双侧合谷穴，外加胶布固定。隔 6 ~ 7 h 取下。局部出现水疱者，可以针挑破，流出黄水自愈。用于急性扁桃体炎。

【附注】本方有毒，禁止内服，外敷时间一般在 7 h 以内为宜。

【资料来源】《中医天灸疗法》。

方 9（斑麝丸）

【药物】斑蝥适量，麝香少许，白酒适量。

【穴位】少商、合谷。

【用法】将斑蝥研末，以白酒调成绿豆大的药丸，加麝香少许，贴敷于穴位上，外加胶布固定，1 ~ 2 h 后除去。若出现水疱，可按常规处理。用于急性扁桃体炎。

【附注】本方斑蝥含大毒，主要成分为斑蝥素，外敷可由皮肤吸收，对肾脏有副毒性作用，故患肾脏病者，不宜使用。

【资料来源】《中医天灸疗法》。

方 10（大蒜冰砂膏）

【药物】大蒜（独头者）1 个，冰片、硼砂、轻粉各等份。

【穴位】合谷。

【用法】将后 3 味药共研末，然后取大蒜汁调药末，和匀如厚膏。取药膏一小团装入半个核桃壳内，倒盖在合谷穴上，外加纱布包紧，勿令脱落。24 h 后除去。局部出现水疱。可按常规处理。用于急性扁桃体炎。

【附注】本方中轻粉含汞，毒性较大，严禁入口，使用时要谨防手直接触及。核桃壳：取核桃一个，对半破开即得。

【资料来源】《中医天灸疗法》。

方 11

【药物】胡椒粉 0.5 ~ 1 g，白面 5 ~ 10 g。

【用法】按腺肿大小将胡椒粉和白面粉混合，用温水调成糊状，涂在纱布上，敷于肿处，用胶布固定，每日换药 1 次。敷后局部有灼热感，干燥后有紧迫感，少数病人局部皮肤微红，但无其他不良反应。一般局部疼痛在敷后 2 ~ 5 h 内消失。2 ~ 3 日腺肿可消失。

【资料来源】《常见病中草药外治法》。

方 12

【药物】吴茱萸 4.5 g，生大黄 3 g，制南星 1.5 g。

【用法】上药共研为末，用醋调敷脚底涌泉穴，敷药前以酒精棉球擦净局部，敷药后用绷带包扎 24 h 后取下，再换贴新药。连用 3 ~ 4 天可愈。

【资料来源】《常见病中草药外治法》。

方 13

【药物】吴茱萸 12 g，浙贝母、大黄各 9 g，胆南星 3 g。

【用法】上药共研细末，醋调敷足心，患右敷左，患左敷右，双侧左右均敷，每日换药 1 次。

【资料来源】《常见病中草药外治法》。

方 14

【药物】斑蝥 12 g，冰片、乳香、没药、全蝎、血竭、玄参、樟脑各 1.8 g。

【用法】上药共研极细末，每次取少许，贴于列缺，胶布固定，2 ~ 3 h 后揭下。治疗小儿卡他性扁桃体炎。

【资料来源】《民间敷灸疗法》。

方 15（釜底抽薪散）

【药物】吴萸 15 g，大黄、胡连、南星各 6 g（有的不用胡连，用白蔹）。

【用法】每次用 6 g，用醋调成糊状，贴双足涌泉穴。

【资料来源】《俞穴敷药疗法》。

方 16

【药物】任选一种发疱药物。

【用法】选敷于下列穴位:（1）天容穴;（2）合谷穴;（3）人迎穴;（4）鼻中（塞入）。

【资料来源】《俞穴敷药疗法》。

方 17（发疱拔毒膏）

【药物】斑蝥、雄黄、白矾各 30 g，蟾酥 10 g。

【用法】上药研末，以少许（约 0.1 ~ 0.3 g）放黑膏药中心，贴腮肿部位最高处，24 h 后除去。

【资料来源】《中医内病外治》。

方 18（豆蟾麝冰方）

【药物】巴豆（去油）、蟾酥、麝香、冰片各 1.5 g，上药研极细末，用红枣去核。

【用法】用药 0.03 ~ 0.06 g 塞鼻孔，男左女右。用于治咽炎、咽喉痛。

【资料来源】《叶天士手集秘方》。

方 19（巴豆大蒜栓）

【药物】巴豆仁、大蒜各适量，上药同研碎。

【用法】塞耳鼻。用于喉痹、乳蛾、牙痛。

【资料来源】《中医外治法类编》。

☞ **注意事项**

忌食辛辣食物，病情重者应配合全身用药。

十、重舌

重舌是指舌下近舌根处肿起，形似舌下又生一小舌，故称“重舌”，又称“子舌”。

☞ **临床表现**

1. 心脾积热重舌：舌下连根处红肿胀突，形如小舌模样，轻者毫无痛苦，重则疼痛，烦躁啼哭，甚至局部溃烂，或伴有发热面赤，口干，唇齿红肿，舌上生疮，口内灼热糜烂，小便短赤，大便臭秽，舌尖红，指纹紫滞等。

2. 虚火上炎重舌：舌根下肿突，形似生一小舌，兼见面白颧红，倦怠懒言，口干不渴，或低热盗汗，五心烦热，大便干燥或稀溏，舌质淡或红少津等症。

☞ **天灸疗法**

【药物】巴豆仁 1 粒，竹沥少许。

【用法】巴豆研为细末，用竹沥调成膏，贴印堂穴，局部皮肤红晕充血时去掉。每日 1 次，直至病愈。

【资料来源】《俞穴敷药疗法》。

☞ **注意事项**

忌食辛辣。

十一、咽喉肿痛

咽喉肿痛是口咽和喉咽部病变的主要症状，以咽喉部红肿疼痛、吞咽不适为特征。咽喉肿痛见于西医学的急性扁桃体炎、急性咽炎和单纯性喉炎、扁桃体周围脓肿等。

☞ **天灸疗法**

方 1

【药物】大蒜。

【穴位】鱼际、大椎。

【用法】将大蒜 100 g 捣烂，贴于鱼际、大椎穴，治疗咽喉肿痛效佳。

【资料来源】《中国民间疗法》2005 年 2 月第 13 卷第 2 期。

方 2

【药物】斑蝥 12 个（去翅、足，米炒），净乳香、净没药、黑元参、土血竭、淡全蝎各 1.8 g，麝香、冰片各 0.9 g。

【用法】上药共研极细末，备用。取此散如豆大，放膏药上，贴喉外耳下软骨处，约 10 h 后去膏药，皮上起疱，用针刺破，一次即可起到消肿止痛功效。可隔日 1 次，连用 2 ~ 3 次。用于慢性咽炎。

【资料来源】《外敷中药治百病》。

方 3

【药物】大蒜。

【穴位】列缺。

【用法】独头蒜 1 个捣烂。杏核壳若干，将蒜泥装在半个杏核壳中，然后扣于单侧列缺穴上，用胶布固定，每日 1 次，左右交替应用。敷后 1 ~ 2 h 去掉，如出现水疱，可用消毒针挑破，再敷上消毒纱布，一般连用 3 ~ 5 天即可痊愈。

【资料来源】《药膳食疗》2004 年 9 月。

方 4（斑麝丸）

【药物】斑蝥适量，麝香少许，黄酒或白酒少量。

【穴位】合谷、少商。

【用法】将斑蝥、麝香共研为细末，以黄酒或白酒少许调成泥状，制成绿豆大的药丸，分别敷贴于上述穴位，外加胶布固定，约 1 ~ 2 h 后除去。若出现水疱，可按常规处理。用于急性咽喉肿痛。

【附注】本方斑蝥含大毒，主要成分为斑蝥素，外敷可由皮肤吸收，对肾脏有强烈刺激，故患肾病者不宜敷用；又因其发疱作用大，外敷时间以 2 h 以内为宜。

【资料来源】《中医天灸疗法》。

方 5（独头蒜膏）

【药物】独头火蒜 1 个。

【穴位】经渠。

【用法】取捣烂的蒜泥如豌豆粒大，敷于经渠穴上，外加胶布固定。约 5 ~ 6 h 后去掉。局部起小疱，按常规处理。用于急性咽炎、急性喉炎。一般敷药 1 ~ 2 次即见效。

【资料来源】《新中医药》。

方 6（斑蝥散）

【药物】斑蝥适量。

【穴位】人迎（双）。

【用法】斑蝥研末，将少许放普通膏药中心，贴于两侧人迎穴，外加胶布固定。约 3 ~ 4 h 后皮肤起疱，即可揭去。其水疱按常规处理。用于急性咽炎、急性喉炎。

【资料来源】《中医天灸疗法》。

方 7（萸附饼）

【药物】生吴茱萸 30 g，生附子 6 g，麝香 0.3 g，大蒜汁少量，面粉少量。

【穴位】涌泉（双）。

【用法】将前三味药物共研为细末，用面粉少量拌匀，加大蒜汁适量调和制成两饼子，将饼子烘热贴于两脚涌泉穴，外用纱布覆盖，胶布固定。约 3 h 后脚心发热，则火气下行，病即愈。去药后局部出现红赤，如有水疱可按常规处理。用于慢性咽喉炎，虚火型喉症。

【附注】可以不用麝香，疗效仍较好。

【资料来源】《中医天灸疗法》。

方 8

【药物】枸杞树皮、旱莲草、洗碗叶树皮、黄姜各 10 g，牛角、姜黄、人头发、已出小鸡的蛋壳、石菖蒲各 5g，橘子汁适量。

【用法】取鲜品混合捣烂，蛋壳烤黄研细，充分搅拌后包于脚脉（即三阴交）和手脉（即寸口）处，每日 1 次，连包数日。用于慢性咽炎。

【资料来源】《档哈雅》。

方 9

【药物】用斑蝥、生白芥子按 1∶2 的量配合，研末，以食醋拌湿，搓成黄豆大药丸，备用。

【穴位】廉泉、人迎、水突、太溪、照海。加减法：痰多加天突，脾肾阳虚加足三里、三阴交，阴虚火旺加涌泉。双侧穴者，可单侧交替选用。

【用法】将药丸安放于穴位上，用 2.5 cm × 2.5 cm 大的胶布粘贴，3 ~ 4 h 取下，7 天 1 次，3 次为 1 个疗程。

【资料来源】《中医内病外治》。

方 10

【药物】慢炎康Ⅰ：吴茱萸、细辛、肉桂（用于普通型）。慢炎康Ⅱ：吴茱萸、冰片（用于急发型）。慢炎康Ⅲ：吴茱萸、细辛、肉桂、干姜（用于肺脾两虚，痰气郁结型）。

【用法】慢炎康Ⅰ、Ⅱ、Ⅲ方制法均为研细末，用食醋和白酒按照 1∶1 的比例混合，将药散调成糊状。每晚睡前敷贴于涌泉穴上，再用伤湿膏固定，次日清晨解除，如不影响行走则不必解除。连用 7 次为 1 个疗程，两疗程间隔 5 ~ 7 天。用于慢性咽炎。

【资料来源】《广东药学院学报》，1998 年第 14 期。

方 11

【药物】吴茱萸 30 g，生附子 6 g，麝香 0.3 g。上药共研细末，加少许面粉与醋调和，做成面饼。

【用法】将药饼蒸微热，敷双脚涌泉穴，敷后安睡 3 h，若半夜脚心发热，则火气下行。每天 1 次，10 次为 1 个疗程。

【资料来源】《农村新技术》2003 年第 2 期、《农村天地》2004 年第 10 期。

方 12

【药物】大蒜。

【用法】捣泥贴足心。平均 6 h 左右即有好转。用于急性喉炎并发喉阻塞。

【资料来源】《外敷中药治百病》。

方 13

【药物】老蒜 1 瓣（独头者佳）。

【用法】上药捣如泥，取豌豆大，敷经渠穴上，约 5 ~ 6 h，起一小疱，用银针挑破。用于急性喉炎、咽喉炎。

【资料来源】《外敷中药治百病》。

方 14

【药物】细辛、食醋各适量。

【用法】将细辛 5 g 放锅内焙碎研成细末，兑少量食醋，摊于 5 cm × 5 cm 伤湿止痛膏上，外贴脐部，夜敷晨取，连贴 4 次。用于防治喉痹，疗效颇佳。

【资料来源】《时珍国药研究》1994 年第 2 期。

☞ **注意事项**

禁止吸烟、饮酒以及进食酸辣等刺激性食物。

十二、慢性唇炎

慢性唇炎是一种表现为上下唇反复发作，急性期炎症加重，缓解期好转，迁延不愈的慢性炎症，主要症状为患唇肿胀、充血、水疱糜烂及脓血痂皮等，均为非特异性炎症症状，疼痛剧烈，遇刺激加重。

☞ **天灸疗法**

【药物】细辛、米醋各适量。

【用法】细辛研为细末，备用。每次取细辛 2 g，以米醋调为糊状，敷于脐部，外贴纱布或膏药。每日换药 1 次，3 日为 1 个疗程。

【资料来源】《齐齐哈尔医学院学报》1999 年第 6 卷 20 期。

☞ **注意事项**

多食清淡食物，多饮水。

十三、外耳道疖

外耳道疖是指发生于外耳道的疖肿，以耳痛、外耳道局限性红肿、突起如椒目为特征。古代医籍中尚有“耳疔”“黑疔”等别称，如《外科证治全书·卷二》中说：

"耳疔生耳窍暗藏之处，色黑形如椒目，痛如锥刺，引及腮脑，破流血水。"

☞ **临床表现**

外耳道疖多有挖耳史。耳痛剧烈，张口咀嚼时加重，严重者牵引同侧头痛，全身可有发热、恶寒等症。检查：耳屏压痛，耳廓牵拉痛，外耳道壁局限性红肿，隆起如椒目状，肿甚者可堵塞外耳道。脓肿溃破后外耳道可见脓血。

☞ **天灸疗法**

【药物】天南星、甘草、陈皮、厚朴、苍术各 60 g，大黄、黄柏、白芷、姜黄各 150 g。

【用法】上药晒干研末，调蜜汤或茶汁或香油成糊状，敷患处，每日换药 1 次。适用于外耳道疖肿。

【资料来源】《常见病中草药外治法》。

☞ **注意事项**

平时禁止挖耳，保持耳道清洁。

十四、耳息肉（耳痔）

凡外耳道内长出小肿块者，统称耳痔。多由于肝、肾、胃三经积火酿成，患耳有胀塞、听力减退、耳鸣作痒等感觉。本病类似外耳道乳头状瘤。依肿块形状的不同，又有不同的名称。其中如樱桃或桑葚的，称为耳痔，状如枣核的称为耳挺，头大蒂小如蘑菇的称为耳蕈。

☞ **天灸疗法**

方 1

【药物】鸦胆子仁油 96%，甘油 10%。

【用法】上药合成滴剂，每日滴 1～2 次。小者 3～4 天，大者 6～7 天可消失。

【资料来源】《常见病中草药外治法》。

方 2

【药物】鸦胆子（去壳）3 位，枯矾少许。

【用法】上药共研细末，先刺破息肉，然后把药抹上。

【资料来源】《常见病中草药外治法》。

方 3

【药物】鸦胆子适量。

【用法】去壳捣烂如泥，轻点息肉上（不要碰到好肉）。少顷，滋水自行流出，息肉可化。

【资料来源】《常见病中草药外治法》。

☞ **注意事项**

保持情志舒畅，禁烟酒。禁止用尖锐物挖耳。

十五、耳聋

耳聋指不同程度的听力减退。程度较轻者也称“重听”，如《杂病源流犀烛·卷二十三》云:“耳聋者，声音闭隔，竟一无所闻者也;亦有不致无闻，但闻之不真者，名为重听。”根据发病的时间长短以及病因病理等不同，在中医古籍中又有暴聋、猝聋、厥聋、久聋、渐聋、劳聋、虚聋、风聋、火聋、毒聋、气聋、湿聋、干聋、聩聋、阴聋、阳聋等不同名称。

耳鸣与耳聋临床上常常同时或先后出现，如《杂病源流犀烛·卷二十三》谓:“耳鸣者，聋之渐也，惟气闭而聋者则不鸣，其余诸般耳聋，未有不先鸣者。”二者的病因病理及中医辨证施治原则也基本相似。它们既是多种儿科疾病乃至全身疾病的一种常见症状，有时也可单独成为一种疾病。西医学的突发性聋、爆震性聋、传染病中毒性聋、噪声性聋、药物中毒性聋、老年性聋、耳硬化症以及原因不明的感音神经性聋、混合性聋及耳鸣等疾病，均可参考本部分进行辨证施治。

☞ **临床表现**

有耳外伤史、爆震史、噪声接触史、耳毒性药物用药史、耳流脓史、其他全身疾病史等。

轻者听音不清，重者完全失听。突发耳聋者以单侧为多见，常伴有耳鸣及眩晕，少数亦有双侧同时发生者；缓慢发生的渐进性耳聋多为双侧。部分耳聋可呈波动性听力下降。

☞ **天灸疗法**

【药物】吴茱萸、乌头尖、大黄适量。

【用法】上药研为细末，津（唾液）调为糊。药糊敷贴涌泉穴。用于治疗耳聋。

【资料来源】《医学正传》。

☞ **注意事项**

生活起居要有规律，劳逸要适度，饮食要清淡，对疾病的治疗要有恒心，对未来生活要有信心。

附 篇

天灸疗法古今文献选摘

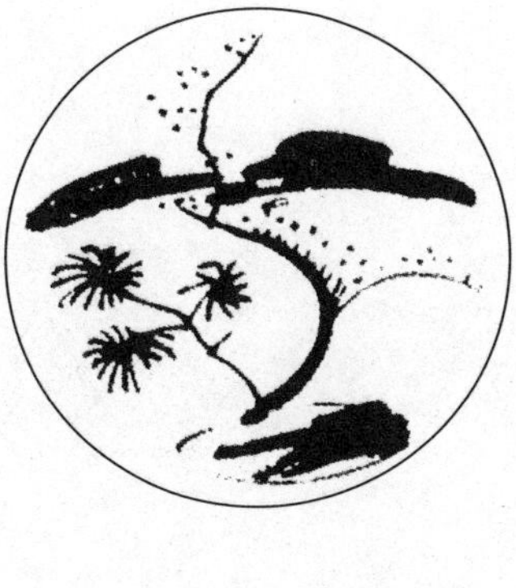

附录一　天灸疗法古文献选摘

——“ 蚖：以芥印其中颠。”（《五十二病方》）

——“斑蝥，主恶……其末和醋，涂布于疮疽上，少顷发疱脓出，旋即揭去。”（《神农本草经》）

——“ 雄黄、硫黄、珍珠、矾石、茹、巴豆、黎芦（各一两）七味为散，和合如泥，涂上，贴病上，须成疮，去面点，皮中紫赤疵痣，靥秽。”（《备急千金要方》）

——“ 治寒热诸症，临发时，捣大附子下筛，以苦酒和之，涂背上。”（《肘后备急方· 卷三》）

——“治卒不得语方：以苦酒煮芥子，敷颈一周，以衣包之，一日一夕乃解，即瘥。”（《肘后备急方· 卷三》）

——“ 露水，八月朔日收取，摩墨点太阳穴，止头痛；点膏肓穴，治劳瘵，谓之天灸。”（《本草纲目· 水部第五卷》）

——“治疣痣黑子，斑蝥三枚，人言少许，以糯米五钱，炒黄去米，人蒜一枚，捣烂点之。须臾即疱，三五日脱落。”《本草纲目· 虫部》）

——“山人截疟，采叶贴寸口，一夜发疱如火疱，故呼之为天灸。”（《本草纲目·卷十七》）

——“乡居人用旱莲草捶碎，置在手掌上一夫，当两筋中，以古文钱压之。系之 以故帛，未久即起小疱，谓之天灸，尚能愈疟。”（《针灸 资生经· 卷三》）

——“ 凡着艾得灸疮，所患即瘥，若不发（疱疮），其病不愈。”（《针灸资生经·卷二》）

——“治喉痹……独蒜瓣半枚，银朱少许，共捣如泥，摊药膏上，贴眉心印堂穴，如起疱流水无大碍，勿误入目。”《串雅外编》）

——“目赤肿痛，红眼起星，生移星草捶烂如泥，贴内关穴，少顷发疱，揭去。”（《普济方》）

——“石龙芮，今有两种，水生者叶光而末圆，地生者其叶毛而末锐。人药用水生者，陆生者亦谓之天灸，取少叶揉臂上，一夜作大疱如火烧，是也。”《苏沈良

方·卷第一》)

——“毛莨(毛建草、毛堇、自灸、水莨、天灸、猴蒜)”(《本草纲目别名录·本草纲目释名》)

——“(黄胆眼黄不肿黄肿如故湿热未甚多虫与食积所致)又烧酒调白芥子末(二钱)摊贴小腹上。起疱为度。”(《外治寿世方·卷一》)

——“痰喘上气:南星或白芥子用姜汁调敷足心。”《外治寿世方·卷一》)

——“老蒜捣融,如蚕豆大,敷经渠穴,男左女右,用贝壳盖上扎住,片时起一水 疱,银针挑破,将水揩净,以去毒气,立刻安痊。”(《外治寿世方》)

——“贴处必起水疱。用针刺破。揩净毒水。即能消肿止痛。”《白喉全生集·白喉杂治通用方》)

——“ 头风摩散方,大附子(一枚,炮)、盐(等分),上二味为散,沐了,以方寸七,已摩疾上,令药力行。”(《金匮要略方论》)

——“白芥子末。水调涂足心。引毒归下。”(《本草述钩元·卷十五》)

——“用巴豆、蓖麻子各一粒,加黄丹少许,研饼贴眉心,一夜即开。若贴起疱,用石菖蒲水洗之。”(《济世神验良方·痘科门》)

——“轻粉少许,大蒜一枚,捣烂敷大指下凹处,左痛敷右,右痛敷左,俱痛俱敷即效。惟敷后必于敷处起一小疱,须挑破揩尽水,否则小疱须小痛数日。此仙方,可 断根。”(《奇效简便良方·卷一》)

——“并治痘不收靥,兼治痘黑陷)痘出稀疏,但呕吐不止,药不能入者白芥子末,酒调敷足心(男左女右)。如指头大一块,敷一二时,吐止即去之,久则恐生疱也。”(《奇效简便良方·卷三》

——“乳疖方……鲜芙蓉叶捣烂敷上。疱起即消。”(《绛囊撮要·妇人科》)

——“ 独蒜四五个。捣如泥。贴脚底心下。用纸贴之。其涕不再发。”(《寿世保元·卷六》)

——“治糟鼻验方,用硫黄为细末,甚者加草乌,同为末,以酥油调稀,涂患处,如觉痛苦,用栀子煎汤服之,或洗药处,即愈。”(《寿 世保元·卷六》)

——“ 陈省斋遇一道人。 治牙痛如神。巴豆(去壳三枚)、真川椒(七粒),上先将川椒略焙为末,次入巴豆同研极细,入红米饭些许捣研,为丸如黍米大,每用一丸贴痛处。”(《寿世保元·卷六》)

——“一治中风卒不得语。以苦酒煮白芥子,敷颈,以帛包之,一日一夕即愈。”(《寿世保元·卷二》)

——“蟾酥(水泡)、黄蜡(各二钱),羚羊角、牛黄(各五分),麝香(三分),巴豆肉(一钱),硇砂、冰片(各二分),上为末。丸如菜子大。每用一粒。用扁头针在患处刺破皮入之。用膏药贴上。一伏时揭起。其癖化脓血出尽。”(《寿世保元·卷

八》）

——“白僵蚕，猪牙皂角，荆芥，香附子，川芎，细辛等分为末，葱白同研，敷囟至妙。”（《幼科证治准绳· 卷之九》）

——“口……用焰硝、硼砂含口勿开，外以南星为末，醋调贴足心涌泉穴上，神效。”（《医学正传· 卷之五》）

——“治眼痛。用生地黄酒浸捣烂，又用草乌、南星、干姜、桂枝为末，醋调贴两足心。”（《医学正传· 卷之五》）

——“人有气如火从脚下起入腹者，此虚极也，盖火起于九泉之下也，此病十不救一。治法以四物汤加降火药服之，外以附子末，津调贴脚心涌泉穴，以引火下行。”（《医学正传· 卷之二》）

——“巴豆半粒、饭四五粒，共捣烂为饼，如黄豆大，贴在印堂中，待四围起疱，去之即愈。各项舌病皆效。”（《喉舌备要秘旨· 口部》）

——“目疡……南星（三钱）、生地黄（不拘多少），上一处，研成膏，贴太阳两边，肿自消。”（《医学纲目· 卷之十九》）

——“斑蝥二三枚，去翅足浸醋内，用针刺，于灯上烧，存性为末，醋调如泥，以手略爪动搽上药，一时起疱出汗而愈，永不再发。”（《古今医统大全· 卷之五十五》）

——“大斑蝥（七个）、巴豆（五个）、川楝皮（三钱），上三味，共为细末一处，用酽醋调搽，稍时作痛起疱，疱落即愈。”（《鲁府禁方· 卷四》）

——“男子遗精白浊，妇人赤白带下，月经不调，血山崩漏，贴两阴交穴、关元穴。”（《古今医鉴· 卷之十六》）

——“ 远志膏，治中风，舌不能言。远志用甘草水泡，不去骨为末，鸡子清调敷天突、咽喉、前心三处。”（《古今医鉴· 卷之二》）

——“南星膏治皮手足、头面生疮瘤，大者如拳，小者如栗，或软，或坚而不痛，生大南星一枚，细研稠黏，滴好醋三七滴为膏。如生者以干者为末，醋调作膏，先将小针刺瘤上，令气透贴之频贴。”（《古今医鉴· 卷之九》）

——“导水饼（秘方）治肿胀，不服药，自去水。真水银粉（二钱），巴豆肉（四钱），生硫黄（一钱），上三味研成饼，令匀，先用新绵一块铺脐上，次以饼当脐掩之，外用帛缚，如人行三五里，自然泻下恶水，待行三五次，除去药，以温白粥补之。”（《古今医鉴· 卷之六》）

——“治小儿久泻、久痢不止，及满口生疮，白烂如泥，疼痛叫哭，诸药不效者。（张魏川传）巴豆（一个，去壳），瓜子仁（七个），烧钱灰（一个），上共捣一处，如泥，津调贴在两眉间正中，待成疱揭去，即已。”（《古今医鉴· 卷之十三》）

——“治白口疮用巴豆三枚去皮不去油，黄丹半钱，同研如泥，涂叶上如大棋子，

贴眉间，须臾。又方用淀粉、巴豆同研如泥，如上贴眉间亦效。”（《卫生易简方·卷之七》）

——“治暴痢用蒜捣烂，两足下贴之。”（《卫生易简方·卷之二》

——“用葱白十茎，生姜一两，共捣碎作饼，炙热贴脐中，以熨斗贮火于饼上熨之，半时许，待热气入内，觉响即住。治阴证冷结，手足厥逆，并熨阴毒，以汗出为度，置三五饼易之。”（《医学入门·外集·卷三》）

——“用巴豆半枚，生研和米饭一豆大，杵和贴印堂对眉间，约半刻许，觉红就去，不可疱起，小儿减半用。”（《医学入门·外集·卷四》）

——“血淋方，独蒜一枚，山枝子七枚，盐少许，三物共捣如泥，贴患人脐上。所亲患血淋两年余，殊甚，请医治之罔效，一日，张过视，漫试以前方，即时去紫黑血碗许，遂愈。”（《名医类案》）

——“用老蒜捣融，如蚕豆大，敷经渠穴（在大指下手腕处寸脉后即是），男左女右，用贝壳盖上扎住（用别物盖亦可），片时起一水疱，银针挑破，将水揩净，以去毒气，立刻安痊。”（《喉科集腋》）

——“救急异功散，每逢喉之险症，内外漫肿，咽喉将闭，以小豆大一粒放小药膏上，距耳垂下半寸软处贴上，左肿贴左，右肿贴右，左右肿皆贴。约五六时起疱，以针刺破出水，揩净毒水，能消肿止疼。”（《喉科集腋》）

——“李时珍治一夫人衄血，一昼夜不止，诸治不效，令捣蒜敷足心，即时遂愈。”（《续名医类案·卷十二》）

——“斑蝥（一个），隔纸研细为末，筛去衣壳，将末少许，点膏药上永不再发，如患左痛贴右太阳，右痛贴左，隔足半日取下，久贴恐起疱。”（《医学从众录》）

——“斑蝥，巴豆肉，朱砂（各一钱），麝香（二分），雄黄（一钱五分），蟾酥（五分），上用黑枣三枚，捣丸如绿豆大，贴眉心一周时，揭下投长流水中。”（《医学从众录·卷五》）

——“斑蝥一钱，真血竭、制乳香、制没药、上麻香、全蝎、大玄参、糯米拌炒，以米色微黄为度，上梅片各分半，将斑蝥去翅足，去糯米。用诸药共研细，瓶收贮，勿令透气。遇有咽喉肿疼证，将药捏作小块，如黄豆粒大，置在小膏药上，左肿贴右，右肿贴左，若左右俱肿，均贴在结喉旁边软处。约五六时，即揭去膏药，有水疱，用银针挑破，拭净毒水，能消肿止疼。”（《医学衷中参西录》）

——“白芥子研末，以姜、葱汁调涂，一伏时患处起疱，疱干起皮自愈。”（《医学实在易》）

——“治风湿涎痰，结成痞块。外用白芥子为末，醋调敷患上。内用白芥子为末，神曲打糊丸梧子大。每服三钱，清晨参枣汤下。”（《方脉正宗》）

——治肿毒初起：“白芥子末醋调涂之。”（《濒湖集简方》）

——治小儿乳癖：“白芥子研末水调，摊膏贴之，以平为期。”（《本草权度》）

——“治麻木不知痛痒，用芥菜子研细，醋调涂。”（《急救良方》）

——治鼻衄：“大蒜去壳捣如泥，左鼻出，敷左脚心；右鼻出，敷右脚心；两鼻出，左右俱敷。”（《万病回春》）

——“治阴症方胡椒（三十粒），黄丹（一两），干姜（一块）。上三味为末，用醋调涂手心内，合在小便上一时，盖被出汗即已。”（《万病回春》）

——“将独蒜一个，捣碎，将烧纸隔七层敷脐，若起疱，用鸡蛋清涂之即愈。”（《小儿推拿广意》）

——治疟疾：“大蒜捣敷臂上内关穴。”（《理瀹骈文》）

——“治腹中癖块，用大黄、朴硝等分为末，以葱、蒜研烂和匀如膏，厚摊绢帛上，贴患处即消软。”“生熟地黄、马鞭草各半斤，吴茱萸、白面各三两，骨碎补、干生姜各四两，鳖甲三斤，炙蒲黄二两，为末。米醋调如膏，温热摊贴痛处。”（《卫生易简方·卷之一》）

——“天南星为细末，生姜自然汁调摊纸上贴之，左㖞贴右，右㖞贴左，才正便洗去。”（《卫生易简方》）

——“治小儿心有客热，满口生疮，用天南星末，醋调贴脚心。”（《卫生易简方》）

——“小儿不能服药，用黄丹五钱，生矾三钱，胡椒二钱五分，麝香五厘，共末，好醋调敷男左女右手心，绢包手掌，药热自汗而愈。一方可效三人。”（《杂病治例》）

——“附子（炮裂去皮脐三两），吴茱萸（汤洗焙干炒），木香（一两），桂（去粗皮）、蛇床子（各一两），马兰花（二两），上六味，捣罗为末。每用半匙头，入白面少许，生姜自然汁调，稀稠得所为膏，摊纸上，贴患处。”（《圣济总录·卷第十》）

——“鹤膝风……又治初起外法，用陈年白芥子研末，以姜汁葱汁调涂一伏时，患处起疤，疤干脱皮，自愈。”（《时方妙用·卷四》）

——“又方：妇人中风，口噤，舌本缩。用芥子一升，细研，以醋三升，煎取一升。用敷颔颊下，立效。”（《证类本草·卷第二十七》）

附录二 天灸疗法现代文献选摘

1. 王明明等 . 中药穴位贴敷对幼龄哮喘豚鼠血清超氧化物歧化酶、丙二醛和白细胞介素 -5 的影响［J］. 中医儿科杂志，2005，1（1）：22 ~ 24.

2. 沈惠风，闵亮，李鹤 . 中药循经敷贴抗豚鼠实验性哮喘的作用机制初探［J］. 上海医药，2001，22（9）：416 ~ 417.

3. 孙漩，李学武 . 天灸对大鼠脂肪肝治疗作用的实验研究［J］. 北京中医药大学 学报，2001，24（1）：48 ~ 50.

4. 辛保玉，李学武，石学敏 . 天灸对 SAM–P–10 小鼠血清睾丸酮、雌二醇含量的 影响［J］. 北京中医药大学学报，2000 ，23（4）：50 ~ 51.

5. 李学武，刘琴，胡元会 . 天灸对衰老大鼠自由基水平的影响［J］. 中国针灸，2001，21（11）：682 ~ 684.

6. 张露芬，李学武，李晓泓 . 天灸对实验性骨质疏松的影响［J］. 中国骨质疏松 杂志，2001，7（4）：297 ~ 299.

7. 陈勇 . 天灸对免疫调节作用的研究概况［J］. 光明中医，2009，24（2）：381 ~ 38.

8. 李延红，宋卫东，鞠琰莉等 . 天灸对哮喘患者肺功能影响的研究［J］. 医学新 知杂志，2009，19（2）：101 ~ 102.

9. 金国栋 . 天灸疗法治疗腹泻型肠易激综合征疗效观察［J］. 浙江中医药大学学报，2009，33（3）：41 ~ 416.

10. 何悦硕，吴耘生 . 天灸治疗慢性顽固性腹泻 48 例［J］. 上海针灸杂志，2009，28（6）：352.

11. 杜正元，杨凯 . 鼓膜修补术大蒜片填入加固术 60 例［J］. 航空航天医药，2009，20（1）：28.

12. 黄泳，石娜，卓鹰 . 神阙穴贴敷大蒜膏对睡眠剥夺所致昼夜节律紊乱人体体 温影响的研究［J］. 中国中医药科技，2009，16（2）：88 ~ 89.

13. 高钦平，冯俊英，赵军 . 外敷大蒜泥致白血病患者局部皮肤烧伤 1 例报告［J］.

吉林医学，2009，30（4）：374.

14. 刘彝，林清，宋晓平．天灸血清对模型大鼠血糖和体重影响的研究［J］．新疆中医药，2009，27（1）：25～26．

15. 林清，周钰，刘彝，等．天灸血清对衰老大鼠血清及睾丸组织 MDA 影响的研究［J］．新疆中医药，2009，27（1）：18～19.

16. 何悦硕，吴耘生．天灸治疗慢性顽固性腹泻 48 例［J］．上海针灸杂志，2009，28（6）：352.

17. 李晓清．针灸治疗肺虚风寒型过敏性鼻炎临床研究［J］．针灸临床杂志，2009，25（1）：1～3，

18. 赵明刚．鸦胆子外用治疗刺瘊［J］．中医外治杂志，2009，18（2）：41.

19. 郭凤梅．斑蝥冷灸治疗慢性鼻炎的临床体会[J].基层医学论坛，2009，13（1）：50.

20. 孙笃玲．斑蝥外敷治疗流行性腮腺炎 64 例[J]. 中医外治杂志，2009，18（3）：17.

21. 孙忠国，石宝江．大面积外涂斑蝥粉剂致急性中毒死亡 1 例［J］．河北北方学院学报，2009，26（1）：59.

22. 刘挺，陈斌．黑豆汤治疗斑蝥急性中毒 100 例［J］．实用中医药杂志，2009，25（8）：530～531.

23. 徐胜东，贺晓慧，唐利龙等．醋调吴茱萸敷贴涌泉穴辅助治疗心因性失眠症 60 例［J］．宁夏医科大学学报，2009，31（4）：544～545.

24. 郭桂梅，潘玉娜．思密达灌肠配合吴茱萸填脐治疗小儿秋季腹泻效果观察［J］．中外医疗，2009，14：93.

25. 孙玉芝．吴茱萸贴敷涌泉穴临床应用概述［J］. 中医外治杂志，2009，18（2）：53～54.

26. 黄平兰，俞梦珑，曲嘉．吴茱萸外敷治疗小儿口腔溃疡的疗效观察［J］．内蒙 古中医药，2009，1：54～55.

27. 俞梦瑾，宋玉娟，余秀梅．吴茱萸外敷治疗婴幼儿口腔溃疡 120 例［J］．实用医学杂志，2009，25（8）：1324～1325.

28. 田广俊，陈培琼，池晓玲．吴茱萸盐炒热敷腹部治疗肝硬化腹胀疗效观察［J］.新中医，2009，41（4）：20～21.

29. 马群华．大蒜泥联合鲜芦荟治疗静脉炎的效果观察［J］．当代护士，2009，5：64～65.

30. 邱小丽，刑跃萍．大蒜芋头外敷治疗疖痈［J］．家庭科技，2009，3：18.

31. 张林业．大蒜治病两例［J］．祝您健康，2009，8：30.

32. 许文英,鞠远,夏君秀 . 大蒜治疗孕妇腹泻[J]. 中国民间疗法,2009,17(2):63.

33. 连成 . 猪心加白胡椒治胃炎[J]. 祝您健康,2009,5:28.

34. 蒋旭,周勤,陈启乾 . 荜拨、细辛在外用治疗牙齿感觉过敏症中的临床研究 . 中国现代药物应用[J],2008,2(21):45 ~ 46.

35. 保海燕,王吉军 . 单味鸦胆子浸疱液涂擦患部治疗疣体 76 例[J]. 中国民康医学,2008,20(21):2 576.

36. 胡献国 . 细辛外治有良效[J]. 家庭科技,2008,2:34.

37. 王兴全,谷继卜,李楠 . 斑蝥素软膏治疗生殖器疱疹疗效观察[J]. 黑龙江医学杂志,2008,31(3):21.

38. 马晓勇,丁玉梅,陈纬 . 斑蝥外敷治疗难治性周围性面瘫 26 例[J]. 陕西中医,2008,29(4):460.

39. 杨以超,赵翠丽,王华政 . 急性斑蝥中毒的临床表现及救治[J]. 世界科技研究与发展,2008,30(1):76 ~ 77.

40. 刘艳奎,迟艳 . 外用斑蝥致急性造血功能停滞 3 例报告[J]. 临床血液学杂志,2008,21(1):50 ~ 51.

41. 孙书乾,邹妮妮,林永琳 . 吴茱萸敷脐治疗婴幼儿腹泻 160 例疗效观察及护理[J]. 齐鲁护理杂志,2008,14(13):119.

42. 史斌娜 . 吴茱萸加生姜敷脐治疗功能性消化不良[J]. 现代中西医结合杂志,2008,17(12):1 891.

43. 张国雄,李新梅,李显生 . 吴茱萸外敷神阙穴治疗心脏术后腹胀 30 例临床观察[J]. 中国中医急症,2008,17(8):1 062.

44. 周夏兴,张红梅 . 吴茱萸外敷涌泉穴治疗化疗后口腔溃疡 40 例[J]. 中国中医药科技,2008,15(1):72 ~ 73.

45. 何国兴 . 吴茱萸外敷治儿科疾病[J]. 家庭医学,2008,3:57.

46. 牛海涛 . 吴茱萸外敷治疗复发性口腔溃疡[J]. 山东中医杂志,2008,27(11):763.

47. 陈晓红 . 吴茱萸与冰硼散外用治疗婴幼儿鹅口疮 30 例[J]. 山西中医学院学报,2008,9(2):42 ~ 43.

48. 刘连尊,张书义 . 吴茱萸治口疮[J]. 医学理论与实践,2008,21(2):152.

49. 魏俊明,欧芳 . 吴茱萸治疗小儿口腔溃疡 30 例疗效观察[J]. 海军医学杂志,2008,29(2).

50. 黄泳,石娜,王升旭,等 . 大蒜膏贴敷神阙穴整复人体心率和血压昼夜节律的研究［J］. 皖南医学院学报，2008，27（1）：22 ~ 25.

51. 石娜，黄泳，吴东等 . 大蒜膏贴敷神阙穴整复睡眠剥夺所致昼夜节律紊乱的研究［J］. 上海针灸杂志，2008，27（3）：13 ~ 15.

52. 雷光海，高俊香 . 大蒜泥加硫酸镁粉剂外敷治疗阑尾周围脓肿的实践［J］. 中国乡村医药杂志，2008，增刊：74.

53. 张红波 . 大蒜猪肉汤治疗黄水疮 1 例［J］. 中国民间疗法，2008，4：49，

54. 周成霞，李利 . 外敷大蒜致接触性皮炎 1 例［J］. 中国医学文摘——皮肤科学，2008，25（2）：75.

55. 陈青林 . 巴豆酒治"鬼刺"［J］. 家庭中医药，2008，（9）：31.

56. 乔学军 . 巴豆外敷印堂穴治疗小儿疱疹性口炎 24 例［J］. 新中医，2008，40（10）：86，

57. 李全付，刘天骥 . 自拟白芥子膏穴位贴敷治疗痛痹 200 例［J］. 四川中医，2008，26（7）：120.

58. 陈礼勤，江向君，陈国新 . 天灸疗法配合玉屏风散联合防治儿童反复呼吸道感染 68 例［J］. 中医外治杂志，2008，17（1）：6 ~ 7.

59. 高艳秋 . 天灸疗法治疗陈旧性踝关节扭伤 35 例［J］. 江西中医药，2008，39.（304）：63.

60. 金尚武 . 天灸疗法治疗喘证 41 例疗效观察［J］. 中国中医药杂志，2008，6（3）：56 ~ 57.

61. 邓金梅 . 天灸疗法治疗哮喘病的临床观察和护理对策［J］. 国际医药卫生导报，2008，14（6）：84 ~ 86.

62. 王艳杰，李求实，陈静，等 . 天灸疗法治疗支气管哮喘的概况［J］. 中国医学研 究与临床，2008，6（3）：48 ~ 52.

63. 郑茜，周钰，宋晓平 . 天灸血清对过敏性哮喘大鼠外周血和肺支气管中 EOS 的影响［J］. 新疆中医药，2008，26（2）：12 ~ 13，

64. 王红，王鑫，夏令琼 . 天灸治疗常年变应性鼻炎的疗效观察与护理［J］. 中国中医急症，2008，17（10）：1 487 ~ 1 488.

65. 王跃龙 . 天灸治疗肱骨外上髁炎 50 例［J］. 中医外治杂志，2008，17（5）：35.

66. 林家驹，陈利芳 . 天灸治疗膝关节骨性关节炎临床疗效观察［J］. 浙江中医 药大学学报，2008，32（3）：382 ~ 383.

67. 袁燕萍 . 天灸治疗小儿慢性扁桃体炎的临床观察［J］. 浙江中医杂志，2008，43（2）：114.

68. 王艳杰，唐纯志，王升旭，等 . 穴位贴敷天灸透皮吸收剂对哮喘豚鼠血清肿瘤坏死因子 α 的影响［J］. 中国组织工程研究与临床康复，2008，12（45）：8

847～8 850.

69. 袁志荣. 针刺配合天灸治疗慢性支气管炎 150 例［J］. 河南中医，2008，28（2）：63.

70. 于月英，汪尚晏. 鸦胆子仁外敷治疗瘢痕患者的护理［J］. Journal of Nursing- Science，2007，22（20）：56.

71. 丹壁. 鸦胆子外用治疗手指顽固性寻常疣 8 例［J］. 新中医，2007，39（12）：57.

72. 刘红. 鸦胆子治疗扁平疣［J］. 护理研究，2007，21（6）：1 533.

73. 郑孝勇. 细辛黄芩疗鼻渊［J］. 中医药临床杂志，2007，19（2）：197～198.

74. 王世能. 细辛临床应用 7 则［J］. 云南中医中药杂志，2007，28（7）：29～30.

75. 梁承志，黄彦，罗仁南等. 细辛在耳鼻咽喉科的运用［J］. 甘肃中医，2007，20（9）：51～53.

76. 陈迎男，杨传东. 细辛在牙齿疼痛治疗中的作用［J］. 中国社区医师，2007，9（170）：123.

77. 杨改琴，田玉萍. 针刺配合灯盏细辛治疗恢复期面瘫 142 例［J］. 广东医学，2007，28（1）：148～149.

78. 林毅斌. 斑蝥的功效、中毒症状及施救［J］. 海峡药学，2007，19（2）：84.

79. 韩洁，张昰，高素强. 斑蝥的临床应用及使用注意［J］. 中医中药，2007，10：48～49.

80. 陈家惠，邢育华，孙晓杰. 外用斑蝥引起大疱表皮松解型药疹 1 例［J］. 中国 麻风皮肤病杂志，2007，23（10）：861.

81. 覃向红. 吴茱萸敷脐治疗胃肠道积气的效果观察［J］. 广西医科大学学报，2007，24（5）：820.

82. 吴红举. 吴茱萸外敷涌泉穴治疗顽固性呃逆 52 例［J］. 中国民间疗法，2007，15（3）：14.

83. 何国兴. 吴茱萸外敷治儿科病症［J］. 家庭中医药，2007，9：33～34.

84. 刘红虹. 吴茱萸盐炒敷脐部治疗鼓胀 30 例［J］. 实用中医内科杂志，2007，21（4）：91.

85. 严平. 大蒜治鼻炎［J］. 祝您健康，2007，12：29.

86. 杨立峰. 针灸配合巴豆外敷治疗顽固性面瘫 41 例［J］. 四川中医，2007，25（6）：104～105.

87. 孙应竹. 白芥子耳穴贴压治疗失眠症 38 例［J］. 云南中医中药杂志，2007，28（4）：32～33.

88. 王茵萍，徐月红，王冬梅，等 . 白芥子涂方巴布剂与传统剂型抗豚鼠哮喘效应的比较［J］. 南京中医药大学学报，2007，23（4）: 247 ~ 249.

89. 王清华，刘冬生，王建军，等 . 白芥子外敷加中药离子导入治疗腰椎间盘突出 症 162 例临床观察［J］. 实用中西医结合临床，2007，7（1）: 22 ~ 23.

90. 刘珍华，谢攀，白春华，等 . 白芥子伍大黄治疗急性腰扭伤 21 例［J］. 中国乡村医药杂志，2007，14（1）: 57 ~ 58.

91. 宋晓平，姬晓兰 . 斑蝥、白芥子发疱规律的研究［J］. 中国针灸，2007，27（2）: 126 ~ 128.

92. 胡月华，何扬子 . 张氏白芥子涂法在虚寒性疾病中的应用［J］. 时珍国医国药，2007，18（3）: 714 ~ 715.

93. 邵素菊，李鸿章，李会超，等 ."天灸"治疗肺系病证 80 例［J］. 陕西中医，2007，28（4）: 468 ~ 470.

94. 刘方土，张安根 . 冬病夏治三伏"天灸"疗法［J］. 按摩与导引，2007，23（10）: 42.

95. 庄礼兴，赵明华 . 三伏天灸与日常天灸对支气管哮喘患者肺功能影响的研究［J］. 针灸临床杂志，2007，23（4）: 5 ~ 6.

96. 葛绪波，姚玉慧，唐勇 . 手法复位与督脉天灸治疗腰椎间盘突出症 115 例［J］. 中华临床医学研究杂志，2007，13（23）: 3 372 .

97. 尹进梅，黎萍 . 天灸的临床护理指导［J］. 新疆中医药，2007，25（6）: 56 ~ 57.

98. 朱书秀，周丽莎，张文娟，等 . 天灸对哮喘模型大鼠脑组织 β-END、IL-1 的影响［J］. 针灸临床杂志，2007，23（2）: 43 ~ 44.

99. 陈秋帆 . 天灸疗法的临床应用概况［J］. 中医外治杂志，2007，16（2）: 56 ~ 58.

100. 宋晓平，周钰，郑茜 . 天灸血清对急性心肌缺血损伤大鼠血清及心肌组织 SOD、MDA 的影响［J］. 河北中医药学报，2007，22（3）: 8 ~ 10.

101. 蒋丽芳，刘焕兰，林冰 . 影响"天灸"疗效的常见因素［J］. 河南中医，2007，27（10）: 60 ~ 61.

102. 邓芙蓉，毕国宽，于海燕 . 细辛敷脐治疗口腔溃疡［J］. 山西中医，2006，22（4）: 37.

103. 赵娟，刘华 . 细辛敷脐治疗口腔溃疡 16 例［J］. 河南中医，2006，26（11）: 22.

104. 姬晓兰，宋晓平 . 单用斑蝥天灸治疗过敏性鼻炎的临床研究［J］. 新疆中医药，2006，24（4）: 42 ~ 44.

105. 刘召勇. 自制斑蝥丸外贴治疗肱骨外. 上髁炎 44 例［J］. 甘肃中医学院学报，2006，23（5）：32 ~ 33.

106. 陈燕. 外用吴茱萸治顽疾［J］. 中医外治杂志，2006，15（6）：61 ~ 62.

107. 宋修亭，高敬芝，王春梅. 吴茱萸散敷脐治疗过敏性荨麻疹 136 例［J］. 四川中医，2006，24（6）：83.

108. 宋修亭，高敬芝. 吴茱萸散敷涂涌泉治疗鹅口疮［J］. 浙江中医杂志，2006，41（2）：97.

109. 曾影红，祁建勇，徐美宝. 吴茱萸外敷治疗机械通气并发腹胀的临床疗效观察［J］. 实用中西医结合临床，2006，6（2）：23 ~ 24.

110. 杨超. 吴茱萸外用验方［J］. 家庭中医药，2006，1：59.

111. 覃向红. 中药吴茱萸敷脐部治疗长期卧床患者便秘的效果观察［J］. 广西医科大学学报，2006，23：230.

112. 石娜，黄泳，王升旭，等. 大蒜膏外贴神阙穴对睡眠剥夺所致疲劳的研究［J］. 江苏中医药，2006，27（2）：53 ~ 54.

113. 王桂梅，李宗艳. 大蒜泥腹部热敷治疗阑尾切除术后腹胀［J］. 中国民间疗法，2006，14（1）：25.

114. 刘桂玲，邵斌. 大蒜泥外敷治疗手掌脱皮［J］. 中国民间疗法，2006，14（10）：21.

115. 金富坤. 大蒜外用治疗扁平疣［J］. 中国民间疗法，2006，14（8）：24

116. 王升旭，石娜，李求实，等. 神阙穴贴敷大蒜对睡眠剥夺所致昼夜节律紊乱人体可的松、淀粉酶和免疫球蛋白影响的研究［J］. 中国中医基础医学杂志，2006，12（3）：195 ~ 197.

117. 张敏，李继芳. 外敷大蒜泥治鼻衄［J］. 中国民间疗法，2006，14（4）：64.

118. 赵昌林，陈孝银. 白芥子散外敷治疗神经根型颈椎病 80 例临床观察［J］. 江苏中医药，2006，27（8）：34 ~ 35.

119. 钱玉萍. 白芥子散外用治疗小儿肺炎罗音吸收不良 84 例［J］. 河南大学学报，2006，25（1）：60 ~ 61.

120. 郑润杰. 制乳没白芥子散治疗跟腱周围炎 74 例［J］. 中国中医药科技，2006，13（3）：165.

121. 曹文仪. 鸦胆子的又一妙用［J］. 家庭医药，2005，5：61.

122. 潘秋华. 细辛散外敷治疗肩周炎 82 例疗效观察［J］. 云南中医中药杂志，2005，26（5）：23.

123. 汪曙光. 白胡椒穴贴治小儿外感风寒咳喘［J］. 新中医，2005，37（3）：53.

124. 李宏庆 . 外用杂草的利用小记——草胡椒［J］. 生物学教学，2005，30（4）：77 ~ 78.

125. 李超 . 巴豆斑蝥生姜膏治疗面瘫 120 例［J］. 新疆中医药，2005，23（1）：17 ~ 18.

126. 刘赫哲 . 斑蝥发疱灸治疗 28 例颈后神经性皮炎［J］. 中国社区医师，2005，7（124）：26.

127. 吕均香，渠鹏程，赵宝泉 . 斑蝥外用致急性肾损害 1 例［J］. 实用医药杂志，2005，22（6）：521 .

128. 张爱娥 . 急性斑蝥中毒病人的护理［J］. 护理研究，2005，19（11）：2 382 ~ 2 383.

129. 磨玉成 . 吴茱萸外治顽疾 11 则［J］. 农村新技术，200 ，3：45.

130. 乐宁 . 大蒜花椒糊治足癣［J］. 中华养生保健，2005，8：32.

131. 苏明 . 大蒜巧治关节炎［J］. 家庭医药，2005，10：61.

132. 郭莜宝 . 大蒜汁治头皮白癣效佳［J］. 家庭中医药，2005，12：27.

133. 王大娟，李秀香，信文深 . 大蒜治疗咽喉肿痛［J］. 中国民间疗法，2005，13（2）：59.

134. 刘泽涛，于向红，毕明燕 . 思密达联合大蒜汁治疗口腔溃疡的效果［J］. 齐鲁医学杂志，2005，20（3）：224.

135. 李刚明 . 巴豆擦剂治疗牛皮癣 16 例临床观察［J］. 时珍国医国药，2005，16（2）：134.

136. 许蕊丽，许蕊萍，冯蕊珍 . 白芥子饼加伤湿止痛膏敷背佐治小儿肺炎 120 例［J］. Chinese Nursing Reseach，2005，19（3）：430.

137. 曹宁丽，宋军 . 白芥子泥敷背辅助治疗婴幼儿支气管肺炎临床观察 . 赣南医学院学报［J］，2005，25（6）：845.

138. 余建伟 . 白芥子散敷贴穴位治疗支气管哮喘 60 例疗效观察［J］. 云南中医 中药杂志，2005，26（5）：28.

139. 虎耀恩，王娟灵 . 白芥子散穴位贴药治疗哮喘经验［J］. 中医外治杂志，2005，14（6）：13.

140. 时吉萍，强志鹏 . 白芥子贴对 80 例慢性支气管炎患者白三烯 LTB4 含量的影响［J］. 中医研究，2005，18（8）：44 ~ 45.

141. 施小敏，唐运涛，董琰，等 . 自拟复方白芥子散外敷治疗哮喘的实验室研究［J］. 成都中医药大学学报，2005，28（3）：28 ~ 29.

142. 薄国荣 . 细辛敷脐治口疮［J］. 中国社区医师，2004，20（248）：34.

143. 张彬，余建伟 . 胡椒散敷脐治疗婴幼儿腹泻 55 例疗效观察［J］. 云南中医中药杂志，2004，25（1）：25.

144. 邵长艳，毕臻．巴豆斑蝥膏治疗周围性面神经麻痹 70 例［J］．江苏中医药，2004，25（2）：33.

145. 田素芳．吴茱萸敷脐防治妇产科术后胃肠功能失调 21 例［J］．中国民间疗法，2004，12（5）：31～32.

146. 余学燕，朱晓梅．吴茱萸贴敷涌泉穴治疗高血压病 31 例［J］．河北中医，2004，26（10）：757.

147. 李霞，宋雪民．大蒜红汞治疗小儿尿布性皮炎 42 例［J］．中国民间疗法，2004，12（4）：18～19.

148. 岳焕菊，宋金环．大蒜芒硝治疗肌肉注射所致硬块［J］．家庭科技，2004，6：27.

149. 谭家峰．大蒜验方集锦［J］．药膳食疗，2004，9：38.

150. 刘传法．大蒜治疗刺毛虫皮炎［J］．中医外治杂志，2004，13（5）：46～47.

151. 谢晓莉，刘斌杰，袁寿洪．大蒜治疗复发性口腔溃疡的临床疗效［J］．中南大学学报，2004，29（3）：330～331，

152. 兰书练．大蒜治疗神经性皮炎体会［J］．现代中西医结合杂志，2004，13（20）：2 664.

153. 姚华陌．大蒜治癣效果好［J］．健身科学（中老年版），2004，8：46.

154. 王有广，王其瑞．苦杏仁大蒜泥外敷巧治牙痛［J］．新中医，2004，36（5）：17.

155. 王笑萍．大蒜泥治疗小儿鹅口疮 35 例报告［J］．中国乡村医药杂志，2004，11（9）：19.

156. 董乐凤，田俊林．鲜大蒜治疗十二指肠球部溃疡 60 例疗效观察［J］．临床荟萃，2004，19（12）：714.

157. 邵长艳，毕臻．巴豆斑蝥膏治疗周围性面神经麻痹 70 例［J］．江苏中医药，2004，25（2）：33 .

158. 张佃珍，刘兰霞，张学娟，等．鸡蛋巴豆治耳聋［J］．中国民间疗法，2004，12（3）：64.

159. 时吉萍，强志鹏．白芥子贴治疗支气管哮喘 160 例［J］．中国中医药信息杂志，2004，11（8）：724～725.

160. 许萍，刘忠信．白芥子外涂治疗体虚感冒［J］．家庭科技，2004，2：24.

161. 李金兰，范尚坦，肖华．生天南星的临床应用［J］．海峡药学，2003，15（5）：98～99.

162. 章伟平，贝时英．鸦胆子糊剂治疗软纤维瘤［J］．中国临床医生，2003，31（2）：63.

163. 张小丽，王燕青．鸦胆子外敷治疗灰指甲［J］．中国民间疗法，2003，11（6）：26.

164. 王海燕，李晨，高燕飞．黑胡椒敷脐治疗婴幼儿腹泻［J］．山东中医杂志，2003，22（6）：349.

165. 邢丽君，刘淑茹．胡椒酿红枣治疗虚寒性胃病［J］．中国民间疗法，2003，11（4）：57.

166. 邓志坚，徐许新．斑蝥芥寻膏敷贴治疗网球肘 41 例［J］．江苏中医药，2003，24（2）：38.

167. 陈海英，林咸明．斑蝥灸结合穴注疗效与 HBV 在 PBMCs 中不同存在状态的关系研究［J］．浙江中医学院学报，2003，27（1）：55 ~ 56.

168. 刘卫．斑蝥素乳膏配合激光治疗尖锐湿疣 35 例临床观察．湖南中医药导报［J］，2003，9（12）：22.

169. 周彩霞．斑蝥素软膏治疗女性生殖道尖锐湿疣 53 例临床观察［J］．齐齐哈尔医学院学报，2003，24（12）：1 351.

170. 周庆．单味斑蝥治疗斑秃 58 例［J］．ACMP，2003，31（1）：58.

171. 陈拥，顾明达，朱盛国，等．白芥子吴茱萸热敷法辅助治疗小儿支原体肺炎 70 例［J］．上海中医药杂志，2003，37（9）：40 ~ 41.

172. 周孝德，常亚霖，张琳．吴茱萸粉贴脐治疗糖尿病腹胀 128 例小结［J］．甘肃中医，2003，16（6）：21.

173. 谭晓红．吴茱萸贴脐促进腹部手术后胃肠功能恢复 38 例疗效观察［J］．实 用中西医结合临床，2003，3（2）：27 ~ 28.

174. 李瑛，袁春意．吴茱萸外用三法［J］．安徽中医临床杂志，2003，15（6）：507 ~ 508.

175. 胡喜华．大蒜煎液保留灌肠治疗小儿痢疾的施护体会［J］．当代护士，2003，2：63 ~ 64.

176. 王菊香，马友春．大蒜局部贴敷治疗寻常疣 28 例［J］．医药导报，2003，22(6)：389.

177. 姚建娜，彭永军，张吉仲．大蒜膜贴敷治疗外伤性鼓膜穿孔［J］．中国康复，2003，18（3）：138.

178. 庞海涛，吴忠，李霞，等．大蒜膜修补外伤性鼓膜穿孔［J］．中国临床康复，2003，7（11）：3 705.

179. 陈广敏，蔺玉富．大蒜泥外敷涌泉穴治鼻衄［J］．中国民间疗法，2003，

11（8）：27.

180. 郭秀英，段秀玲．大蒜盐米汤治疗婴幼儿腹泻22例［J］．黑龙江中医药，2003，6：26～27.

181. 张衍平，苑维珍．大蒜治疗小儿蛲虫病36例［J］．中国乡村医药杂志，2003，10（10）：39.

182. 吴启忠，吴磊，赵会平．蒙药复方大蒜酊治疗带状疱疹［J］．中国民族医药杂志，2003，9（1）：9.

183. 赵耀华，夏成德，魏莹，等．外敷大蒜泥致局部烧伤8例［J］．中华烧伤杂志，2003，19（4）：244.

184. 周曾芬，南琼，马岚青，等．鲜大蒜对农村幽门螺杆菌感染率的影响［J］．中 华消化杂志，2003，23（4）：251.

185. 汪萍霞．疣必治和大蒜泥交替外用治疗寻常疣疗效观察［J］．护理与康复，2003，2（4）：240.

186. 孙爱国，曹仁俊．紫皮大蒜治疗萎缩性胃炎［J］．中国民间疗法，2003，11（3）：19.

187. 杨培蕊，孟辉，张华杰．巴豆治疗14例面神经麻痹［J］．华北国防医药，2003，15（5）：379.

188. 刘秀英．白芥子治疗面瘫58例［J］．四川中医，2003，21（10）：55.

189. 贾存义，贾琛．针刀松解和白芥子散外贴治疗风寒湿型肩周炎临床观察．时珍国医国药［J］，2003，14（8）：500.

附录三　主要参考书目

1.《五十二病方》
2.《黄帝内经·素问》 人民卫生出版社，1979年
3.《灵枢经》 人民卫生出版社，1981年
4.《难经》 战国·秦越人
5.《肘后备急方》 晋·葛洪
6.《备急千金要方》 唐·孙思邈
7.《千金翼方》 唐·孙思邈
8.《外台秘要》 唐·王焘
9.《太平圣惠方》 宋·王怀隐
10.《圣济总录》 宋·赵佶
11.《针灸资生经》 宋·王执中
12.《证类本草》 宋·唐慎微
13.《卫生宝鉴》 元·罗天益
14.《医学纲目》 明·楼英
15.《医学入门》 明·李梴
16.《寿世保元》 明·龚廷贤
17.《万病回春》 明·龚廷贤
18.《本草纲目》 明·李时珍
19.《针灸大成》 明·杨继洲
20.《卫生易简方》 明·胡濙
21.《医宗金鉴》 清·吴谦
22.《串雅内外编》 清·赵学敏
23.《理瀹骈文》 清·吴师机
24.《医学衷中参西录》 近代·张锡纯
25.《中医脐疗大全》（修订本） 高树中主编　济南出版社2008年版

26.《中医手心疗法大全》(修订本) 高树中等主编 济南出版社 2008 年版
27.《中医足心疗法大全》(修订本) 高树中主编 济南出版社 2009 年版
28.《中医熏洗疗法大全》 高树中，冯学功主编 济南出版社 1998 年版
29.《中医眼疗法大全》 高树中主编 济南出版社 1994 年版
30.《中医外治求新》 吴震西等主编 中医古籍出版社 1998 年版
31.《中医天灸疗法》 谭支绍主编 广西科学技术出版社 1991 年版
32.《实用中医天灸疗法》 赵立岩主编 人民卫生出版社 2008 年版
33.《中医内病外治》 吴震西等编著 人民卫生出版社 2007 年版
34.《外敷中药治百病》 刘建青主编 华夏出版社 2006 年版
35.《俞穴敷药疗法》 张建德，雒志强主编 陕西科学技术出版社 1982 年版
36.《中国民间敷药疗法》 刘光瑞，刘少林主编 科学技术文献出版社 1988 年版
37.《常见病中草药外治疗法》 黄宗勖主编 福建科学技术出版社 1992 年版
38.《民间敷灸》 刘炎等编著 广西民族出版社 1992 年版
39.《中医外治法效方 300 首》 丁艳蕊，陈达人主编 科学技术文献出版社 2006 年版
40.《疼痛中药外治奇术大全》 李柏主编 中国中医药出版社 2002 年版
41.《单穴治病选萃》 吕景山等主编 人民卫生出版社 1993 年版
42.《中国民间灸法绝技》 林红，杨殿兴编著 四川科学技术出版社 2007 年
43.《临证灸疗 400 法》 彭荣琛主编 人民卫生出版社 2009 年版
44.《中国民间外治独特疗法》 唐汉钧主编 上海科学技术出版社 2004 年版
45.《胃肠病外治独特新疗法》 邱天道主编 军事医学科学出版社 1999 年版
46.《中国传统医学外治疗法全书》 李乃民主编 学苑出版社 1997 年版